# 医院消毒供应中心岗位培训教程
# （2022版）

国家卫生健康委医院管理研究所　编

中国质量标准出版传媒有限公司
中国标准出版社
北京

图书在版编目（CIP）数据

医院消毒供应中心岗位培训教程：2022版 / 国家
卫生健康委医院管理研究所编 . —北京：中国质量
标准出版传媒有限公司，2022.8

ISBN 978-7-5026-5058-2

Ⅰ.①医…　Ⅱ.①国…　Ⅲ.①医院—消毒—管理—
岗位培训—教材　Ⅳ.① R197.323 ② R187

中国版本图书馆 CIP 数据核字（2022）第 014996 号

## 内 容 提 要

本书是国家卫生健康委医院管理研究所组织医院管理、医院感染、疾病防控、消毒供应等专业的多位专家，以相关法律法规和行业标准为依据共同编写的，旨在帮助医院消毒供应中心建立完善的岗位人员培训制度。全书分为上下两篇，上篇为管理篇，共八章，包括消毒供应专业的发展历程，消毒供应中心的建筑要求及设备设施、质量管理与持续改进以及医院感染预防与控制等内容。下篇为技术与操作篇，共九章，包括回收与分类，清洗、消毒与干燥，清洗质量的检查与器械保养，储存与发放，质量监测及追溯等内容。本书将很多复杂的程序借助流程图进行阐述，图文并茂，直观易懂，适用于消毒供应中心人员培训学习和业务参考。

中国质量标准出版传媒有限公司　出版发行
中 国 标 准 出 版 社

北京市朝阳区和平里西街甲 2 号（100029）
北京市西城区三里河北街 16 号（100045）
网址：www. spc. net. cn
总编室：（010）68533533　发行中心：（010）51780238
读者服务部：（010）68523946
中国标准出版社秦皇岛印刷厂印刷
各地新华书店经销

\*

开本 787×1092　1/16　印张 19　字数 471 千字
2022 年 8 月第一版　　2022 年 8 月第一次印刷

\*

定价：80.00 元

# 编　委　会

主　　审　李六亿　　张流波

名誉主编　刘玉村

主　　编　巩玉秀　　冯秀兰　　任伍爱

执行主编　张　青　　钱黎明　　黄　浩

副主编　徐笑

编　　委　（按姓氏笔画排序）

| | | | | |
|---|---|---|---|---|
| 王加强 | 王亚娟 | 田　红 | 冯秀兰 | 巩玉秀 |
| 任伍爱 | 刘志红 | 刘浩然 | 李六亿 | 李　娜 |
| 张　宇 | 张　青 | 张流波 | 张　静 | 林素英 |
| 周　彬 | 赵云呈 | 姜　华 | 姚卓雅 | 秦　年 |
| 袁　园 | 钱黎明 | 倪静玉 | 高振邦 | 高海燕 |
| 席英华 | 黄春玲 | 黄　浩 | 黄靖雄 | 戚维舒 |
| 韩　辉 | 惠雅君 | | | |

消毒供应中心（以下简称"CSSD"）承担着医院所有重复使用诊疗器械、器具和用品的清洗消毒与灭菌工作，在医院感染（医源性感染）的预防与控制中发挥着不可替代的作用。

自 20 世纪 80 年代中期我国医院感染管理工作起步以来，该项工作得到了原国家卫生部的高度重视。为进一步加强医院感染管理，在 2004 年修订的《中华人民共和国传染病防治法》中，第一次从法律层面对传染病的医院感染预防与控制予以了明确规定。2006 年，国家卫生部发布《医院感染管理办法》，要求加强和规范医院对消毒供应工作的管理，规范医务人员关于诊疗器械清洗消毒技术操作行为和灭菌效果监测，预防和控制与器械相关的医院感染，保障医疗安全和人体健康。这些法律和规章的内容均包括了对污染器械、器具和物品处置的基本原则与要求。为保证这些法律和规章的落实，依据原国家卫生部制定和完善有关医院感染预防与控制的技术性标准和规范的管理思路，2006 年 11 月，成立了卫生部医院感染控制标准专业委员会（以下简称"院感标委会"）。为预防与控制器械相关感染，继 1988 年国家卫生部发布《医院消毒供应室验收标准》之后，2009 年 4 月发布了由该标委会提出、卫生部医院管理研究所组织起草的 WS 310.1《医院消毒供应中心　第 1 部分：管理规范》、WS 310.2《医院消毒供应中心　第 2 部分：清洗消毒及灭菌技术操作规范》、WS 310.3《医院消毒供应中心　第 3 部分：清洗消毒及灭菌效果监测标准》三项强制性卫生行业标准（以下简称"三项标准"）。三项标准从管理、操作、监测等方面对医疗机构及消毒供应中心的管理和人员行为予以规范，并要求建立消毒供应中心人员的岗位培训制度。三项标准的发布，带动了我国 CSSD 前所未有的快速发展，使 CSSD 真正承担起对医院所有重复使用诊疗器械、器具和物品清洗消毒、灭菌以及无菌物品供应的责任，以适应医院感染预防与控制不断面临的新挑战，保证在处理重复使用物品的每个工作环节，达到清洁、消毒和灭菌的质量标准。2016 年，国家卫生和计划生育委员会发布了修订后的三项标准。

为提高我国 CSSD 管理水平，需要关注 CSSD 人员的专业培训，结合消毒供应的专业特点，根据医院感染防控的需求，扎扎实实从 CSSD 的管理（如岗位设置与职责、基本规章制度的完善等）、技术操作（如各类器械或物品的清洗、消毒与灭菌的操作规程，各类设备的操作规程与应用程序的选择）等方面入手，对现有人员和新入职人员建立和落实岗位培训制度，以尽快提高 CSSD 的管理水平和技术水平，履行对复用诊疗器械及物品集中管理的职责，保证标准落实和医疗安全。

为贯彻落实三项标准关于建立消毒供应人员岗位培训制度的要求，配合各地开展培训的需要，国家卫生健康委（以下简称"国家卫健委"）医院管理研究所组织参与三项标准起草的成员及相关专家，在《医院消毒供应中心岗位培训教程（2013版）》的基础上，结合2016年修订发布的三项标准，对全书进行了补充修正。全书针对我国消毒供应管理的现状，结合国际进展，紧密围绕三项标准，将三项标准与CSSD管理和技术操作进行了较好的结合，同时也回应了近年来标准实施中尚存疑惑的问题。

2020年初，新型冠状病毒肺炎肆虐全球，本书第16章翔实阐述了被朊毒体、气性坏疽及突发原因不明的传染病病原体污染的诊疗器械、器具和物品的处理流程，为CSSD从业人员在实际工作中遇到类似问题时，提供了解决方案与工作指南。

本书突出管理，注重实用，可供各地医疗机构选作CSSD人员岗位培训教材。希望本书的出版能提高全国消毒供应专业人员的管理和专业水平，并对医疗机构从事护理、医院感染管理的人员，以及卫生健康行政管理和卫生健康监督人员在了解CSSD工作特性的同时，有针对性地进行管理和监督提供一定的参考作用。

北京大学医学部党委书记 刘玉村
2022年8月

近年来，随着临床医学技术的迅速发展，特别是精细化诊疗技术的推广，各种介入性诊断治疗方法、微创手术、移植或置换等诊疗技术在有条件的医疗机构被普遍应用，在提高医疗诊治水平的同时也增加了患者发生医院感染（医源性感染）的风险。科学技术助力诊疗技术的发展，在相互交融的同时，不仅为临床诊疗活动提供了新的机遇，也对其提出了新的挑战。诊疗器械从以往由单一的金属材质构成发展为集光学、电子等技术于一身，并由混合材质（金属、塑胶等）构成的复合型产品，因其结构复杂、管腔类器械增多，增加了处置难度。为此，各种复用的诊疗器械、器具和物品使用后的清洗、消毒或灭菌工作，成为医院感染预防与控制的重要课题。

消毒供应中心（以下简称"CSSD"）是承担医疗机构各科室所有复用诊疗护理器械、器具和物品清洗消毒和灭菌物品供应的部门。CSSD 是预防与控制医院感染的重要部门，其提供的无菌物品关乎医疗安全，据某些发达国家调查，外科切口感染占住院患者医院感染总数的 14%～16%，其中约 20% 与器械的清洗消毒或灭菌相关。为预防器械相关感染，避免卫生资源（建筑、设备、人力等）重复设置，许多国家和地区很早就开始对医院消毒供应部门实行集中化管理，从多方面加强对 CSSD 建筑、设备、操作流程等的标准化、制度化管理，并高度关注 CSSD 人员的专业培训，促使消毒供应向融医院感染、护理、消毒、机械、工程、管理等为一体的专业特点方向发展。集中化管理在提升消毒供应专业水平的同时也成为落实各类相关标准、保障医疗安全的基础。CSSD 人员的理念与知识是决定性因素，为此，有的国家针对 CSSD 管理者和工作人员设立了准入制度，有的国家在卫生学校开设消毒供应专业培养专门人才，并对现有人员开展岗位培训。

为加强医院感染管理，贯彻和落实《中华人民共和国传染病防治法》《医院感染管理办法》，2006 年国家卫生部成立了卫生部医院感染控制标准专业委员会（以下简称"院感标委会"），秘书处挂靠在卫生部医院管理研究所（以下简称"医管所"）。2009 年 4 月，在调查研究的基础上，针对我国 CSSD 管理基础比较薄弱的现状，国家卫生部发布了由院感标委会提出、医管所牵头起草的医院消毒供应中心的三项强制性卫生行业标准（以下简称"三项标准"）。三项标准对医院及 CSSD 的管理、操作环节与终末质量管理予以了规范，并提出了建立 CSSD 人员岗位培训制度的要求。在操作方面，标准从共性、原则性的角度，对重复使用器械、器具及物品用后的回收、分类、清洗、消毒、干燥、检查与保养、包装、灭菌、储存、发放的全部处置过程做了基本规范；同时，还需医院依据三项标准，针对各医疗机构具体情况，细化 CSSD 的管理（如岗位设置、岗位职责、各项规章制度）和各项设备的操作规程、各类器械的处理流程等，以保证三项标准的落实。

2012 年 9 月以来，医管所对三项标准在江苏、甘肃、广西、重庆等 9 省、自治区和直辖市的贯彻落实情况进行了追踪评价工作。虽然各地认真贯彻落实三项标准，消毒供应工作取得了全面快速的发展，但是 CSSD 人员的观念和行为的转变、知识与管理水平的提高是不能一蹴而就的，仍需要扎扎实实地从落实三项标准中关于"建立 CSSD 人员岗位培训制度"的要求做起，方能将三项标准贯彻落实于 CSSD 的管理和各项操作中，使医院感染防控的意识与要求融入 CSSD 人员的自觉行动中，确保医疗安全。

为适应各地开展岗位培训的需求，并力求培训内容能引导各地正确理解和细化、落实三项标准，医管所和院感标委会秘书处以参与三项标准制定的专家为主，组织相关技术人员编写了本书。书中以 CSSD 管理和操作技术为主线，融合基础知识及相关行业理论知识，并充分考虑到 CSSD 人员构成的特点，将知识难点与重点通过多种方法进行表述，以满足 CSSD 不同教育背景工作人员学习的需要。

本书是在三项标准实施的基础上编写而成的，力求从医院管理和 CSSD 的不同视角，解决 CSSD 目前存在的问题。书中对 CSSD 的管理和技术等环节的阐述力求做到科学、准确、专业和实用，其中 CSSD 成本的基础概念和方法、人力资源管理及质量管理等适合医院管理、护理管理、医院感染管理和 CSSD 管理等多层级的需要，是指导医疗机构对 CSSD 新建、改建、设备配置，人员培训及管理等方面的工具书，也是我国为数不多的具有特色的 CSSD 人员培训教材。

本书在编写过程中得到了山东新华医疗器械股份有限公司、3M 中国有限公司和上海华诺医药科技有限公司的大力支持，在此致以诚挚的谢意。来自广东省消毒供应质控中心、北京大学第一医院、国家卫健委医院管理研究所、北京协和医院、上海瑞金医院、中国疾病预防控制中心、四川大学华西医院、哈尔滨医科大学第二附属医院、北京友谊医院、浙江医科大学邵逸夫医院、河南省人民医院、中国医科大学第一附属医院、西安交通大学第一附属医院、泰达国际心血管病医院、广州市第一人民医院、江苏常州市第一人民医院、山东大学齐鲁医院、甘肃省人民医院、广东中山市小榄医院、北京大学第三医院、中山大学附属光华口腔医院等多家单位的消毒供应、医院感染管理、消毒学研究的专家对本书的编写工作倾注了极高的热情和大量的精力，来自清洗、消毒与灭菌技术、最终灭菌包装技术等方面的专家，对本书的编写工作给予了大力支持，在此向他们表示由衷的感谢。同时，编者在编写本书时参阅了大量文献，在此对原著者表示感谢。

限于编者的经验和水平，本书内容可能存在一些瑕疵和不足，恳请各位读者提出宝贵意见，以期本书再版时得到完善和提高。

国家卫生健康委医院管理研究所

2022 年 8 月

# 目录

上篇

管理篇

# 第一章　消毒供应专业的发展历程

【学习目标】
1. 了解消毒供应专业的基础理论与技术发展史。
2. 了解我国消毒供应专业的进展。
3. 理解卫生行业标准推动专业发展的重要性。

## 第一节　消毒灭菌技术的起源和发展

### 一、消毒灭菌技术的起源

消毒灭菌技术源于微生物学、消毒学的基础理论研究的发展。17 世纪荷兰的一位"业余"生物学家列文·虎克把玻璃磨成很好的透镜，将与人类形影不离但又肉眼看不见的微生物带入人们的视野，从而揭示了细菌的真面目，为我们打开了微观世界的大门，人类开始探索微生物的奥秘。

19 世纪以前，创伤后发生化脓感染被认为是不可避免的，人们还未在细菌、传染和伤口感染之间建立因果联系，不知道伤口化脓、感染、败血症等症状是由致病微生物引起的，更不知道如何去杀灭它，这导致外科手术感染死亡率高达 70%，出现了很多手术虽然很成功患者却死亡的情况。正如俄国医生皮罗果夫（1810—1881 年）所说："可以大胆地断定，大部分患者不是由于损伤本身，而是由于医院的传染死亡。"于是，人们根据经验采取了一些消毒方法，比如：在患者手术前医生会用煮沸过的水洗手和冲洗伤口，从而减少手术后的伤口感染；使用煮沸的方法或利用热蒸汽对患者的物品进行消毒。在这个时期，尚未形成相对独立的对患者使用后诊疗物品、器械及器具等进行专业处理的部门。

法国化学家、微生物学家路易斯·巴斯德（1822—1895 年）第一个在微生物和疾病之间建立了联系，认识到细菌会引起疾病。经过研究，他提出将酒加热到 50～60℃以灭除不必要的酵母菌、防止酒在陈化过程中变酸的方法。该方法后被称为"巴斯德消毒法"，至今仍被用于奶制品的消毒。

1860 年，巴斯德通过分解物质证明，活的微生物并非无中生有。他在一个著名的试验中，应用 S 型瓶口的烧瓶煮沸肉汤，证明了在灭菌的肉汤中，没有微生物出现，如果不让空气中的微生物"孢子"进入灭菌的肉汤中，肉汤即可保持无菌状态。

1865 年，巴斯德研究了危害蚕及其食料的寄生虫，从而拯救了法国的丝绸工业。1881 年，巴斯德成功地研制出预防牛羊致命疾病的炭疽病疫苗。1885 年，他又成功控制了一例狂犬病发作。所有研究工作使巴斯德确信，细菌是致病的原因，而且还能从一个人传染给另一个人。后来德国科学家罗伯特·科赫成功地分离培养出引起炭疽病的炭疽杆菌、引起结核病的结核杆菌等重要细菌，并改进了研究细菌的主要技术，提出了鉴别细菌的部分准则，为医学细菌学的发展、消毒理论的确立和传染病的预防奠定了基础。

随着流行病学和微生物学的发展，人们逐步掌握了传染病传播的规律，并认识到杀灭外环境中致病性微生物对控制和预防传染病的重要性。在这些理论的指导下，人们开始有目的地采用一些消毒、灭菌措施以减少传染病的发病概率。

## 二、消毒灭菌技术的发展

### （一）手卫生和环境卫生消毒技术发展

消毒技术从采用一些简单的消毒灭菌措施，到形成较为系统的消毒灭菌技术应用于医学实践，经过了很长的发展过程。1846—1849 年，匈牙利产科医生塞麦斯（1818—1865 年）在奥地利维也纳工作时，发现产褥热的发生与医生的手存在很密切的关系，于是他规定医生在接生前必须用肥皂水洗净手，并用漂白粉洗手。采取此措施后，他所主管的病房产妇死亡率从 10% 降到 1%。

亨勒认识到感染是由活的有机体造成的，这种有机体存在于外环境中，于是提出外科手术前对手术器械应进行灭菌处理。

消毒技术理论应用于患者，最成功的便是南丁格尔救治伤员的案例。1854—1856 年，在克里米亚战争中，英军伤亡惨重。伟大的英国护士、近代护理科学的创始人费洛伦斯·南丁格尔申请参加了战地医院工作，她带领 38 名护士来到黑海司库特里战地医院，由于医院管理不完善，士兵的创伤感染得不到正确及时护理，伤员的死亡率高达 50%。南丁格尔以她非凡的才干，克服重重困难，对医院的环境卫生进行彻底整顿，对医疗用品进行消毒，并增加了伤员的营养供给，仅在 6 个月的时间内，伤员的死亡率降至 2.2%。这在当时是一个奇迹，充分地说明了清洁卫生、消毒灭菌对预防感染的重要性。南丁格尔创立了护理学科，消毒、灭菌卫生措施作为医院感染预防与控制的基础要求一直延续至今。

### （二）外科消毒灭菌技术发展

首次使用外科消毒法建立消毒理论的是英国外科医生约瑟夫·李斯特（1827—1921 年），他在 1865 年首次发现了经空气传播的细菌，这种细菌可以通过手、器械、辅料等进入伤口，从而引起伤口化脓感染。除了采用石炭酸为外科手术灭菌外，他还成功地使用热（干热和湿热）进行灭菌，并开始将消毒方法应用于临床。1865 年 3 月，李斯特第一次成功地运用抗菌法对一个腿部有严重复合性骨折的 5 岁男孩进行手术。以往这种手术经常会因为感染而截肢，甚至导致死亡。因此，李斯特被认为是无菌手术的创始人。后来，李斯特把手术中使用石炭酸定为一项常规，规定在进行手术或更换敷料的时候，用石炭酸溶液喷雾消毒空气，并以 8～12 层厚的浸湿稀释石炭酸液的纱布覆盖伤口防止感染；同时，患者的皮肤、医生的手、手术器械也都用石炭酸液消毒，这些措施后来被称为"李斯特防腐法"。1867 年，李斯特出版了《论外科临床中的防腐原则》一书。今天，虽然人们已对这套方法的细节进行了修改和完善，但李斯特所创立的基本原则一直为人们所遵循。

1878 年，路易斯·巴斯德提出外科手术敷料、海绵先清洗，再经过 130～150℃ 灭菌，同时提出了手的清洁的概念。1881 年，罗伯特·科赫开始使用蒸汽灭菌，随后加斯顿·波皮内尔于 1885 年制造出第一台压力蒸汽灭菌器，并首次在法国医院正式使用。灭菌容器也产生于 1890 年，引入带侧孔的灭菌桶。1889 年，德国医生费布陵格提出了手臂消毒法。

1890 年，美国外科医生郝斯泰德发现使手完全无菌是不可能的，他倡议使用经过蒸汽消毒达到无菌的橡皮手套，这比只用消毒液消毒双手更可靠，也使无菌技术趋于完善。从此，无菌橡皮手套开始应用于外科手术，大大提高了手术的安全性，降低了死亡率。

### （三）消毒灭菌设备及技术的发展

随着消毒技术理论在实践中的应用，灭菌技术也得到了发展及应用。世界上第一个"蒸煮器"是法国物理学家丹尼斯·帕潘在1680年发明的，他首先使用安全阀来控制蒸汽的压力。

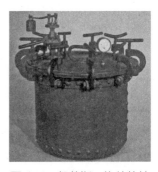

图 1-1　凯莱斯·坎勃伦特
发明的压力蒸汽消毒器

1876—1880年，路易斯·巴斯德的学生和凯莱斯·坎勃伦特发明了压力蒸汽消毒器，见图1-1，使用这种类型的消毒器可使消毒器的温度提高到120℃或更高。这种消毒器是丹尼斯·帕潘"蒸煮器"之后的又一模式。它很近似现在的手提压力蒸汽消毒器，是当时医院和实验室不可缺少的设备。1886年，德国外科医生伯格曼在科赫研究成果的基础上采用了蒸汽消毒器灭菌，详细地研究了布单、敷料、手术器械的灭菌措施，使无菌技术在现代外科学中确立了重要的地位。

1876年，考亨发现了枯草杆菌耐热芽孢，并进行了100～120℃加热效果的观察。1881年，考亨在117℃下对湿热和干热的灭菌效果进行了比较，指出细菌的耐热性在是否有水蒸气两种条件下具有较明显的差异。1888年，伊斯马奇经过研究提出冷空气的存在阻碍温度的上升，非饱和蒸汽迫使温度分布不均匀从而延缓灭菌的时间。同时，肯尤恩于1888年提出在输入蒸汽前排除灭菌柜内的空气至近于真空状态，可提高灭菌效果，1897年他又研制出夹层压力蒸汽灭菌器，以保持灭菌的温度，促进灭菌物品的干燥。

1915—1933年，肯特沃特为了清除灭菌柜室内的冷空气，利用重力原理设计了灭菌器附加排气管，形成现在通用的下排气式压力蒸汽灭菌器。

消毒学的理论研究促进了各种消毒器及灭菌器的更新换代。在发明压力蒸汽灭菌器以来的100多年中，灭菌方法和设备的研究也得到了迅速发展。主要体现在压力蒸汽灭菌的自动控制水平提高，灭菌器呈现多样化。一些预真空压力蒸汽灭菌器、脉动真空压力蒸汽灭菌器的问世，也大大提高了热力灭菌的可靠性。实践证明，压力蒸汽灭菌仍然是最经济、最安全，也是最常用的灭菌方法。

与此同时，许多学者对其他的灭菌技术也做了研究与开发。1877年，汤恩斯和博兰特观察到光照对微生物的作用，将细菌菌液在日光下照射9h以后即可达到灭菌的目的。在干热灭菌方面，卤素电热管的出现和热空气消毒箱的成功研制，不仅降低了能耗，而且缩短了升温与降温时间。1953年，美国采用直线加速器进行电子束灭菌。1960年，伽马辐射灭菌开始用于工业生产的灭菌。1984年，美国医疗器械促进协会发布了《医疗用品伽马辐照灭菌过程控制指南》。1989年，雷特发现射线的灭菌效应。目前辐射灭菌已被认可，并被广泛应用于食品、工业、医疗器械等方面，其灭菌效果具有稳定性，是灭菌的首选办法。同时针对一些不耐高温和高压的物品，许多学者研制了低温灭菌设备。1929年，斯克莱特和鲍瑟托研究了环氧乙烷的灭菌作用，1940年，环氧乙烷首次被用于医疗用品灭菌。1939年，诺尔准提出使用甲醛熏蒸消毒的方法，用于空间和物品表面的消毒，并于20世纪60年代开始研究低温甲醛蒸汽（60～80℃）的灭菌技术，但在常压之下仍解决不了穿透性的问题。1949年，菲利普斯和凯易确立了环氧乙烷气体灭菌理论，1950年前后欧美开始使用环氧乙烷气体灭菌设备。1966年，英国的爱尔德研发使用负压低温蒸汽甲醛法对内窥镜等医疗器械进行灭菌，极大地提高了甲醛蒸汽的穿透能力，从而成功研制出低温甲醛蒸汽灭菌器并掌握了其使用方法。美国于1992年成功研制过氧化氢低温等离子灭菌技术，1993年取得美国FDA认证后准入市场。1994年，我国医院引入低温蒸汽甲醛灭菌器并开始使用。2003年，过氧化氢等离子体低温灭菌器进入我国，随后，我国生产厂家开始生产同类型的灭菌设备。现已应用于医院 CSSD，相关国家标准也相继发布。

20 世纪 50—70 年代，我国医院消毒供应室使用的压力蒸汽灭菌设备有两种类型，即手提式压力蒸汽灭菌器和压力蒸汽灭菌器，灭菌程序控制为手工操作方式，20 世纪 80 年代初，国内压力蒸汽灭菌设备推出"程序控制压力蒸汽灭菌器"，设置了器械、织物、液体 3 种自动程序。1985 年，国内开始生产预真空压力蒸汽灭菌器，并在医院消毒供应中心开始推广使用，使国内医院灭菌设备和技术与国际水平的发展相接轨。进入 20 世纪 90 年代，压力蒸汽灭菌器的制造技术日趋成熟，压力蒸汽灭菌广泛成为医院首选的灭菌方式。随着医疗介入和微创手术广泛开展，应用电子、光学材料器械增加，由于这些器械不耐受压力蒸汽灭菌方法，医院 CSSD 早期使用甲醛自然熏蒸的方法用于这类器械的灭菌，2000 年，《消毒技术规范》明确规定不得使用此种方法。此时，各种低温灭菌设备逐步进入医院，包括环氧乙烷灭菌设备、低温过氧化氢等离子灭菌设备和低温甲醛灭菌设备等。

# 第二节　消毒供应专业的发展

## 一、国外消毒供应专业发展趋势

20 世纪末，很多国家面临着诊疗费用上升的状况，他们根据本国情况，探讨适合自身国情的医疗体制改革方案，其关注点在于在保证医疗质量安全的前提下，如何加强成本效益管理，以节省卫生资源（人力、物力、财力），降低医疗服务成本，获取最大的社会效益和经济效益。据了解，在一些发达国家，行业标准的发布会带动医院消毒供应工作的开展。政府部门、行业学会（协会）或医院以保障清洗、消毒和灭菌质量为宗旨，对合理使用人力、效率和成本效益管理等方面进行了综合性对比研究，并根据研究成果，对原有的消毒供应分散管理模式开始进行新的尝试，医院的消毒供应室从单一的部门，发展为全院的 CSSD，采取集中管理的工作方式；部分医院的 CSSD 甚至承担了一定区域内小型或私人医疗机构无菌物品的供应工作；也有企业性质社会化的 CSSD，如以英国为代表的医院与工业共同遵循国家标准、行业标准、地区标准等，进行无菌物品的生产，形成了具有一定规模的区域性 CSSD。在北美地区则是以医疗器械协会为行业组织，医院 CSSD 与工业制造厂家共同遵循清洗消毒与灭菌的科学原理或研究成果，制定医院重复使用无菌物品的相关标准、工作指南等，并定期对这些标准、指南进行修改，使其具有权威性，从而成为医疗机构消毒供应领域共同自觉遵循的法则。在理念、模式转变的过程中，以及在采用研究成果和标准指导实践的过程中，消毒供应的学术性、专业性逐渐彰显，其在医源性感染预防与控制中的作用越来越受到重视。

在此基础上，逐步形成了 CSSD 建筑与质量管理系统。英国、美国及欧洲的一些国家，都相继发布了医院 CSSD 建筑与管理要求，如建筑及区域布局的规范要求，根据功能特点将消毒供应工作区域分为去污区、检查包装及灭菌区、无菌物品存放区三个区。各区管理要点与思路非常明确，对设备设施、质量管理均有严格要求和相关制度。灭菌物品的整个制作过程规范化，从污染器械产生科室的规范装载到回收、清洗、消毒和灭菌等均有明确的规范要求。在去污区，注重的是根据器械及物品的性能彻底去污，以及人员的职业防护。为降低人力成本，避免人为因素对清洗消毒质量的影响，CSSD 多以机械清洗消毒为主，以提高工作质量的稳定性和效率，也可降低工作人员职业暴露的风险。在检查包装及灭菌区，质量管理的重点在于严把清洗质量关，避免清洗后裸露器械物品再次受到污染，进一步保障灭菌质量。无菌存放区的管理重点在于环境保持清洁干燥，控制区域内环境温度和相对湿度；无菌物品分类存放，标识清晰，发放时遵循先进先出的原则。为此，CSSD 设立了专门的岗位，负责打包前对所有清洗后物品的清洗质量、器械性能、有无损毁等进行严格的检查；对使用的包装材料质量依据行业标准所确定的基本原则——利于灭菌因子穿透、具有微生物屏障作用、原材料无毒无害进行认真选择，以建立良好的无菌屏障；灭菌后对卸载物品进行认真检查，排除湿包并查找原因。由于大量灭菌物品集中处理，为保障质量，避免器械处理过程中各环节隐患所致医源性感染，CSSD 的信息支持系统也日益完善，其功能不单是物流成本控制的管理，还包括对关键环节质量进行确认，保证对灭菌物品质量的可追溯性。

在美国，医院 CSSD 执行美国医疗器械促进协会推荐的 AMMI 标准，除了过程质量控制外，十分强调对工作效果的监测，如清洗效果及灭菌效果。同时强调通过物理监测、化学监测和生物监测确定灭菌物品是否合格，这与我国医院消毒供应工作多年来的质量管理具有相似性。

在欧洲，医院 CSSD 执行工业行业标准，主张通过第三方的质量认证保证最终质量，质量认证从工作起始环节开始，包括 CSSD 的资质、工作人员及管理人员的资质、各阶段清洗（初洗、漂洗、终末漂洗及灭菌蒸汽）用水标准、各种设备与器械的标准等。工作人员操作必须严格遵循规范、标准的流程，并有记录证明执行的正确性。灭菌过程的监测在医院从灭菌器的安装质量确认开始，贯穿于操作过程及灭菌结束整个过程。质量认证是一个持续与定期相结合、其内容涉及每个工作环节、严谨和专业控制的系统，依托于质量管理人员深厚的专业技能和良好的质量管理文化。

近年来，CSSD 的发展突出表现在灭菌过程控制的自动化和标准化。消毒灭菌的工作质量逐步走上行业标准化，对灭菌产品实行全过程质量控制。国际上大体形成两大消毒灭菌的质量控制与管理体系，一是以欧洲为代表的全球医院灭菌学科协会（World Fedeation Hospital Sterilization Sciences，WFHSS），强调医院 CSSD 与生产企业执行同样的质量标准，如欧洲标准化委员会制定的 EN/ISO、英国的 HTM 系列质量标准体系等。1976 年，德国成立医疗器械制造商和器械清洗消毒专家工作小组，由各个学科的专家，如化学家、微生物学家、材料科学家、机械工程师、医疗技术人员、产品经理、生命科学和工艺技术教授以及消毒供应专家等。1979 年，该组织首次出版《器械清洗消毒指南》，并不断对其修订，至 2017 年已修订 11 版。该书有 19 种语言版本，涉及七大类医疗器械的再处理过程。二是以北美为代表的消毒供应中心协会（The International Association of Healthcare Central Service Materiel Management，IAHCSMM），主要依据 AAMM ST97 的要求，对医院 CSSD 质量和清洗消毒及灭菌效果进行监测，合格放行。

## 二、我国消毒供应专业发展历程

### （一）起步建设阶段

医院消毒供应室以前的主要任务是满足各科室对玻璃注射器、针头、输液（血）器，以及共用的导尿包、腰穿包等的需要，专科器械种类和数量较少，手术器械、妇产科、五官科、口腔等科室的诊疗器械，以及急诊科的开胸包等，一直由手术室和各临床科室自行负责清洗包装，对这些高度危险的器械，部分消毒供应室仅承担灭菌工作。长期以来，这种工作方式直接造成我国医院消毒供应室的功能与作用缺失，以致清洗消毒供应工作得不到应有的重视，导致医院消毒供应室房屋建筑、设备条件及人员素质均不能适应消毒供应工作的需要，无菌物品质量难以保证，输液热源反应及注射部位感染时有发生，甚至危及患者的生命安全。

为加强对医院消毒供应工作的管理，1988年，卫生部首次发布了《医院消毒供应室验收标准（试行）》（以下简称《验收标准》），消毒供应工作正式进入基础建设阶段。《验收标准》从建筑要求、人员编制、领导体制、必备条件、管理要求5个方面对医院消毒供应室提出规范要求，针对消毒供应处理的主要物品——输液（血）器和注射器的洗涤操作规程、洗涤质量检验标准做了规定。同时，要求各省（区、市）卫生厅制定相应的验收办法，对所有医疗机构的消毒供应室分期分批进行检查验收，药检、防疫部门加强监督指导，力争在两三年内，县和县以上医院都能逐步达到《验收标准》的基本要求。通过卫生行政部门强有力的推动，医院领导提高认识，对原有的消毒供应室进行了整顿和改建，加大了对输液（血）器、注射器械洗涤操作规程的实施与落实，输液热源反应和注射部位感染得到明显的控制。

这个时期的重要特征是明确了消毒供应室的管理体制，规定了护士人员比例、三个工作区域的正确划分，提出了污洁分流的要求，并将其纳入医院感染重点科室质量检查之中。

20世纪80年代末，面对大量的输液（血）器、注射器及针头重复使用的质量问题，企业根据国际进展，开始生产一次性的输液（血）器和注射器。限于当时的国情，卫生部1987年2月下发了《关于推广使用一次性塑料注射器、输液、输血管、针的通知》（87卫医字第3号），在传染病院、综合医院传染科、结核科、检验科，外宾医疗和海、路、空港国境卫生检疫所，各级血站、防疫站的检验科推广使用。随着国民经济的发展和人们疾病预防意识的增强，一次性产品的应用范围逐渐扩大。在此阶段，一次性医疗用品的种类也迅速增多，医院消毒供应室的清洗、消毒工作量迅速下降。在传统观念及工作模式的制约下，专科及手术器械的问题并没有得到解决，医院消毒供应室的功能与作用相对滞后，逐渐拉开了与医院整体发展的差距。

**（二）质量建设阶段**

随着我国人民生活水平的提高和健康观念的转变，人们对医疗服务的需求越来越多。2003年，重症急性呼吸综合征（SARS）病毒的肆虐给人们带来深刻的启示：传染病的预防与控制不仅仅是以往社会性的群防群治，传染病住院患者医院感染的预防与控制同样关乎医院人群乃至社会人群的健康、生命和社会安定。对传染病及医院感染的预防需要遵循科学规律，及时切断传播途径。SARS病毒及之后的禽流感、甲型流感等病原体，以及结核和各种耐药菌的出现，均说明原有的传染病病原体在不断演变，还有许多未被人类发现、认识，人类在防治感染性疾病方面仍然任重道远。

2004年修订的《中华人民共和国传染病防治法》以及2006年卫生部发布的《医院感染管理办法》，对医疗机构医院感染预防工作做出了明确的规定。卫生部于2006年成立卫生部医院感染控制标准专业委员会，旨在逐步制定完善医院感染的标准体系，以保证这一法律和规章的贯彻落实。

近20年来，伴随国家科学技术的迅速发展和医疗专业的分工细化，医院所用诊疗器械发生了巨大变化。在20世纪60年代，诊疗器械主要是耐湿、耐热的金属材料，结构简单，用常规的清洗消毒、压力蒸汽方法处理即可满足保障质量和安全的要求。20世纪七八十年代出现了不耐湿、不耐热的精密诊疗器械，如各类腔镜等。同一器械各个部件材质不同，狭长的管腔汇集了电子与光学等技术于一身。20 世纪 90 年代至今，各种导管、微创手术、移植手术广泛开展，高值、微型精细器械等大量增加。器械生产厂家与医疗合作日益加强，不断改进诊疗用具，研制开发新的器械、器具，以最大限度地减少患者创伤，提高诊疗水平。这些侵入性、植入性诊疗器械的应用，在提高诊疗水平的同时，也明显增加了病原体入侵患者的门户和途径，使患者发生外源性医院感染的机会显著增加，从而使医院感染管理不断面临新的挑战，其中关键的消毒供应环节面临着巨大的考验。为此，原卫生部决定制定新的关于医院消毒供应管理的标准，以适应诊疗技术发展和医院感染预防与控制的需要。

2006 年，卫生部医院管理研究所在对全国 221 所医院进行书面调查的基础上，对 18 所县和县以上医院进行现场调查，发现被调查的 239 所医院中 88% 的消毒供应室为分散式管理，管理理念跟不上医学与消毒供应专业的发展，管理模式不能适应医院发展对消毒供应工作的需要。部分医院规模扩展很快，床位数迅速增加，却没将消毒供应室的建设与管理纳入医院发展规划之中，导致了供应室的基本建筑、基础设施投入不足，其规模、设备设施与医院不断增长的消毒供应服务需求不相适应。消毒供应人员的岗位培训缺失，致使人员知识老化、观念陈旧。医院为缩短平均住院日，提高床位周转率，以达到医院创收和减少患者医疗支出的目的，深挖内部潜力，手术台次同比大幅度增长。在工作量不断增加的情况下，手术室及临床护士难以承担日益复杂和数量增加的医疗器械处置任务。据调研，每所医院抽查由手术室自行清洗打包再由供应室灭菌的 3 个手术包，抽查总计 54 个包，无一合格，除器械不洁、生锈、包布脏破外，严重的稍加磕碰器械即可掉落黑色固体污渍。实践证实，消毒供应的分散管理模式在社会效益、经济效益方面均无优势，其导致消毒供应设备资源不能集中使用，质量和安全得不到保障。为此，需要根据以患者为中心的宗旨，促使消毒供应室履行应尽的专业职责，承担重复使用诊疗器械、器具及物品的清洗消毒与灭菌的处置工作。

2009 年，卫生部发布了三项有关医院消毒供应管理中心的强制性卫生行业标准：《医院消毒供应中心　第 1 部分：管理规范》《医院消毒供应中心　第 2 部分：清洗消毒及灭菌技术操作规范》《医院消毒供应中心　第 3 部分：清洗消毒及灭菌效果监测标准》，明确了医院 CSSD 建设与发展应以保护人体健康、保证医疗安全为宗旨，规范了消毒供应工作管理、清洗、消毒与灭菌技术操作和效果监测。三项标准强调的集中管理符合国际消毒供应工作的发展趋势，也符合我国卫生改革关于合理利用卫生资源、降低医疗成本的要求，解决了我国医院消毒供应管理存在的问题，同时保障了医疗质量和医疗安全。其基本框架和要求，符合我国基本国情和医院感染管理的基本现状，与相关法律、法规等政策相衔接。2016 年 12 月 27 日，国家卫生和计划生育委员会发布了三项标准的修订版，于 2017 年 6 月 1 日正式实施，修订后的三项标准对 CSSD 集中管理范畴更加明确；相关职能部门在 CSSD 管理职责及要求方面更加具体；对 CSSD 信息管理系统的基本功能及如何建立 CSSD 质量追溯功能做了详细的要求；对外来医疗器械及植入物管理、压力蒸汽灭菌器灭菌参数、设备大修、说明书的使用等方面均做了修订，完善了 2009 版的不足和相关质量管理体系，更具可操作性。

（三）专业发展阶段

自 2009 年三项标准发布以来，我国消毒供应管理工作进入了前所未有的发展时期。根据原卫生部的要求，院感标委会先后在全国七大片区举办培训班，对院感标准进行解读；2017 年院感标委会针对新修订的三项标准，先后在杭州、贵阳、哈尔滨、银川、广州五个片区举办培训班。各地卫生行政部门十分重视标准的培训与贯彻落实，通过医院评审开展对医院 CSSD 质量评价或督查；授权医院感染质控中心或组建医院消毒供应质控中心，配合行政部门组织对标准的实施进行培训、指导与检查；在标准的框架内根据医院感染防控的基本原则，结合专业的进展，细化消毒供应的管理、操作规范等，推动医院 CSSD 采取集中管理的方式，鼓励符合要求并有条件的医院 CSSD 为附近医疗机构提供消毒供应服务，共享卫生资源，解决基层医疗机构消毒供应服务的需求，以保障其医疗质量和安全，努力探索我国 CSSD 发展之路。

各省（区、市）卫生健康行政部门加强对 CSSD 的建设与质量管理，逐步建立消毒供应专业技术骨干的培训系统〔原国家卫生和计划生育委员会开展医院消毒供应中心实践基地培训、省（区、市）卫生和计划生育委员会对管理者举办专科岗位培训班及消毒员 CSSD 相关知识培训班并要求持证上岗、专科护士纳入省（区、市）护理学会培训管理范畴、科室培训脱离大护理向专科化路线发展等〕，在各省（区、市）卫生行政部门的组织下，依据行业标准，结合实际工作需要，运用科学管理的方法，建立与完善医院无菌物品质量标准和检查力度，建立质量评价指标（清洗合格率、包装合格率、灭菌合格率、发放合格率等），力求通过数据科学地反映工作效率与质量。对基层医院面临的 CSSD 建设的困难与问题，尝试建立各种区域化 CSSD，鼓励有条件的医院 CSSD 为基层医院提供无菌物品的供应工作。二级以上医院实行集中管理工作方式的单位不断增加，从不接受到主动开展，从常规器械向内镜、精密贵重器械转变，医院手术器械质量不但出现了质的提升，同时在供应效率上也得到了提高，突破了精密贵重器械基数少的瓶颈，向高度集中化方向发展，保证了高品质的灭菌物品被安全准确快速地供应，在一定程度上奠定了 CSSD 专科的学术地位。

在标准的不断完善和执行过程中，CSSD 专业水平迅速提高，人才队伍不断壮大，部分医院 CSSD 承担本地区其他医疗机构消毒供应服务工作。2018 年，国家卫健委鼓励三级医院或有条件的医院将其 CSSD 对区域开放，集中进行消毒供应，为基层医疗机构提供相应的服务。同时发出正式通知，鼓励社会力量参与，目前，CSSD 已被医疗机构纳入地区医疗质量管理范围。多方的资源整合有利于我国实现消毒供应专业未来发展目标——集团化、成规模、上水平，并为患者提供安全服务。

在三项标准发布的短短 10 年间，我国医院 CSSD 逐步创建了具有中国特色的 CSSD 模式：将 CSSD 质量纳入医院整体质量管理系统之中，立足临床需要建立了物品供应流程，形成了多学科、跨学科的行业和专业的组织和学术团体，开展了适应我国众多医疗机构需要的多层级的培训机制。

在我国香港地区，由香港医院管理局统一管理、新建与建院多年的医院采取集中供应工作方式的 CSSD 有所增加，既节省空间，集中使用设备，又节省重复投入及维修成本，有效运用人力资源，提高人员的专业水平，达到提高质量和效率的目的。

## 思 考 题

1. 微生物学和消毒学的发展对消毒供应专业和技术有什么影响？
2. 论述我国消毒供应专业在学习和借鉴欧洲与北美经验的效果。
3. 我国消毒供应工作几个进展阶段的特点是什么？
4. 结合本医院 CSSD 的功能与作用，阐述消毒供应专业发展变化。
5. 试述如何建立消毒供应中心培训管理体系。

# 第二章 消毒供应中心的建筑要求及设备设施

【学习目标】

1. 正确认识消毒供应中心的作用与功能。

2. 了解 CSSD 建筑材料、气流和电气等设计参数。

3. 理解 CSSD 各区域的平面布局和功能设计。

4. 掌握 CSSD 的建筑原则、区域划分、屏障设计；掌握各区对设备设施的配置要求、设备功能特点和放置要求。

## 第一节 功能和作用

### 一、消毒供应中心定义

消毒供应中心（Central Sterile Supply Department，CSSD）是承担医院各科室所有重复使用诊疗器械、器具和物品清洗、消毒、灭菌以及无菌物品供应的部门。医院 CSSD 的工作质量直接反映全院无菌物品的质量，关系医疗安全。CSSD 是医院预防与控制医院感染的重要部门。WS 310.1—2016《医院消毒供应中心 第 1 部分：管理规范》在范围中明确规定："本部分适用于医院和为医院提供消毒灭菌服务的消毒灭菌机构。"鼓励符合要求并有条件的医院 CSSD 为附近医疗机构提供消毒供应服务，共享卫生资源，解决基层医疗机构消毒供应服务的需求，以保障其医疗质量安全。

医疗消毒供应中心是独立设置的医疗机构，依法独立承担民事责任。2018 年 5 月，国家卫健委下发了《关于印发医疗消毒供应中心等三类医疗机构基本标准和管理规范（试行）的通知》（国卫医发〔2018〕11 号），依据《医疗消毒供应中心基本标准和医疗消毒供应中心管理规范（试行）》进行设置和执业的管理，纳入当地医疗质量安全管理与控制体系，以加强医院感染防控和质量安全管理，严格落实相关管理规范与制度，保障医疗质量安全。

### 二、消毒供应中心功能

医院各科室使用的器械、器具和物品，特别是手术器械、腔镜、精密贵重器械、外来医疗器械及植入物等，其材质结构具有不同的特性，CSSD 的主要功能就是满足各科室对诊疗器械、器具和物品等的消毒需求，具备针对手术器械、各专科特色器械、诊疗器械、器具和物品各自不同特性进行正确处理的技术能力；同时，能够根据临床诊疗技术的发展和所用器械、器具与物品的变化，迅速提高 CSSD 的管理与技术水平，以适应医院感染预防与控制不断面临的新挑战，保证每个工作环节达到清洁、消毒和灭菌的质量要求。

CSSD 的"消毒"是广义的概念，包括清洁、消毒及灭菌全程，即从污到洁，最后到灭菌物品达到无菌保证水平（SAL）。这个过程会涉及影响灭菌质量的所有环节，如：清洁，包括清洁使用的水质、清洗剂、清洗工具、清洗设备、清洗方法、操作者水平及清洁质量评价方法及标准；消毒，包括选择正确的消毒方法、消毒效果评价；包装，包括包装材料、包装设备、包装方法；灭菌，包括选择正确的灭菌方法、灭菌程序、待灭菌物品装载、灭菌过程观察、灭菌效果监测、灭菌结果判断。这一系列环节都是 CSSD 中"消毒"的重要组成部分。因此，要确保"消毒"质量，CSSD 工作人员应掌握基础医学理论、医院感染预防与控制、消毒隔离、消毒灭菌以及消毒供应行业相关的基本知识，并将其融入工作过程中，保证 CSSD 发挥"消毒"功能。

对 CSSD 的"供应"，不应简单地理解为回收与下送。目前，部分医院的 CSSD 仅能做到每天定时集中回收和下送，并不能完全满足临床需要，特别是手术器械的快速周转需要。CSSD 中的"供应"指 CSSD 是一个物流中心，负责对全院重复使用的诊疗器械、器具和物品进行回收、清洗、消毒、灭菌及下送等，实际上其是医院整个消毒及无菌物品物流系统的运行过程。承担区域消毒供应服务的 CSSD，在包装、运输、环境控制和防止交叉污染等各个环节的质量都要符合医院感染管理的要求。理想的物流系统是能够按照科室需要及时提供消毒或无菌物品，最大化地减少过期物品，提高每件器械的使用率和周转率，选择最优化的回收污染物品和下送无菌物品的时机与方法，真正发挥 CSSD 的"供应"功能。

### 三、消毒供应中心作用

CSSD 在医院的作用不论是理论上还是实践中，都是非常明确的。1988 年，卫生部发布的《医院消毒供应室验收标准》强调了 CSSD 在医院的地位与作用，明确了 CSSD 是医院感染管理的重点科室，也是保障患者生命安全的基础。然而，近 20 年来，在消毒供应传统分散式管理模式与观念的影响下，伴随大量一次性无菌医疗用品使用的增加，CSSD 工作量下降，多数医院 CSSD 功能和作用萎缩甚至缺失，其工作质量管理未纳入全院医疗质量管理之中，以致出现大量科室"自备包"，即诊疗器械、器具和物品由科室自行处理，特别是手术器械的清洗、消毒、灭菌存在严重的医疗安全隐患。

2009 年，卫生部发布了三项强制性卫生行业标准，即 WS 310.1《医院消毒供应中心　第 1 部分：管理规范》、WS 310.2《医院消毒供应中心　第 2 部分：清洗消毒及灭菌技术操作规范》、WS 310.3《医院消毒供应中心　第 3 部分：清洗消毒及灭菌效果监测标准》，同年 12 月 1 日实施。此三项标准明确了医院 CSSD 的功能与作用，明确要求医院 CSSD 采取集中管理的方式，真正承担起对医院重复使用的诊疗器械、器具和物品清洗、消毒、灭菌以及无菌物品集中供应的管理功能，保证在处理重复使用的诊疗器械、器具和物品每个工作环节达到清洁、消毒和灭菌的质量标准，这意味着在 CSSD 集中化供应的发展进程中，传统管理理念、履行职能和质量控制机制均要发生巨大的变革，需要医院管理者、相关职能管理部门、各科室医务人员及消毒供应专业人员共同认识到医院无菌物品质量是患者生命安全的重要保证，以促进 CSSD 在无菌物品质量控制与管理中发挥重要作用。2016 年，根据标准实施效果及追踪评价调研的结果，对其进行修订。在对医院 CSSD 功能与作用进行说明的同时增加了细则条款，进一步明确了医院及 CSSD 实行集中管理的职责和要求；同时增加了集中管理的定义，对外来医疗器械及植入物的集中管理和技术要求，补充了具体条款。2018 年，在医疗 CSSD 快速发展的基础上，又规范了专门从事医疗消毒供应中心的医疗机构管理要求，这是对医院 CSSD 资源的补充。

综上所述，CSSD 是承担医院各科室所有重复使用诊疗器械、器具和物品清洗、消毒、灭菌以及无菌物品供应的部门。如院区分散、CSSD 分别设置，或在手术室设置清洗消毒区域，其清洗、消毒或灭菌工作集中由 CSSD 依据 WS 310.1～WS 310.3 进行统一、规范管理。

# 第二节　建筑要求

医院 CSSD 建设涉及医院感染预防与控制、建筑材料、设备设施、气流及物流等各个相关专业的知识。CSSD 建筑的平面布局反映了医院基础建设的理念和综合水平，也是医院感染管理和消毒供应专业水平的具体体现。由于医院建设条件限制和 CSSD 承担工作任务的差异性，CSSD 的建筑布局和设备设施具有不同的特点。国家卫生和计划生育委员会2016 年 12 月 27 日发布、2017 年 6 月 1 日正式实施的行业标准 WS 310.1《医院消毒供应中心　第 1 部分：管理规范》对 CSSD 建筑布局、流程、设施要求及设备选型的内容做了明确规定，需要我们正确理解和实施。

## 一、CSSD 建筑基本原则

（1）医院 CSSD 的新建、扩建和改建，应遵循医院感染预防与控制的原则，遵守国家法律、法规对医院建筑和职业防护的相关要求，进行充分论证。CSSD 建筑布局一旦不符合医院感染预防与控制的基本原则，建设就会很困难，会造成浪费，甚至无法改变。因此，在新建、扩建和改建医院 CSSD 时，组织有经验的专家进行认真的论证十分必要。专家成员应包括消毒供应、医院感染管理、护理管理、总务基建、设备管理部门、设备厂家工程师和设计师。论证时，应重点考虑 CSSD 建筑布局和工作流程，遵循医院感染预防与控制的原则，CSSD 工作区域内人流、物流、气流及设备设施配置应符合污洁分明的原则，并能满足医院工作需要。

（2）CSSD 不宜建在地下室或半地下室。地下室或半地下室的通风受到限制，潮湿导致霉菌等微生物繁殖，其空气质量要求完全取决于机械通风控制，维护成本和技术要求高。对于建在地下室或半地下室的 CSSD，设计时应对机械通风设备的技术参数和通风管路进行认真审核，充分考虑区域面积、地下整体空气环境等因素。CSSD 应尽可能保证有良好的通风条件与自然光，易达到满足清洁及灭菌物品的存放条件。建筑布局的设计能确保良好的新风量和换气次数，使 CSSD 的空气温湿度、换气次数及新风量达到 WS 310.1—2016 的要求。

（3）CSSD 的位置宜接近手术室、产房和临床科室，与手术室建立洁污或专用通道。处置手术器械是医院 CSSD 承担的主要任务，随着外科手术技术日益发展，器械种类和数量明显增加，无论是无菌器械，还是使用后的污染器械，均要求及时回收、下送，提高使用率及周转率。因此，CSSD 与手术室建立直接或专用通道利于迅速地回收手术器械，减少交接环节，降低运输成本。特别是贵重无菌物品的下送，直接通道不仅能在手术需要时及时送达手术室，还规避了远距离运输导致精密贵重器械物品损坏的风险。

（4）CSSD 工作各区域应相对独立，各区之间有物理屏障相间隔。去污区设计应保证相对密闭性，能有效地控制污染源。去污区、检查包装及灭菌区应分别设置人员进出的缓冲间。

（5）供水排水、照明、独立排风等系统应符合医院感染控制要求，满足工作需要。检查包装及灭菌区为清洁区，利于环境保持清洁，气流质量符合要求，气压相对正压，温度与相对湿度应符合 WS 310.1—2016 的要求。无菌物品存放区设计应保证安全、清洁，温湿度应符合 WS 310.1—2016 的要求。

## 二、CSSD 建筑面积

CSSD 的建筑面积应能满足集中处理全院诊疗器械、器具和物品的工作需要，要根据医院规模、功能及未来发展设定预留空间。在设计 CSSD 建筑面积时，可参考以下 7 点：

（1）首先确定 CSSD 各区域的最小面积。最小面积是指 CSSD 3 个工作区域＋辅助区域的总面积数，此面积能基本满足医院 CSSD 承担任务所必备的设备设施及工作活动的需要。3 个工作区域最小面积是基本设备设施占用的面积、运行车与工作操作台占用的面积、人员工作活动的面积和器械暂存等面积之和；辅助区域最小面积是两个缓冲间、器械和辅料仓库、基本办公区和工作人员更衣生活区等需要的基本面积。

（2）评估医院 CSSD 处理诊疗器械的数量，根据处理器械数量需要调整面积大小。评估每日处理手术器械的总数量、硬式及软式腔镜器械的种类和数量、精密器械种类和数量、外来器械及植入物数量。外来器械数量多，接收清点和清洗的时间长；贵重精密手术器械人工清洗数量多，占用工作位置的时间长，停留区域占用面积也多，需要增加去污区人工清洗的工作面积。

（3）机械清洗设备的自动化程度和面积。如长龙清洗消毒机可一次容纳较多的污染器械，工作面积和器械暂放区的面积相对占用较少，但长龙清洗消毒机要考虑安装的总长度、距离；如安装大型清洗消毒机一定要预留与设备相适应的区域面积。

（4）物品库存及周转。医院 CSSD 的物品存放量以及每天所用的复用器械是否在当天送回各科室，都会影响无菌物品存放区的面积设计。另外，工作效率、物品滞留时间、回收器械处理时间也是设计工作区域面积时应考虑的因素。CSSD 是否承担一次性物品的储存与发放，也会影响仓库和无菌物品存放间的面积大小。

（5）工作运行成本。如空调、照明、水及维护设施的成本，工作人员搬运距离等人力成本消耗等因素。

（6）各区的面积比例。CSSD 各功能区域面积分配比例可根据功能区域、操作人员、设备及物品所需要空间确定。各区所占面积从大到小排列为：检查包装及灭菌区、去污区、无菌物品存放区。去污区、检查包装灭菌区所占面积比例较大，这两个区域也是 CSSD 工作人员主要工作的场所，需要有足够的空间处理污染器械和手术器械检查及包装。

（7）敷料间的面积要能够满足各类手术包的敷料、铺巾等地摆放和组装。如果这部分功能由医院织物洗涤中心或机构完成，CSSD 可不设置。

综合以上因素，CSSD 的面积设计要既能满足工作需要又能合理地控制运行成本，避免医院 CSSD 面积不足或过大，影响 CSSD 履行功能或增加运行的成本。CSSD 各区面积应按照工作区域优先、工作区域内检查包装及灭菌区优先的原则进行面积分配。建议通过评估 CSSD 能否承担医院各科室所有重复使用诊疗器械、器具和物品清洗消毒、灭菌以及无菌物品供应所需要的建筑面积，科学计算基础面积，测算各区设备设施、工作活动通道、待处理器械占用面积、手工或机械清洗等需要占用的空间，得出 CSSD 需要的基础面积，再结合多种影响因素进行适当调整，从而确定最佳的 CSSD 总面积设计方案。

去污区基础面积计算方法举例如下：

（1）工作辅助面积：人员进出缓冲间 5m$^2$＋水处理间 5m$^2$＋下收车、箱清洗存放区 10m$^2$＋接收区 5m$^2$＝25m$^2$。

（2）工作区域面积：污染器械待处理暂存区 3m$^2$＋6 个清洗池 3m$^2$＋3 个清洗器械放置台

$2m^2$ + 柜式超声清洗机 $0.5m^2$ + 自动清洗消毒机 $1m^2$ + 干燥柜 $0.5m^2$ +4 部工作运载车 $3m^2$ + 工作通道 $4m^2$ + 设备间隔 $2m^2$ + 工作区域 $8m^2$ = $27m^2$。

（3）手工清洗或外来医疗器械及植入物较多时，器械去污时间较长，暂留在去污区时间长，占用面积较多。在计算出基础面积后，应适当增加污染器械待处理暂存区、清洗池、工作台面和设备放置等面积。

（4）清洗机械化程度高，在满足设备安装面积后，总体的面积可适当减少。

（5）清洗设施，如清洗池等位置合理，应充分利用所有面积与空间，总体布局面积可适当减少。

（6）根据医院集中化管理范畴及器械特点（硬式内镜、软式内镜、精密器械、口腔器械及是否对外服务等）综合考虑。接收软式内镜等进行清洗消毒时，需要在去污区设置相对独立的清洗消毒间，根据软式内镜清洗消毒的要求，配置设备及转运容器等，应符合 WS 507《软式内镜清洗消毒技术规范》的要求。

将上述需要面积相加，可得出初步的基础面积，然后再考虑原有的建筑条件和可利用的面积等影响因素适当增减相应面积。

检查包装及灭菌区、无菌存放区的面积如此类推，在原有基础上，同时考虑医院未来的发展，对复用器械及物品面积应预留增加面积。

### 三、建筑设计分区与布局

#### （一）CSSD 分区的基本原则

1. CSSD 区域的物品由污到洁，不交叉、不逆流

各区之间的设备设施、人员相对独立，去污区的人员及物品离开该区时，应进行卫生处理或清洗消毒后符合清洁要求。检查包装及灭菌区是清洁区，清洁要求高于其他清洁区域。

2. 各区域内的空气流向由洁到污

去污区有良好的排风系统，采用机械通风的，要保持相对负压；检查包装及灭菌区、无菌物品存放区可通过加大通风量或换气次数保持相对正压。区间的温度、相对湿度、机械通风的换气次数（表 2-1）和照明要求（表 2-2）可以参见 WS 310.1—2016。

表 2-1 工作区域温度、相对湿度及机械通风换气次数要求

| 工作区域 | 温度 /℃ | 相对湿度 /% | 换气次数 /（次 /h） |
|---|---|---|---|
| 去污区 | 16～21 | 30～60 | 10 |
| 检查包装及灭菌区 | 20～23 | 30～60 | 10 |
| 无菌物品存放区 | 低于 24 | 低于 70 | 4～10 |

表 2-2 工作区域照明要求

| 工作面 / 功能 | 最低照度 /lx | 平均照度 /lx | 最高照度 /lx |
|---|---|---|---|
| 普通检查 | 500 | 750 | 1000 |
| 精细检查 | 1000 | 1500 | 2000 |
| 清洗池 | 500 | 750 | 1000 |
| 普通工作区域 | 200 | 300 | 500 |
| 无菌物品存放区域 | 200 | 300 | 500 |

（二）CSSD 区域的划分

根据 CSSD 内部功能划分为辅助区域和工作区域两大分区。

1. 辅助区域

该区域包括办公室、会议室、工作人员更衣室、值班室、休息室、卫生间及洁具间等。

2. 工作区域

该区域包括去污区、检查包装及灭菌区（含独立的敷料制备或敷料包装间、洁具间）和无菌物品存放区。

（三）工作区域功能及平面布局

1. 去污区

该区是集中处置所有污染物品的工作区。主要功能是对回收的可重复使用物品进行分类、清点、清洗、消毒、干燥等。通过去污使污染物品达到清洁水平。

去污区设人员进出缓冲间、水处理间、回收用具及回收车存放清洗间，根据需要设卫生洁具间、集中供液间或耗材存放间。去污区内平面布局根据由污到洁的原则，设置污物接收分类区域、清洗区域和清洁物品传递窗、工作人员洗手设施和洗眼装置。

（1）人员进出缓冲间（可设电动感应门）：工作人员穿、脱防护服的区域。内设防护服、专用工作鞋放置架及洗手设施等。

（2）水处理间：面积能满足设备放置要求，方便工作人员每日观察水压及电导率等工作；CSSD 可预留位置安装漏水信息监控系统，以及时发现水管漏水或爆裂，降低损失。

（3）回收用具及回收车存放清洗间：洗车间设清洗消毒用水设施（冷热水管）或专用设施（高压水枪）。回收车清洗与存放分开设置，应注意地面排水通畅，易清洁干燥，有条件的 CSSD 应采用大型清洗消毒机清洗车辆和回收用具，清洗后直接消毒干燥。房间保持通风。

（4）卫生洁具间：用于放置拖把、抹布、清洁用品，使用后的用具清洗消毒后亦存放此处。配置专用织物清洗消毒器，复用的拖把选择可拆卸拖把头的类型，使用后首选热力清洗消毒的方法。没有条件的可使用化学消毒方法，如面积所限，卫生洁具可放置在水处理间或洗车间内，分区设置；有条件的可设独立洁具间。

（5）集中供液间或耗材存放间：放置去污所需专用耗材。

（6）污物接收分类区域：回收后物品交接清点的区域。面积大小应能容纳回收车或回收箱卸载放置的需要。此区域设接收台、器械容器和器械分类的辅助架放置计算机、扫描枪、清洁手套、物表清洁消毒剂等，是污染程度较高的区域，清点完器械后接收台面应及时进行清洁消毒。接收区要考虑回收器械功能特点，可划为 3 个区域：一是临床科室常用诊疗器械、物品的回收；二是手术室器械的回收，此区要配置器械盛载架、标志牌等；三是外来医疗器械及植入物的接收，此区主要是与器械厂家交接，因器械复杂，应配备相应的配套容器等。

（7）清洗区域分为手工清洗区和机械装载区。手工清洗区常用于机械清洗前对器械预处理、精密器械清洗等，是去污区工作人员完成冲洗、洗涤、超声、漂洗、消毒和终末漂洗等步骤的主要工作场所。此区需要设置清洗工作池、清洁工具、高压水枪、超声清洗机、蒸汽清洗机、冷热水和纯化的水、防护面罩、手套、洗手设施及洗眼装置等用品设施。清洗设施注意从污到洁，接收台、清洗池、清洁工具、压力气枪等污染程度重，漂洗池相对污染程度轻。手工清洗后经过消毒的器械，进入终末漂洗步骤，终末漂洗水池是去污区内相对清洁区域，应设干燥柜（最好选择双门）毗邻传递窗。去污区要有较好的照明条件，利于工作人员完成冲洗、洗涤、初步漂洗和消毒的工作，避免发生职业暴露。软式内镜应设相对独立的清洗区域，区域面积和终末漂洗的水质应符合 WS 507《软镜内镜清洗消毒技术规范》的要求，有良好的通风设施，有条件时采用"上送下排"。

（8）清洁物品传递窗：最好选择双门互锁。单门应注意保持常闭状态；有条件的可选择电动传递窗和与设备匹配的清洗架自动回送系统。

2. 检查包装及灭菌区

该区是工作人员对灭菌物品进行准备的工作区域。在此区域工作人员对所有器械进行清洁质量、功能完好等检查和组合等一系列操作，并对其质量进行评估，确认合格后，选择密封或闭合的方法，最后进行包装。此区包括敷料制作间、检查包装间、灭菌装载区（高温灭菌区和低温灭菌区）等，同时设置人员进出缓冲间，与去污区之间设有清洁物品传递窗。

（1）缓冲间（可设电动感应门）：工作人员进出工作区域时，进行手卫生、戴帽、着衣等过程的区域。此区工作人员较多，其面积大小应满足工作人员洗手等需要，必要时内设专用工作鞋和工作服放置设施。

（2）敷料间：进出门应有自闭器，也可设带红外线感应的电动门，保持常闭。设温湿度计、包装台、敷料柜（架），清洁敷料及包装材料去除外包装存放架，保持室内清洁；室内有排气设施，控制絮状物，防止二次污染器械。

（3）检查包装间及灭菌区域：设置带光源照明的器械检查台、包装台、器械柜、物品放置架和运转车、温湿度计（机械通风建议设电子显示屏和压力表），工作场所光线良好。双门压力蒸汽灭菌器应在卸载区上方设抽风装置，设备间的排气量设计要能及时将热风排出，使设备外表的温度不高于 40～50℃。低温灭菌器建议独立设间，低温环氧乙烷灭菌器根据设备安装要求设独立通风系统，工作区域配置相应环境有害气体浓度超标报警器。

（4）洁具间：专用洁具间应采用封闭式设计，用于放置卫生洁具。如区域面积有限时，卫生洁具可集中放在办公区内。

3. 无菌物品存放区

该区是对无菌物品和消毒后物品进行保管、储存和发放等的区域。包括无菌物品存放间、无菌物品发放区和洁车存放区。

（1）无菌物品存放间：设置卸载冷却区、无菌物品放置架。

（2）无菌物品发放区：可进行无菌物品的交接清点，移至运输车发放。

（3）洁车存放区：设洗手设施、洁车清洁擦拭、卫生洁具等。如条件有限，此区可与发放区共用。

**（四）CSSD 的物理屏障与缓冲设置**

（1）去污区、检查包装及灭菌区和无菌物品存放区三个工作区域之间应分别由双扉门清洗消毒机、压力蒸汽灭菌器组成实际屏障。

（2）去污区与检查包装及灭菌区之间设物品传递通道，用于去污后的物品进入检查包装及灭菌区。检查包装及灭菌区与外走廊之间设物品传递通道，用于接收清洁物品等。使用单扉门的低温灭菌设备，其低温灭菌间与无菌物品存放间之间设传递通道，便于低温灭菌后无菌物品进入无菌物品存放间。

（3）去污区、检查包装及灭菌区分别设人员缓冲间，方便人员进出工作区域时洗手、更衣、换鞋等。

（五）CSSD 建筑和装饰材料

（1）应严格遵守医院建筑相关要求，选择不产尘、不吸尘，便于清洗、消毒、防潮、防滑、耐磨、耐腐蚀以及防火的材料。墙壁、天花板应选择光滑、无缝、易清洗、耐碰撞的材料。墙面下部踢脚线应与墙面平齐或凹于墙面。墙角宜采用弧形设计以减少死角，转体处设计为圆角。

（2）地面装修应选用防滑、耐磨、耐腐蚀、易清洗的材料，建议水处理间、洗车间、浴室、洗手间、卫生间采用防滑瓷砖，其他区域可考虑使用 PVC 地胶。地面要求平整没有缝隙，并且便于污水排放。去污区、洗车间、洁具间、卫生间等均需设有地漏，地漏必须采用防溢返式。污水排放管道内径应大于入水管道内径并与医院污水处理系统相连接。二楼及以上楼层应符合设备重量的承重要求；大型清洗消毒机要根据设备需要提前预留一定深度的基坑，避免安装时高于地坪而导致操作不便。地面设防水层，以防水渗漏。

（3）墙面砖应选择表面光滑、易清洁、缝隙较少、隔音隔热、防碰撞材料，如彩钢板、格特板、电解钢板等。洗车间墙面便于清洁及防水；脉动压力蒸汽灭菌器及全自动清洗消毒器应采用不锈钢板等作隔断，加保温层，预留检修门；墙的阴阳角全部圆弧过度；门柱和墙的阳角应有防撞设施。门、接收及发放间或根据实际运行可能碰撞的墙面设防撞条。

（4）吊顶可选用缝隙较少、表面光滑、防发霉材料，厚度较小，可以隔音隔热。

（5）门窗结构宜简单，表面光滑便于擦洗，关闭后密封性能好；门的开启方向应朝向洁净度高的一面；可加装不锈钢防撞带；门应安装自闭器或自动门。各工作区域内可使用玻璃窗，以增加自然光线，保持良好的工作环境。物品传递窗的位置和高度应方便物品传递。

（六）CSSD 分区标识

CSSD 各区名称应符合 WS 310.1—2016 的要求。各工作区域应标识明显，区域内物品放置标识、根据工作需要设置的警示标识、工作功能区域划分标识等清楚；人流、物流通道畅通无阻，防火装置齐全、完备，并有明显的标识和逃生路线指引图。

# 第三节　设备设施

CSSD 的设备设施包括各种灭菌器、医用热封机、干燥柜、超声清洗器和清洗消毒器等设备，以及高压水枪、高压气枪、各种工具容器、清洗池和工作操作台等设施。

## 一、设备配置基本原则

（1）根据 CSSD 的规模、任务及工作量，合理配置清洗消毒设备数量及配套设施。尽量创造条件使用机械清洗设备，并应兼顾未来发展的需要。

（2）配置的消毒灭菌等设备设施应符合国家相关标准或规定，并遵循国家卫健委及国家相关规范、标准和审核资料的要求。

（3）各种设施配置应满足工作需要，放置位置便于工作，符合医院感染控制的要求。

## 二、工作区域设备设施的配置

（一）去污区设备设施

1.污染物品回收容器

应配有封闭的污物回收器具和相应的清洗用品，如封闭箱与运送车等；存放区内设置回收器具放置架，如开展区域消毒供应服务的医疗机构宜配置转运车辆、周转箱或其他保护性设施等。

2. 去污区内基本设施

接收区的设施应按照物品从污到洁的秩序放置。回收分类台根据处理量可设多个分类台，回收台的面积适当加大，能及时对回收的物品进行分类，腔镜等精密器械宜分时间段或分区域回收，对多个手术器械要注意避免造成混淆。回收分类台的污染程度最高，工作人员应戴双层手套，并有清洁手套放置架，便于需要时更换。分类工作结束时应及时进行台面清洁消毒，依次清洁超声清洗台、手工清洗池，清洗池上方配压力水枪和压力气枪（需配有多个不同规格的接头备用），然后是漂洗池、干燥设备及传递窗。

3. 清洗消毒器

根据工作量可选择单仓、多仓或大型的清洗消毒器、真空负压清洗消毒机，以及适应各类器械种类配置的器械清洗架，满足多种器械和管路清洗。

4. 超声清洗器

除常规器械使用的超声清洗器外，对于内眼器械、口腔科根管扩大针等细小精密器械，可配备专用的小型高频的超声清洗机。

5. 干燥柜

干燥柜用于手工清洗的器械。可选择双门的设备和真空负压干燥柜，如单门的干燥柜应放在传递窗的附近。

6. 工作区内基本设施

洗手设施、洗眼装置采用直接感应式或非手触式水具（脚踏式）；有相应的个人防护用品，包括圆帽、口罩、隔离衣或防水围裙、手套、专用鞋、护目镜、面罩等，必要时设空气消毒器，应满足日常工作需要和空间面积需求。

7. 洗车间

设清洗消毒车辆设施（冷热水、高压水枪）、洁车放置区和卫生洁具。

8. 水处理间

提供纯水或去离子水装置设施，应装备提供软水、去离子水、纯水的装置，自来水水质应符合 GB 5749 的规定，纯化的水电导率应≤15μs/cm（25℃），其产生量应能满足 CSSD 器械清洗、灭菌全程工作需求。灭菌蒸汽用水应符合 WS 310.1—2016 中 B.1 的要求。

**（二）检查包装及灭菌区设备设施**

（1）包装台满足检查、组合包装的需要，包括带光源或灯的敷料检查台、器械包装台。包装台配有带光源放大镜、放置包装过程需要的辅助材料架；台面易清洁，不反光。

（2）器械柜放置需要增加或暂时不需要灭菌的器械。

（3）敷料柜或敷料架放置需要增加或暂时不需要使用的敷料。

（4）绝缘检测仪用于带电源器械绝缘性能的安全检查。

（5）压力气枪在管腔器械未彻底干燥时使用。

（6）包装材料切割机用于包装材料的切割。

（7）医用热封机建议选择带打印信息的热封机。有条件的 CSSD 可以选择切割封口一体机，并可与信息追溯系统对接。

（8）物品装载设备包括标准篮筐、运送车和运送架，用于包装好的物品送至灭菌器。

（9）灭菌设备及设施包括压力蒸汽灭菌器（大型与小型压力蒸汽灭菌器），根据需要配置的低温灭菌器（宜在工作区域配置相应环境有害气体浓度超标报警器），无菌物品装、卸载设备等，以及根据需要配备的灭菌蒸汽发生器、蒸汽减压系统等相关辅助设施。各类灭菌设备应符合国家相关标准，并设有配套齐全的辅助设备。

### （三）无菌物品发放区储存和发放设施

应配备足够的无菌物品存放架和运送器具，如封闭箱、运输车等。可设相应的生物监测仪器和相关设施；南方地区必要时设除湿机，确保湿度正常；有条件的医院可以设轨道物流系统，便于无菌物品及时发放。

## 第四节　供电、供排水、供气与蒸汽

CSSD 的水电及蒸汽等系统在建筑中对其有专业要求，要综合考虑设备及 CSSD 供电供排水的特点，做好系统配置。

### 一、供电系统

CSSD 总配电箱独立成间。动力用电设置独立电气箱，放在主设备附近，并预留因扩容电量需要而增加的动力用电设备的面积。去污区与检查包装及灭菌区应配 380V、220V 电源，满足不同设备的需要，有条件的 CSSD 低温灭菌设备设不间断电源。电源插座要充分考虑各工作区域的需要，去污区要注意防水，要考虑包装台、封口机等用电设备的需要。照明用电应符合 WS 310.1—2016 的照度要求，宜安装照明灯，确保实际照明亮度，同时方便更换和卫生清洁。在高温设备附近，如压力蒸汽灭菌器、低温灭菌区、清洗消毒机等维修间采用防爆灯泡。各区及房间的开关位置注意实用，按上下班路线设计，方便工作人员使用。

### 二、供水系统

供水包括自来水、热水、软化水或纯化水。纯化水的供水管宜采用不锈钢材质制成，热水的供水管线采用有效的保温措施，供水的水压要达到设备需要的参数，宜设独立管道供水，确保 CSSD 正常用水需求。与其他部门共用供水的水管时，要评估用水高峰时的水压情况，必要时增设水加压系统。设置相应的阀门及水压表。设备用水的安装应根据厂家的设备说明书要求进行安装；全自动清洗消毒器、超声波清洗器及漂洗池等，应采用不锈钢材质的水管连接。

### 三、排水和排气系统

压力蒸汽灭菌器及清洗消毒机的热水排水管必须耐高温，且分别独立设管，选择具有抗热防腐材质连接管，防止水管爆裂。压力蒸汽灭菌器与 CSSD 其他排水系统分离，以利于灭菌器的运转，管径应符合设备的排水通畅要求。去污区清洗池的排水管道直径要粗，管道安装应利于清洁并便于维修，地漏带防溢返装置。去污区排水管道要做水封，以免排水时有异味产生。

### 四、蒸汽系统

根据设备的要求安装蒸汽、压缩空气管路，单独管道供蒸汽，尽量少拐弯（如要拐弯或上下楼层应安装足够的疏水装置，疏水管道管径要符合设备使用需求，避免蒸汽含水量增加）。必要时安装减压系统，以维持设备需要的蒸汽源压力。蒸汽管道要做有效的保温处理，以免产生过多的冷凝水，并设明显的警示标签。蒸汽发生器或过滤器后接的管道材质以不锈钢为首选，防锈耐热。设汽水分离器，如有条件可安装洁净蒸汽系统。压力蒸汽灭菌器供给水的质量指标见 WS 310.1—2016 中 B.1（表 2-3），压力蒸汽灭菌蒸汽冷凝物的质量指标见 WS 310.1—2016 中 B.2（表 2-4）。

表 2-3　压力蒸汽灭菌器供给水的质量指标

| 项　　目 | 指　　标 |
|---|---|
| 蒸发残留 | ≤10mg/L |
| 二氧化硅（$SiO_2$） | ≤1mg/L |
| 铁 | ≤0.2mg/L |
| 镉 | ≤0.005mg/L |
| 铅 | ≤0.05mg/L |
| 除铁、钙、铅以外的其他重金属 | ≤0.1mg/L |
| 氯离子（$Cl^-$） | ≤2mg/L |
| 磷酸盐（$P_2O_5$） | ≤0.5mg/L |
| 电导率（25℃时） | ≤5μS/cm |
| pH | 5～7.5 |
| 外观 | 无色、洁净、无沉淀 |
| 硬度（碱性金属离子的总量） | ≤0.02mmol/L |
| 注：应在灭菌器进口处采样。 | |

表 2-4　蒸汽冷凝物的质量指标

| 项　　目 | 指　　标 |
|---|---|
| 二氧化硅（$SiO_2$） | ≤0.1mg/L |
| 铁 | ≤0.1mg/L |
| 镉 | ≤0.005mg/L |
| 铅 | ≤0.05mg/L |
| 除铁、钙、铅以外的其他重金属 | ≤0.1mg/L |
| 氯离子（$Cl^-$） | ≤0.1mg/L |
| 磷酸盐（$P_2O_5$） | ≤0.1mg/L |
| 电导率（25℃时） | ≤3μS/cm |
| pH | 5～7 |
| 外观 | 无色、洁净、无沉淀 |
| 硬度（碱土金属离子） | ≤0.02mmol/L |
| 注：应在灭菌器进口处采样。 | |

## 五、弱电系统

弱电系统包括内部通信与各个工作区域内安装的电话或对讲机，有条件的 CSSD 设立区域电话系统、音乐广播系统、监控系统、中心呼叫系统、门禁系统等，既可减少人员流动，方便工作联系，避免交叉感染，还可实时了解各区域工作情况。

## 六、信息化系统

CSSD 信息化管理是质量追溯的基础，也是建设发展的趋势。在设计时应合理规划信息站布点，满足工作需要，如去污区、检查包装及灭菌区、无菌物品发放区、物品仓库、护士长办公室等。在购买灭菌器、清洗消毒器和医用热封机时，要求生产厂家能开放数据采集端口，以便信息系统可实时采集设备运行参数，实现信息系统与设备无缝对接。

## 七、空调通风系统

解决 CSSD 的温度、湿度、换气次数、压差、新风、设备排风等，考虑工作区域的清洗消毒器和压力蒸汽灭菌器一年四季散热的特殊性，应考虑设置独立的空调冷热媒（即室外机，建议冷热水管各两路，避免季节交换切换冷热温度控制器影响室内温度），不受工作区域中央空调的限制。由于每个区域的散热设备不一致，故应分区域控制。

在实施过程中，应重点考虑设备（清洗消毒器和压力蒸汽灭菌器）隔断间（安装强排风系统，排风管道应通到室外，严禁直接排在天花板内）、低温灭菌间［排风要符合生产行业对设备安装的要求（重点考虑环氧乙烷灭菌器安装条件）］、去污区排风及消防排烟。去污区回风及排风量应大于进风量，从而形成相对压差，即进风量＜回风量＋排风量；包装及灭菌区回风及排风量应小于进风量，从而形成相对压差，即进风量＞回风量＋排风量。

## 八、医院 CSSD 平面设计图

医院 CSSD 平面设计图见图 2-1～图 2-4。

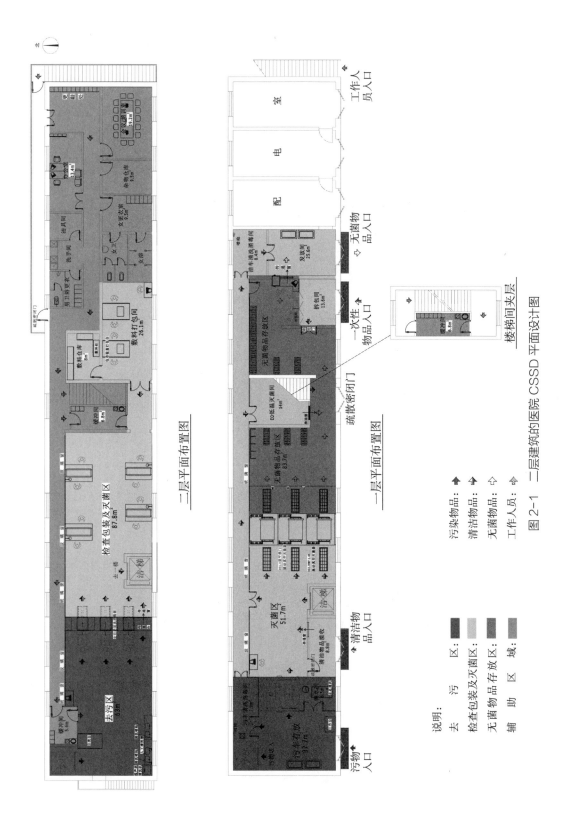

图 2-1 二层建筑的医院 CSSD 平面设计图

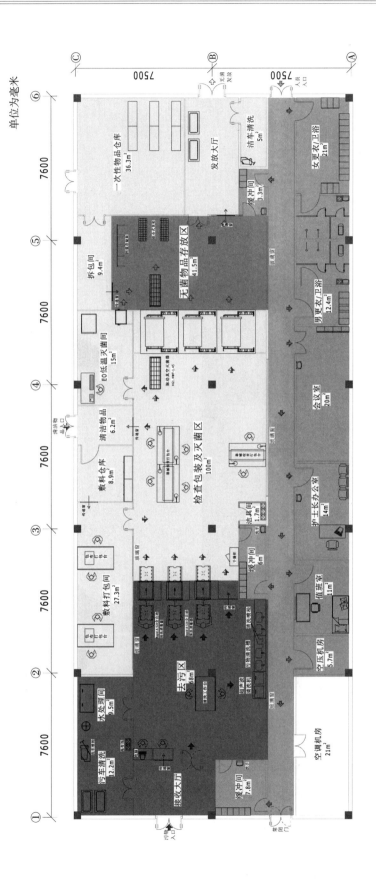

图 2-2　三级医院 CSSD 平面设计图

图例说明：

去　　污　　区：

检查包装及灭菌区：

无菌物品存放区：

生活办公区：

污染物品：

清洁物品：

无菌物品：

工作人员：

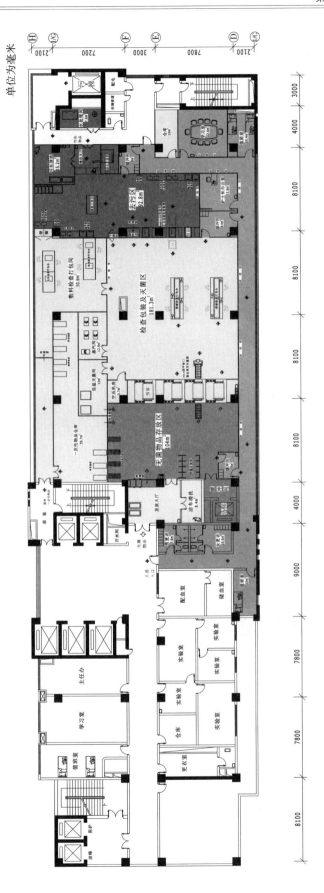

图 2-3　省级医院 CSSD 平面设计图

图例说明：

去　　　　　污　　　区：

检查包装及灭菌区：

无菌物品存放区：

辅　助　区　域：

污染物品：

清洁物品：

无菌物品：

人员走向：

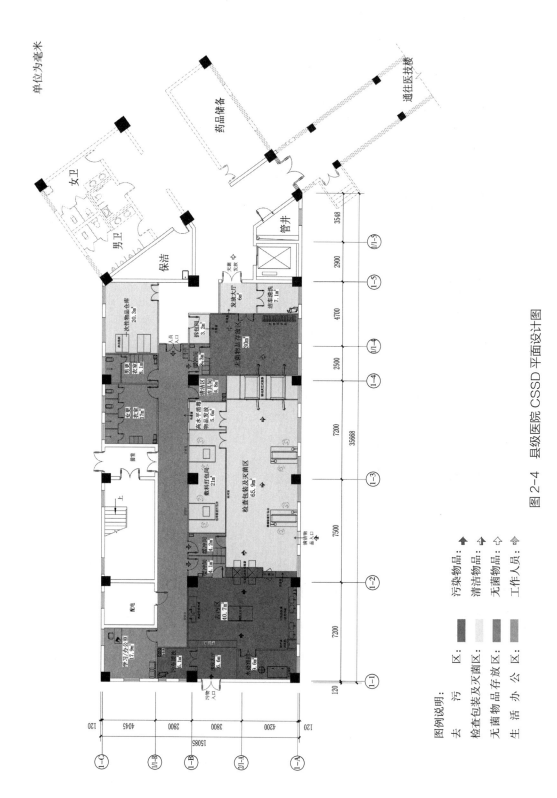

图 2-4 县级医院 CSSD 平面设计图

# 思 考 题

1. 医院 CSSD 建筑与布局的基本要求是什么?
2. CSSD 设备设施配置基本原则是什么? 各工作区域如何合理配置?
3. CSSD 供排水、供气及蒸汽的注意事项是什么?
4. 如何理解 CSSD 工作区的通风设计及相对压力? 有何意义?
5. 请你尝试分析本院 CSSD 建筑设计的特点与不足。

# 第三章 消毒供应中心的集中管理

【学习目标】

1. 了解和认识 CSSD 集中管理的定义、原则和基本要求。

2. 熟悉 CSSD 的管理体制和医院职能部门的职责。

3. 熟练掌握集中管理对 CSSD 管理的要求，以及诊疗器械、器具、物品和外来器械集中处理的管理方法。

　　CSSD 集中管理，即重复使用的诊疗器械、器具和物品，由 CSSD 负责清洗、消毒与灭菌处置，提供给临床使用的管理模式。根据医院具体情况，可以有两种形式：一是 CSSD 面积能够满足需求，回收至 CSSD 进行处置是最理想的集中管理方式；二是院区分散，或现有 CSSD 面积受限，致使 CSSD 分别设置，或已在手术室设置清洗消毒区域的医院，其清洗、消毒或灭菌工作集中由 CSSD 统一管理，在不同地点，依据 WS 310.1、WS 310.2、WS 310.3 的要求进行规范处置。

　　2009 年，我国卫生行业标准 WS 310 发布后，要求医院 CSSD 实行集中管理工作方式，逐步过渡，全院所有科室重复使用的消毒灭菌的诊疗器械、器具和物品，全部由 CSSD 负责回收、清洗消毒、灭菌及供应。根据行业标准要求，推进和改变以往专科器械和手术器械由科室自行清洗包装、CSSD 仅仅承接大部分手术器械灭菌工作传统落后的工作模式，把集中管理作为 CSSD 建设的重点，医院及各职能管理部门要履行相应的管理职责，对原有的 CSSD 管理体制及质量要求需要有新的改变，建立完善的医院感染预防与控制的管理机制。在此基础上，CSSD 的专业人员承担着集中管理赋予的责任，发挥 CSSD 应有功能和作用，确保重复使用诊疗器械、器具和物品的安全合格，WS 310.1—2016 提出宜将 CSSD 纳入本机构信息化建设规划，采用数字化信息系统对 CSSD 进行管理，以真正落实集中管理的目标。

## 第一节 标准对医院管理的要求

### 一、CSSD 的管理体制

　　（1）CSSD 实行垂直管理。依据 WS 310.1—2016 要求，医院对 CSSD 的管理应满足集中管理工作方式的需要，减少中间层级管理，由一名副院长或职能管理部门直接负责 CSSD 的发展建设和管理工作。目前医院 CSSD 主管部门隶属护理部，也有归属于医院感染管理部门、医务管理部门、设备部门等职能管理部门。由于 CSSD 负责人及主要的工作人员是由护理人员组成，CSSD 由护理部主任直接负责，设科护士长或实行护士长负责制，有利于临床科室沟通联系和专业团队的培训与建设，业务上接受医院感染管理部门的指导和监督。其他相关职能科室应在 CSSD 主管院长或职能部门的协调下履行相关职责，保证 CSSD 的工作需要。国内调研发现，CSSD 与手术室工作职责及范畴截然不同，专业特点也不尽相同，且手术室工作量已严重超负荷，由手术室处置的器械质量令人担忧。医院及相关职能部门应厘清专业职责，理顺管理体制，以利于提高 CSSD 管理效能，保证工作质量。

（2）医院应建立护士长或科主任负责制的 CSSD 组织管理体制。各工作区域可设组长或质检员，设立回收、清洗、组合包装、灭菌、发放、仓库管理等工作岗位，根据各岗位的工作量设置人员。各岗位工作人员应遵循操作规程，以确保质量的稳定性和一致性。CSSD 管理者应负责对工作人员进行培训，达到正确执行的目的。同时定期对操作规程实施情况进行效果分析，不断完善和修改，提高工作效率和质量。

（3）配置人员能胜任集中管理的要求。医院应根据 CSSD 工作量、工作岗位和器械处置的技术要求，合理配置工作人员。根据医院 CSSD 工作任务，核定工作岗位。每个岗位人数配置则根据工作内容、工时数、工作效率进行核算。管理岗位的人员应具有护理或医学相关的文化背景，宜具有大专或以上学历；具有不断学习的能力；具有协调和管理能力；具有对工作质量进行评价和总结的能力。随着集中管理的实施，各种器械如带电子元件的电动工具、各类腔镜器械、植入型器械等，对处置人员的技术要求有很大的差异性。因此，配置人力时，应考虑工作人员知识水平和综合能力，合理安排。

## 二、明确 CSSD 集中管理功能定位

（1）医院管理决策与协调。CSSD 集中管理涉及全院各临床科室，医院应授权相应的职能科室，对涉及医院感染、医疗、护理、设备及后勤等相关的问题，针对性地建立健全管理制度。对出现的问题和困难应积极协调，及时予以解决。在建立和完善 CSSD 集中管理工作方式的整个过程中，CSSD 直接隶属部门有责任提出集中管理的实施方案，其他相关职能管理部门予以协调配合，共同承担决策责任。

（2）建立 CSSD 质量控制与管理制度，质量控制应纳入医疗质量管理中。医院 CSSD 承担各科室所有重复使用的诊疗器械、器具和物品清洗、消毒、灭菌以及无菌物品供应的工作，是医院感染预防与控制的重点科室之一。未实行集中管理的临床专科器械、手术器械存在很大的安全隐患。因此，对 CSSD 质量控制与管理更重要的是对全院无菌物品质量的控制与管理，包括暂存在各科室处置的诊疗器械、器具和物品，如硬镜、口腔器械等。

## 三、CSSD 建筑设备满足集中管理工作需求

CSSD 建设主要是指建筑面积、设备设施、人员组织和工作质量与效率。评价 CSSD 规模与医院发展相适应的重要依据之一是能否实现集中管理。CSSD 工作质量和工作效率应能满足临床科室的需要，特别是手术器械周转的需要。CSSD 建筑设备设施应具备的工作条件如下：

### （一）建筑面积

医院 CSSD 实施集中管理，作为管理者应正确评估 CSSD 的硬件建设能否满足处理重复使用医疗物品的需要是十分重要的，也反映了医院的管理理念。CSSD 建筑面积应与本机构的规模、任务和发展规模相适应。

1. CSSD 建筑面积应满足集中管理需要

医院管理者应从医院医疗需要的角度，明确 CSSD 承担的功能与任务，对全院各科室的重复使用需要消毒或灭菌的诊疗器械、器具和物品等进行集中管理。医院确定 CSSD 建筑面积时应考虑如下相关因素：

（1）手工清洗工作方式，清洗污染器械时间较长，周转慢，需要物品放置的面积较大。

（2）工作流程的方式，如回收时间过于集中，在短时间内处理污染器械，会使器械大批量地滞留在去污区，需增加工作面积。

（3）处理复杂性器械，如植入性器械、体外循环器械、骨科器械、腔镜器械等，处理过程需要花费较长时间，占用较多的面积。

（4）承接其他医疗机构的消毒供应服务，接收区和无菌物品发放区的面积适当增加，有条件时，应与机动车有较好的运行衔接。

2. CSSD 平面空间设计

应符合工作流程顺畅及物品放置合理要求，提高工作区域的使用率。设备设施合理配备以及提高机械化处理能力，可减少建筑面积，既能体现专业化、规范化的消毒供应服务，又能获得最优的投入产出比。避免盲目地扩大医院 CSSD 的面积，致使运作成本增加，造成资源浪费。

### （二）CSSD 的设备设施

实施集中管理后，器械回收、清洗消毒和包装等都会变得日益复杂，处置技术、器械质量及周转的要求提高，仅仅是单一的手工清洗方法不能达到最佳的质量要求和工作效率，因此，作为医院管理者应在推动开展集中管理的过程中，提高 CSSD 的机械化程度，配置工作必需的设备，包括回收容器、运输车、装载容器的清洗消毒设备、全自动清洗消毒器、双门干燥柜、医用热封机、灭菌器等。CSSD 设备设施合理配备，是提高集中管理工作质量和效率十分重要的基础条件。

## 第二节　标准对医院各职能管理部门职责的要求

WS 310.1—2016 明确了医院在集中管理中应履行的职责，以及相关职能管理部门的职责。医院应在提高管理效率、保障 CSSD 工作质量的基础上，制定本院各部门的管理职责。

### 一、医院护理部

（1）合理配置 CSSD 的管理者。配备优秀的 CSSD 管理者十分重要。该管理者应具有较强的协调和执行能力，根据员工的需要营造良好的文化氛围，形成优秀的团队，实现管理目标。CSSD 在医院的建设中起步较晚、发展较快，如何适应医疗技术发展的需要，在组织队伍、运作方式、管理理念、专业技术和服务质量等方面都面临着巨大的挑战。CSSD 人员由具有执业资格的护士、灭菌员和其他工作人员组成，需要他们密切配合，共同完成相应的岗位职责，因此，对他们的管理不同于临床科室，应根据其特点进行管理。

（2）根据岗位要求合理调配人力。护理部主任对 CSSD 人员配置及岗位设置需进行综合评估，合理配置护士、灭菌员、相关工作人员的比例。相关工作人员配置数量与比例，取决于 CSSD 整体管理水平和信息化控制程度，主管部门充分评估这些因素后，确定适合的岗位人员。

（3）落实岗位培训制度。负责指导 CSSD 建立持续的岗位教育培训机制，应根据 CSSD 专业特点，将消毒供应专业知识和相关医院感染预防与控制知识纳入 CSSD 人员的继续教育计划，并为 CSSD 从业人员学习、交流业务技能创造条件，提高其业务水平。由于 CSSD 专业与临床护理具有不同的特点，其专业的提升更有助于同行之间的交流学习。落实 CSSD 工作人员继续教育制度，根据专业进展，更新知识，接受与其岗位职责相应的岗位培训，正确掌握专业知识与技能。

（4）指导和监督 CSSD 建立并履行岗位职责、落实规章制度、执行技术操作流程等。

定期评价考核CSSD工作质量，指导并协助CSSD开展科研工作，制定学科发展规划，促进学科发展。指导和监督合理利用医院资源，拓展服务，促进CSSD的社会效益和经济效益同步增长。

## 二、医院感染管理部门

CSSD是医院感染监控的重点科室之一。主要职责是对医院无菌物品的质量负责，监督落实清洗、消毒及灭菌操作规范，监测清洗、消毒及灭菌的效果，确保全部合格。

（1）医院感染专职人员对CSSD新建、改造与扩建的设计方案进行卫生学审议，并根据医院集中管理的要求，提出合理化建议。要熟悉掌握清洗、消毒与灭菌设备的性能技术参数及使用效果，多听取CSSD使用者的意见和建议，对医院购进设备的配置与质量指标进行评估。

（2）医院感染管理者应注重过程质量控制。经常深入CSSD，定期评价CSSD消毒隔离制度和措施落实情况、工作流程是否符合医院感染管理原则。对CSSD员工的职业防护设施和措施落实情况进行指导和监督，对及时发现的问题和工作中的困难予以协助解决。对清洗、消毒、灭菌效果和质量监测进行指导和监督，定期进行检查和评价。

（3）加强规范临床科室重复使用医疗器械的管理，建立相关的管理工作制度，如外来器械管理制度，并根据医院感染预防与控制的重点，对CSSD集中管理提出要求和改进建议。

（4）发生可疑医疗器械所致的医院感染时，组织协调CSSD和相关部门进行调查分析，确定目标监测的项目与方法，通过科学管理的方法将CSSD质量控制保持在安全水平。

## 三、设备及后勤管理部门

CSSD工作效率与质量和设备及总务管理部门的配合与保障密不可分。

（1）设备管理部门应根据CSSD的需要，指导CSSD工作人员安全使用和操作设备，灭菌器出现故障时，有紧急风险预案。

（2）负责购买设备的技术参数、功能和质量满足工作需要，对厂家生产、销售和经营资质进行审核。监督厂家设备安装、检修时质量设备运转状态达到相关的质量标准。专人负责CSSD设备的维修和定期保养，并建立设备档案。定期对CSSD所使用的各类数字仪表如压力表、温度表及安全阀等进行校验并记录备查。定期对CSSD各种设备进行维护和检查，出现故障时采取积极有效的措施，帮助解决问题。

（3）总务管理部门应积极主动为CSSD服务，保证CSSD的水、电、压缩空气及蒸汽的供给和质量，定期进行设施、管道的维护和检修。与CSSD共同制定并完善停水、停电及停气故障时的紧急风险预案和突发事件处理流程，确保措施有效落实。

## 四、相关职能科室

CSSD的人员由护士、技术相关工作人员和普工等组成。人事、财务、物资供应、教育及科研等部门应在CSSD主管院长或职能部门的协调下履行相关职责，建立工作人员培训与物品管理等制度，逐步形成良好的CSSD管理系统，保证CSSD的工作需要和专业发展。

# 第三节　集中管理实施方法

实施集中管理的过程实际上是CSSD建设的过程，也是质量不断提升的过程。医院重复使用的诊疗器械、器具和物品清洗、消毒灭菌工作由 CSSD 全程处理的管理模式，主要是由医院管理及职能管理部门协调建立的，而 CSSD 的重点是解决技术问题，将各类重复使用的诊疗器械、器具和物品集中处置，保证临床需要。集中管理给 CSSD 带来各种各样的问题与困难，无论是器械的种类、器械复杂性和临床需要的差异，还是回收与发放等周转的工作量都有新的问题，需要 CSSD 改变观念，主动深入了解各临床科室器械的特点和不同需要，运用专业知识和技术解决这些困难，根据其需求及时供应，并持续地改进质量，这是集中管理的真正意义所在。

### 一、集中管理原则

（1）采取集中管理的方式。对所有需要消毒或灭菌后重复使用的诊疗器械、器具和物品由 CSSD 回收，集中清洗、消毒、灭菌和供应。包括所有高度危险器械，如手术室器械、外来器械等；各科室使用的专科器械、器具和物品，如眼科微型器械、耳鼻喉手术器械、口腔器械等；消毒后直接用在患者身上的器械、器具和物品，如开口器、重复使用的呼吸机管道、雾化吸入管道等。

（2）针对医院建筑不同的情况，如院区分散，或有多个手术室、CSSD 分别设置，或现有 CSSD 面积受限、已在手术室设置清洗消毒区域的医院等，其清洗、消毒、灭菌和供应工作集中由 CSSD 统一管理，保证工作质量符合 WS 310.2 和 WS 310.3 的要求。

（3）手术室所用腔镜、口腔手术器械建议由 CSSD 集中处置。腔镜器械及精密特殊器械由于周转或运送困难，可由 CSSD 派人到手术室规范处置。

### 二、CSSD 管理要求

CSSD 承担医院所有重复使用的诊疗器械、器具和物品清洗、消毒和灭菌工作和供应服务，若要真正成为医院的"心脏"，需要 CSSD 的管理者和全体工作人员付出极大的努力与热情投入工作之中。

#### （一）领导作用

护士长（科主任）要发挥领导核心的作用，要把集中管理工作有效地落实并持续推动，同时需要 CSSD 所有工作人员的协作，而 CSSD 管理者的领导能力是实现协作的必要条件。CSSD 的护士和相关工作人员由于在知识、经验、工作职责、信息来源、看问题的角度和方法、所处的环境等方面存在诸多差异，对工作中的问题会有不同的看法，采取不同的处理方法，因而可能产生各种不同的矛盾和冲突。特别是器械和临床个性化需要，对工作人员的要求高，这就需要管理者给予指导，沟通各区域工作组及同事间的信息，增加相互之间的理解，解决他们之间的矛盾，引导大家共同完成工作任务。特别是在集中管理初始阶段的适应期，护士长（科主任）的领导作用尤为重要。

#### （二）制定计划

计划的制定是决定做什么、为什么做以及如何去做的一个过程。医院实行集中管理，逐步把所有重复使用的诊疗器械、器具和物品全部交由 CSSD 处理，为了达到这个管理目标，需要 CSSD 制定具体实施方案。在方案中应明确集中管理的作用与意义、对专业及个人发展的影响、集中管理重点解决的问题、如何达到最好的效果。方案应根据外部环境及时修正与补充。

1. 开展器械处置现状全面调研

调查项目包括科室数量与要求，回收器械的分布，器械数量、种类和处理的特殊要求，周转时间，运送方法等项目。评估拟增加的工作量、管理要求和技术要求。根据调查结果，明确工作实施步骤并制定对策等。在调研评估过程中，重要的是使每个工作人员及相关科室明白做什么和如何去做。在计划实施中，根据实施效果及时进行修改和调整，最终达到管理目标。

2. 优先解决各临床科室分散的诊疗器械

各专科的小手术器械具有器械复杂、量小、周转快的特点，但科室缺乏器械处理的基本条件，工作人员缺乏专业培训，安全隐患大。对这部分诊疗器械的处理也属于 CSSD 的人员专业实践的内容，为接收更为复杂的手术器械消毒工作打下基础。

3. 承担 CSSD 能自主解决的问题

根据承担的职责与任务，建立和完善各工作区域的操作规程，明确或调整工作人员的岗位职责，对设备和器械进行集中管理，围绕工作重点和难点对原有的规章制度和操作规程重新进行审核，工作人员应清楚了解制度、操作规程，并自觉执行，达到质量的安全和稳定。与此同时，CSSD 通过质量管理和质量追溯制度，对工作过程质量进行持续的控制和改进。

（三）实施和落实

在 CSSD 集中管理计划完成后，就进入了实施阶段。实施过程中需要做大量的组织工作。从分散式管理转为集中管理，涉及科室整个管理模式的调整，要组织好人力物力的实施并予以落实。

1. 调整工作职责

服务范围扩大后，对原有人员的工作职责需进行重新调整，明确其各自所承担的职责与义务。特别是手术器械回收清洗包装等环节，对岗位工作人员的职责有清楚的表达。CSSD 管理者的组织职能核心作用是要确保形成有效的组织结构，使整个 CSSD 组织协调运转，为完成工作任务提供组织上的保证。

2. 完善工作流程

面对增加的器械种类和科室需要下送的时间变化，CSSD 要根据变化，重新修改和完善原有的清洗方法、包装方法等内容，由去污区和检查包装区的组长分别负责实施。应根据集中管理处置器械的要求，建立健全岗位职责、操作规程、消毒隔离、质量管理、监测、设备管理、器械管理（包括外来医疗器械）及职业安全防护等管理制度和突发事件的应急预案。对去污区、检查包装及灭菌区、下收下送等工作内容建立规范的工作流程，以及岗位培训和工作质量考核的标准。

3. 加强与主管部门沟通

CSSD 管理者要主动与主管部门沟通，汇报工作运转情况，提出需要上级主管部门支持和协调的事项等。面对医院的临床科室，仅有 CSSD 人员的参与是不足的，同时还要寻求医院管理的其他资源，争取得到主管部门的支持和临床科室的理解等。

4. 达到完成集中管理的目标

对暂不能集中回收清洗消毒的诊疗器械、器具和物品，建立质量指导和监督制度，应符合 WS 310 的要求。

### （四）质量控制改进

实行集中管理对质量控制要求更高，风险也增加，应逐步完善质量控制与质量持续改进机制。

**1. 建立质量标准**

确定每个环节质量的控制标准，通过器械再处理，如清洗、检查包装等，对工作情况及时进行记录，由组长定期进行分析，判断和不断衡量实际工作效果，进行差异比较和原因分析。对发生率高或风险大的事件，应进行专门的根本原因分析，找出问题所在，采取纠偏措施或其他调整措施。

**2. 完善质量控制过程的相关记录，保证供应物品的安全**

对去污区、检查包装区及灭菌过程等，应建立符合岗位需要、提高工作人员依从性的工作记录制度，真实反映适时工作质量，形成科学管理的基础。应定期对工作区域的监测数据、工作参数记录等质量结果与质量目标、实施效果进行比较分析，检查计划的实际执行情况。

**3. 不断提高质量改进目标**

对科室关于灭菌物品的意见有调查、有反馈，落实持续改进制度，并有记录。发现质量出现偏差或新的情况，分析其中的原因，进而采取相应的调整措施，以确保质量管理目标的实现。应根据手术方式、器械的改变而不断地调整质量管理要求，并随着技术水平的提高，修改和补充新的技术操作规程。集中管理工作质量标准不断提高的过程，也是质量持续改进的过程。

## 三、集中管理基本要求

### （一）诊疗器械、器具和物品

诊疗器械、器具和物品的再处理应符合使用后及时清洗、消毒、灭菌的程序，并满足以下要求：

（1）对进入人体无菌组织、器官、腔隙，或接触人体破损的皮肤、黏膜、组织的诊疗器械、器具和物品应进行灭菌。

（2）对接触皮肤、黏膜的诊疗器械、器具和物品应消毒。

（3）被朊毒体、气性坏疽及突发原因不明的传染病病原体污染的诊疗器械、器具和物品，应遵循 WS/T 367 中规定的处理流程。

（4）由 CSSD 及时回收污染物品，并下送无菌物品。

### （二）内镜与口腔器械

内镜、口腔诊疗器械的清洗、消毒，可依据国家相关标准进行处理，也可集中由 CSSD 统一清洗、消毒和灭菌，应分别符合 WS 507《软式内镜清洗消毒技术操作规范》和 WS 506《口腔器械清洗消毒技术操作规范》的要求。口腔科常用诊疗器械、手术器械应送 CSSD 集中处置，扩大根管针和手机可由科室处理，清洗设备应达到 WS 310.1—2016 的要求，并对其清洗效果定期监测。使用小型灭菌器进行灭菌，灭菌效果监测按照 WS 310.3—2016 执行。不符合处理条件的临床科室则由 CSSD 统一清洗、消毒和灭菌处理。手术室使用的硬式腔镜由 CSSD 集中管理。

### （三）外来医疗器械及植入物集中管理

外来医疗器械是指由器械供应商租借给医院可重复使用、主要用于与植入物相关手术的医疗器械。外来医疗器械应由 CSSD 统一清洗、消毒、灭菌后，送达手术室。为了保障患者就医安全，医院对外来医疗器械与植入物的处置及管理应符合以下要求：

（1）应以制度明确相关职能部门如临床科室、手术室、CSSD 在外来医疗器械与植入物的管理、交接和清洗、消毒及灭菌过程中的责任。完善植入物提前放行的管理制度。

（2）使用前应由医院 CSSD（或独立的医疗消毒供应中心和其他医疗机构的 CSSD）遵照 WS 310.2 和 WS 310.3 的规定清洗、消毒、灭菌与监测；使用后应经 CSSD 清洗消毒后方可交还。

（3）医院应与器械供应商签订协议，要求其做到：提供外来医疗器械与植入物的说明书（内容包括清洗、消毒、包装、灭菌方法与参数）；保证足够的处置时间，择期手术最晚于术前日 15：00 前将器械送达 CSSD，急诊手术应及时送达；为 CSSD 人员提供关于外来医疗器械与植入物处置的培训，使 CSSD 工作人员了解产品的特点、再处理的方法。

（4）器械供应商要提供每套器械清单。清单内容包括每件器械名称、数量、清洗方法、拆卸方法、功能或性能检查、组合及包装要求。针对器械的组合不同，提交外来器械的灭菌方式和灭菌参数。由于大多数外来医疗器械价格昂贵，其材质的特殊性对清洗、检查包装和灭菌的要求也有所不同，CSSD 应遵循厂家或供应商提供的器械清洗、检查包装和灭菌要求的说明或指引，对器械进行正确处理，确保质量。

（5）CSSD 设置专岗负责。对外来医疗器械及植入物的处置应根据手术通知单接收外来医疗器械及植入物。依据器械供应商提供的器械清单，双方共同清点核查、确认、签名，记录应保存备查。要求器械供应商送达的外来医疗器械及植入物和盛装容器清洁。应遵守器械供应商提供的外来医疗器械及植入物的清洗、消毒、检查包装、灭菌方法和参数等规定。急诊手术器械应及时处理。使用后的外来医疗器械，应由 CSSD 清洗消毒后方可交器械供应商。外来医疗器械及植入物处理要求如下：

①首次使用外来医疗器械应进行灭菌有效性和湿包检查。物理监测：根据外来医疗器械供应商说明书提供的参数和 WS 310.2 的要求，选择灭菌程序，在灭菌过程中和灭菌结束后分别观察灭菌设备物理参数。化学和生物监测：应将包内化学指示物和生物指示物放置在灭菌包内最难灭菌的位置，建议每层器械放置 1～3 个点。灭菌结束后观察包内化学指示物结果，对生物指示物进行培养，最后判断所有监测结果是否合格。湿包检查：灭菌后观察包装有无潮湿水渍，打开包内器械检查有无湿包。

②可按照灭菌物品的种类选择具有代表性的 PCD 放置于灭菌器内最难灭菌的位置，灭菌结束后观察 PCD 内指示物的结果，确认灭菌结果是否合格。

③压力蒸汽灭菌可采用温度压力监测仪监测温度、压力和时间等参数。将温度和压力探头放置于器械最难灭菌的部位，灭菌结束后读取数据，确认灭菌结果是否合格。

**（四）CSSD 处理外来医疗器械流程**

1.使用前接收要求

供应商提供每套器械的清单，接收时根据清单查验外来医疗器械性能是否良好、是否需要特殊消毒处理以及是否需要急件处理等。回收人员清点后放入有编号的识别标牌，同时由器械供应商填写外来医疗器械相关信息，包括单位名称、器械名称、件数、灭菌方式、配送地点、签名、日期等。CSSD 回收人员核查无误后签名并保存备查。

2.清洗要求

根据器械材质、污染程度选择适宜的清洗方法及相应清洗流程。机械清洗精密贵重器械时应采用专用清洗盒避免损坏。机械清洗应选择正确清洗程序。清洗创伤性植入物如大量细小的小螺钉、小钢板时，宜采用四周带孔加盖的专用清洗盒包装，随辅助工具一起机洗和包装，可有效避免损坏和丢失，同时确保清洗质量。

### 3. 检查包装

专人负责，双人核对。包内宜放置 5 类指示卡。器械盒应每层放置指示物。

### 4. 灭菌和发放

根据材质选择适宜的灭菌方式。器械超重时应选择重载程序灭菌避免湿包。发放前应确认是否通过物理、化学、生物监测；检查公司的名称、器械名称是否吻合，配送地点和运送方式是否正确等。植入物灭菌时该炉次做生物监测，急诊手术因时间紧急、患者病情危急需要提前放行，可在生物 PCD 中加用 5 类化学指示物。5 类化学指示物合格可作为提前放行的标志，生物监测结果出来后应及时通报使用部门。所有灭菌过程监测均有记录，质量可追溯，资料按要求保存备查。

## 四、区域消毒供应服务

承担区域消毒供应服务的机构有两种，其一是根据 WS 310.1—2016 中 4.1.7 规定，符合要求并有条件医院的 CSSD，其为附近医疗机构提供消毒供应服务，其形式可以是医院与被服务机构协议开展合作，也可以是辖区卫生健康行政部门从节省和合理利用资源、保障基层医疗安全角度出发组织实施的。其二是根据 2018 年国家卫健委下发的《医疗消毒供应中心的基本标准和管理规范（试行）》，经省级卫生健康行政部门审批的社会资金投入建立的独立消毒供应中心。两类机构在提供区域消毒供应服务时应符合以下基本要求。

### （一）基本要求

（1）应制定区域消毒供应管理制度及工作流程。CSSD 区域消毒供应服务应依据国家相关法律、法规和行业管理规范及标准制定相应的管理制度和服务流程以保障医疗安全。

（2）CSSD 区域消毒供应服务应纳入省（区、市）卫生健康行政主管部门对其的工作质量控制系统，应组织专家定期进行质量评价、检查，质量控制工作应成为常态工作。

（3）区域消毒供应管理的质量保证具有完善的信息化追溯系统。CSSD 全程的工作质量记录和质量控制由信息化系统自动完成，对每件器械从回收到发放的质量流程能清晰、准确地记录，并在其达到标准后予以放行。

（4）CSSD 区域消毒供应服务的关键设备应由第三方或质量控制部门执行使用质量确认制度，提供合格的验证报告。

（5）具备机械化清洗设备和运输的条件。为服务需求方提供清洗、消毒、包装及灭菌全过程服务，以确保供应物品的安全。

（6）供需双方应签订合作协议书，规定双方责任义务。CSSD 区域消毒供应服务应根据灭菌方式、包装材质、灭菌包规格等项目提供服务价格标准。提供服务方应了解服务对象的单位规模性质、服务的内容与方式、服务量的多少，根据这些背景提供相应的服务。

### （二）区域消毒供应集中管理的意义

#### 1. 保证医疗安全

我国基层医院数量众多，医疗资源分配不均衡，重复使用的无菌物品质量得不到保证，导致手术患者医院感染暴发事件时有发生。建立 CSSD 区域消毒供应服务模式，由专业人员管理及处理重复使用的医疗器械、器具和物品能有效地控制不安全因素，达到消毒供应专业化、标准化和规范化，对控制医源性感染、保障患者医疗安全十分重要。

### 2. 消毒供应专业化

CSSD 集中化操作对质量控制、操作规范、流程优化有明显的优势，具有更高的专业能力，能满足医疗机构对复杂手术器械处理的要求。长期以来，医疗器械供应商直接交由手术室灭菌或器械供应商自行送"已灭菌"器械到手术室应用的不安全行为难以监控，导致外来医疗器械清洗、消毒及灭菌的安全质量难以保障。CSSD 区域消毒供应服务涉及器械种类多，物流管理要求高，应积极促进从事消毒供应的专业人员不断努力，探索专业发展，增强消毒供应人员的专业精神和自信心。CSSD 区域消毒供应服务的开展培养了一批专业的消毒供应人才，从而促进了消毒供应专业的良性发展。

### 3. 节约医疗资源

在我国卫生资源明显不足的情况下，应集中有限的资金，建立具有国际先进技术设备和质量管理体制的现代化 CSSD。生产的标准化可以促进临床使用的无菌物品质量标准化，减少重复建设消毒供应室，从而降低医疗资源投入。CSSD 区域消毒供应服务的开展和医疗消毒供应中心的创建，大大降低了 CSSD、医疗单位、社会的投入成本，保障了有限医疗资源的充分利用。

### 4. 降低患者支出

随着现代科学技术的发展和诊疗技术的进步，许多新仪器、新设备在消毒供应中广泛应用，对再生医疗器械的清洗、消毒、包装、灭菌也提出了更高的要求。创建 CSSD 区域消毒供应服务可以集中优质设备和专业人才，进行专业化的操作，有效降低院内感染率。同时，再生医疗器械批量集中、专业化处理逐步向标准化生产发展，可以降低单个处理成本和对昂贵的一次性医疗用品的依赖使用，提高再生医疗器械的安全，从而降低患者的医疗费用。

### 5. 保护生态环境

医疗废弃物的日渐增多是造成环境污染的重要因素之一，怎样合理减少一次性医疗物品的使用，正确利用再生医疗物品，是各发达国家极为重视的现实问题。在我国环境污染日趋严重的背景下，适当扩大再生医疗物品的使用，减少一次性医疗物资的使用，尤其重要。因为很多的医疗废弃物需要几十年甚至上百年才能降解，因此，建立区域 CSSD，提供专业的再生医疗物品可以有效减少一次性医疗废物，同时，区域 CSSD 可以集中处置 CSSD 产生的各种各样的化学处理剂和污染废物，从而保护生态环境。

### （三）区域集中管理现行模式

（1）由卫生健康行政主管部门负责组织，在本辖区内进行协调。由符合要求并有条件医院的 CSSD 为本地区其他医疗机构提供服务，收取一定的成本费用，双方签订合同或协议。卫生健康行政主管部门对承担区域集中管理任务的医院 CSSD 工作予以一定的资金支持和质量控制。具有资源优势且符合国家要求和有条件的医院 CSSD 为附近医疗机构提供消毒供应服务，实现区域 CSSD 的功能和职责。

（2）由供需双方签订协议，建立供需关系。建设 CSSD 有困难的医院，应主动寻求有条件医院 CSSD 的帮助，将本院的无菌物品由对方供给，本院付出一定成本费用，这样既能保证质量，又节省本院的资源，双方通过签订合同明确责任。

（3）医疗消毒供应中心。由卫生行政部门依据国家相关规定，按照医疗消毒供应中心准入标准、医疗消毒供应管理规范进行核查，合格后发医疗机构许可证，方可为本地区的医疗机构提供消毒供应服务。参照国外区域 CSSD 的模式，引入医药行业生产标准和 ISO

的质量管理机制，作为医院 CSSD 的资源补充，特别是要满足基层医院的需要。

**（四）采用其他医疗机构提供消毒灭菌服务的管理要求**

（1）应对提供服务的医院或消毒服务机构的资质（包括具有医疗机构执业许可证）进行审核，依据国家卫健委的《医疗消毒供应中心基本条件》和《医疗消毒供应中心管理规范》进行质量评估；

（2）应对其 CSSD 分区、布局、设备设施、管理制度（含突发事件的应急预案）及诊疗器械、器具和物品回收、运输、清洗、消毒、灭菌操作流程等进行安全风险评估，签订协议，明确双方的职责；

（3）应建立诊疗器械、器具和物品交接与质量检查及验收制度，并设专人负责；

（4）应定期对其清洗、消毒、灭菌工作进行质量评价；

（5）应及时向消毒服务机构反馈质量验收、评价及使用过程中存在的问题，并要求落实改进措施。

通过区域内医疗资源的整合，很大程度上解决了基层医院无菌物品供应的困难。通过区域消毒服务和独立的 CSSD 为基层医疗机构提供消毒及无菌物品的供应服务，有利于无菌物品的安全和质量保证。

# 思 考 题

1. 集中管理对 CSSD 的管理体制和医院职能部门的职责要求是什么？

2. 如何认识区域集中管理的定义、原则和基本要求？

3. CSSD 如何实行集中管理工作方式？

4. CSSD 区域消毒供应服务的管理要求是什么？

5. 如何实现集中管理工作方式？

# 第四章  消毒供应中心的层级管理与岗位培训

【学习目标】

1. 熟悉 CSSD 的层级组织管理。
2. 掌握 CSSD 各岗位职责的内容和任职资质。
3. 认识和理解招聘、薪资福利及劳动关系管理、工作人员发展规划。
4. 掌握人力资源配置与合理使用，能正确排班。
5. 熟悉绩效管理实施方法。
6. 理解 CSSD 持续培训教育系统。
7. 掌握 CSSD 岗位培训的主要内容。

## 第一节  组织管理

### 一、组织管理架构

#### （一）工作岗位设置

（1）符合医院 CSSD 规模和承担的工作任务，科学合理地设置工作岗位。

（2）CSSD 岗位分为管理岗位、专业技术岗位和工勤技能岗位。

（3）管理岗位是指具备医院感染及护理专业的基础知识和消毒供应专业实践的工作经历，承担领导职责和管理任务的工作岗位。设置应以提高质量和效率为目的，符合 CSSD 管理工作需要，逐步推进管理职业化进程。

（4）专业技术岗位是指从事专业技术工作，具有相应专业技术水平和能力要求的工作岗位。设置应符合 CSSD 工作和人才成长的规律特点，适应学科发展需要。

（5）工勤技能岗位是指承担技能操作和维护、后勤保障、服务等职责的工作岗位。设置以保障单位日常工作运行为目的。

（6）合理配置护士、技术人员和相关工作人员，能体现层级岗位和专业技术岗位要求。

（7）制定各岗位职责和资质说明，人尽其责。

#### （二）人员岗位设置

医院 CSSD 工作岗位的人员由护士、灭菌员和其他工作人员组成。根据医院规模、CSSD 工作内容等建议设置如下岗位。

（1）质检岗位：根据工作量及需要可分区设置或集中设置。

（2）去污区：回收岗位、接收分类岗位、清洗消毒岗位。

（3）检查包装及灭菌区：清洗质检岗位、检查包装岗位、敷料包装岗位、包装复核岗位、灭菌岗位。

（4）无菌物品存放区：发放岗位、下送岗位。

（5）库房：耗材管理岗位。

## 二、层级管理

医院应根据其规模、服务范围和内容，以及专业化特点和规律设置管理机构，建立管理体制，CSSD 可由一名副院长分管发展建设和管理工作，直属护理部或相关部门管理；医院 CSSD 设科护士长 / 科主任或护士长，实行科护士长或护士长负责制。各工作区域设组长，组长可兼任质检员。实行二级组织管理。CSSD 层级管理组织结构见图 4-1。

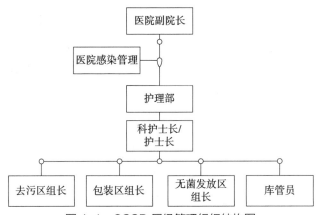

图 4-1　CSSD 层级管理组织结构图

## 三、工作岗位职责与技能要求

### （一）回收岗位职责与技能要求

1. 职责

（1）负责按时回收医院各临床科室重复使用的污染物品、器械和器皿，回收时数量准确，不发生丢失和损坏事件；

（2）回收污染物品时，遵循标准预防要求，不得污染医院科室环境；

（3）负责回收各临床科室的专科器械，正确使用回收容器，不得损坏器械；

（4）回收时做到过期物品、污染物品分类放置；

（5）正确使用手套，接触污染物品时戴手套，接触科室清洁环境和物品时及时脱手套。

（6）应对回收容器及时清洗消毒，保持清洁。

2. 技能要求

（1）接受消毒隔离的基础知识培训，并考核合格；

（2）具备正确识别各临床科室回收的物品、器械名称和数量的能力；

（3）能正确选择回收容器和方法。

### （二）接收分类岗位职责与技能要求

1. 职责

（1）负责接收清点已回收的污染物品及器械，发现回收物品的数量与功能异常时应及时与科室沟通或报告组长；

（2）正确识别各临床科室回收的器械、器具和物品名称和数量，并准确记录；

（3）接收器械应根据清洗方法进行分类放置，将锐器、精细器械放入专用的篮筐或容器内；

（4）严格执行个人防护和消毒隔离制度；

（5）负责外来医疗器械的清点与登记。

2. 技能要求

（1）接受消毒隔离的基础知识培训，并考核合格；

（2）能识别各临床科室回收的器械、器具和物品，根据器械处置需要选择器械分类盛载容器；

（3）具备专科器械、手术器械、外来医疗器械等处置的专业知识和技能；

（4）掌握医疗废物的分类处理，预防交叉污染。

### （三）清洗消毒岗位职责与技能要求

1. 职责

（1）评估器械污染种类或程度，并根据情况正确选择清洗工具和方法；

（2）正确使用清洗设施与设备，包括高压水枪、超声清洗机；对器械清洗质量负责；

（3）正确装载清洗消毒机，准确记录清洗运行参数；

（4）评估器械清洗质量，定期检查工作流程执行效果，不断提高清洗质量；

（5）按要求对清洗后的器械进行消毒，直接用于患者的消毒物品要达到高水平消毒要求；

（6）严格执行个人防护和消毒隔离制度；

（7）正确配制清洗液、消毒液、除锈剂、润滑剂，掌握有效浓度、浸泡时间及影响因素。

2. 技能要求

（1）接受过各类清洗及消毒方法的培训，并考核合格；

（2）能正确掌握清洗设备的操作维护等技能；

（3）具有判断设备故障的能力；

（4）能掌握专科器械、手术器械、外来医疗器械等清洗技术；

（5）具有评价器械清洁合格的能力。

### （四）清洗质检岗位职责与技能要求

1. 职责

（1）评估器械清洗质量，检查器械清洗消毒后存在的问题，提出改进措施；

（2）正确选择和使用清洗质量检测方法，根据器械清洗合格的标准，对器械进行清洗质量检查；

（3）执行清洗消毒器的操作规程，观察清洗运行参数，正确装载和评估清洗消毒器的运行状态；

（4）检查器械清洗质量，及时与污染区清洗消毒岗位沟通，不断提高清洗质量；

（5）重点检查专科器械、精密手术器械、外来医疗器械等关键部位清洗质量。

2. 技能要求

（1）具有去污区与清洁物品包装区的工作经验，对清洗质量负责；

（2）能正确掌握清洗设备的操作维护等技能；

（3）能解决专科器械、手术器械、精密器械、外来器械等清洗疑难问题；

（4）熟练掌握各类清洗、消毒方法，具有指导他人的能力；

（5）具有评价器械清洗合格的能力；有较强的责任心和良好的沟通能力，能及时纠正工作过程中的偏差。

### （五）检查包装岗位职责与技能要求

1. 职责

（1）负责对各类器械功能进行检查核对，确保每件器械的功能达到标准；

（2）手术包内器械数量准确，摆放顺序符合灭菌和临床使用要求；

（3）严格执行各类器械包装操作规程，每件灭菌包的密封和闭合达到标准；

（4）每个灭菌包的包内化学指示物、包外指示物及包外标识字迹清晰准确，符合要求；

（5）保持包装材料符合质量要求，维持包装过程环境清洁，器械不被污染；

（6）及时评价包装质量，对包装过程的质量进行控制和不断改进。

2. 技能要求

（1）接受各类器械、手术包的包装方法的培训，并考核合格；

（2）熟练掌握各类器械功能与注意事项；

（3）掌握不同包装材料的包装方法及注意事项；

（4）掌握热封机的操作和性能验证方法；

（5）具有评估包装质量的能力，并能不断地提出改进方法。

（六）敷料包装岗位职责与技能要求

1. 职责

（1）负责对各类敷料进行检查核对，确保敷料清洗质量达到标准；

（2）敷料包内各种规格敷料数量准确，摆放顺序符合灭菌和临床使用要求；

（3）严格执行各类敷料包装操作规程，每件灭菌包的密封和闭合达到标准；

（4）每个灭菌包的包内化学指示卡、包外指示物及包外标识准确，符合要求；

（5）保持包装材料符合质量要求，布类包布严禁缝补，维持包装过程环境清洁，敷料不被污染；

（6）及时评价包装质量，对包装过程的质量进行控制和不断改进。

2. 技能要求

（1）接受各类敷料包装方法的培训，并考核合格；

（2）掌握各种敷料的规格与使用注意事项；

（3）掌握不同包装材料的包装方法及注意事项；

（4）具有评估包装质量的能力，并能不断地提出改进方法。

（七）包装复核岗位职责与技能要求

1. 职责

（1）负责对器械包装前质量的复核工作，并对其包装质量负责；

（2）根据器械说明书，检查每件器械的主要功能，并落实注意事项；

（3）负责指导其他工作人员正确执行包装规程，特别是对复杂手术器械、腔镜和外来医疗器械等正确包装；

（4）对包装过程中出现的质量偏差应及时纠正。

2. 技能要求

（1）具有包装岗位的工作经验，并熟练掌握与包装相关的知识和技能；

（2）能熟练掌握手术器械的性能，并具有指导他人的能力；

（3）具有组织开展包装质量改进活动的能力，能及时纠正工作过程中的偏差。

（八）灭菌员职责与技能要求

1. 职责

（1）负责安全操作各类灭菌器，执行正确的操作规程，保证灭菌器的正常运行；

（2）落实每天灭菌器工作前的准备工作，包括水、电和蒸汽等各项技术参数符合灭菌工作要求；

（3）正确执行灭菌器的操作规程，能判断灭菌器常见的故障和日常维护；

（4）做好灭菌器运作过程的物理监测，并做好记录；

（5）正确装载和卸载灭菌物品，并评估灭菌效果，对不合格物品不得发放，并报告护士长；

（6）预防非安全事件的发生，发生突发事件时，正确执行紧急预案，确保安全。

2.技能要求

（1）接受医院感染基础知识和培训，并考核合格；

（2）具备市级以上的压力容器上岗证，能安全操作压力容器；

（3）接受本岗位相关知识与技能操作的培训，并考核合格；

（4）具有判断灭菌器及相关配件故障的能力；

（5）具有判断灭菌物品是否合格的能力，对不合格的灭菌物品有权停止发放，并进行报告和记录。

## （九）发放人员职责与技能要求

1.职责

（1）负责对进入无菌物品存放区的灭菌物品进行质量确认，合格后方可放进；

（2）保持无菌物品存放环境清洁，物品放置有序；

（3）无菌物品分类放置，标识清楚，物品数量准确无误；

（4）根据科室需要，及时安排物品发放，发放物品的记录具有可追溯性；

（5）接触无菌物品前应洗手，保持手卫生。

2.技能要求

（1）掌握医院感染相关知识和消毒隔离知识；

（2）在发放物品时做到严格查对、先进先出，掌握植入物常规放行和紧急放行的原则及要求，保证无菌物品发放安全；

（3）熟悉无菌物品存放的基本条件，并具有维持工作区域清洁、温度和湿度的能力。

## （十）下送人员职责与技能要求

1.职责

（1）按时将各科室的无菌物品安全送达，确保运送过程不被污染；

（2）送达各科室的物品数量和种类准确无误、及时；

（3）应对下送容器及时清洁，保持干燥。

2.技能要求

（1）接受运送无菌物品相关知识和方法的培训，并考核合格；

（2）能正确识别临床科室无菌物品的种类和需要特点；

（3）具备无菌观念，保持接触无菌物品的手清洁；

（4）掌握下送车的清洁方法。

## （十一）耗材管理人员职责与技能要求

1.职责

（1）负责 CSSD 常用耗材及一次性无菌物品的质量管理；

（2）建立仓库进出账目登记制度，数量清晰；

（3）负责对入货质量进行检查，包括监测材料、包装标准、一次性无菌物品、器械等物品；

（4）定期进行物品盘点，月结月清，做好成本核算，降低 CSSD 的运行成本；

（5）对常用的耗材质量进行评估，并根据质量提出建议；

（6）能合理制定物品采购数量，做到库存合理。

2. 技能要求

（1）接受过物品管理相关知识的培训；

（2）熟悉 CSSD 常用物品的周转和使用；

（3）掌握成本核算的相关知识和技能，定期对 CSSD 的成本进行核算，并能提出合理建议。

### （十二）质量检查岗位职责与技能要求

1. 职责

（1）对 CSSD 工作全部过程质量负责，有责任帮助、指导和督促工作人员岗位工作质量达到预期的目标；

（2）严格落实医院感染预防与控制各项工作制度，包括正确执行标准预防技术；

（3）对重要设备技术参数进行确认，如清洗机、封口机、灭菌器等技术参数、运行参数的复核把关；

（4）协助组织和制定各区的工作流程、指引和技术操作规范，细化管理，根据标准对各项指标进行质量统计和分析；

（5）建立持续的岗位教育培训机制；

（6）协助制定各岗位的工作职责，合理安排岗位；

（7）做好工作质量评价标准的检测工作。

2. 技能要求

（1）具有扎实的消毒供应专业理论基础和专业技能，并具有指导、培训和教育他人的能力；

（2）具有制定各工作区域工作流程和质量标准的能力，并能指导和组织员工实施落实；

（3）认真检查落实工作标准与岗位责任，达到各环节工作目标与质量要求，协助护士长和其他小组共同推动质量持续改进。

# 第二节　人力资源管理

## 一、人力资源规划

### （一）人力资源的配置

医院人力资源管理部门应根据医院医疗技术发展，尤其是临床医学发展需要对 CSSD 进行科学的预测与规划。CSSD 作为医院基础支持系统的重要部门，能否适应并承担全院各科室工作任务，其人力资源有计划地合理配置十分必要。

（1）CSSD 层级管理应科护士长或护士长建制，直属院长或护理部管理，有利于对全院各科室无菌物品的质量管理和沟通协调。

（2）医院人事、主管部门及 CSSD 的管理者应根据医院规模性质对 CSSD 人力需求情况进行科学分析，如床位数（尤其是外科床位数）、手术类别、日均手术量、床位周转率及使用率、门诊量等基础数据，综合评估各学科在医院发展的定位，并以此预测 CSSD 基础工作量及增加趋势。如综合医院床位数量多，各种手术数量及种类多，对 CSSD 岗位设置、人力配置要求增加，人员知识、技能也要求提高。CSSD 的组织结构与人员结构必须适应这种需要。

（3）对于承担区域消毒供应任务的 CSSD，服务范围覆盖面广，医院感染风险控制能力要非常强，CSSD 整个组织管理的质量控制及人员的综合能力要求更加严格，以确保医疗安全。

（4）CSSD 根据工作量及各岗位需求，科学合理配置具有执业资格的护士、灭菌员和其他工作人员。

（5）CSSD 的管理者应具有大专以上学历和较强的学习能力。有消毒供应岗位工作的经验，接受过系统的医院感染和消毒供应专业的学习与培训。

（6）CSSD 工作人员的基本配置数量能满足医院集中管理的工作方式。综合医院 CSSD 的工作人员与床位数量之比为（1.5～3）：100。

（7）核定 CSSD 工作岗位、工作时数、工作人员的综合能力，合理设置岗位并安排合适的人员。

### （二）人员招聘

医院根据 CSSD 工作需要进行人员招聘，可由医院人事部门、护理部或主管部门负责组织院内调动或对外招聘。在招聘方案中应充分考虑 CSSD 的特点、工作强度、职业暴露风险及灭菌人员特殊责任，制定人员待遇、应变方案和降低人员流失率等措施。

CSSD 应提供岗位人员数量及能力需求分析的计划报表，并对人员胜任岗位能力的要求做清晰的表述。如护理人员要经过相应的理论与技术培训；清洗人员应由具有高中以上文化程度的人员担任，有较强的学习和接受能力等；灭菌人员具备机械专业教育经历，持有省市级以上消毒灭菌机构培训（包括理论和操作）证书的人员优先；耗材管理人员要求有相应的物流或经济管理专业培训背景的人员优先。

CSSD 要制定完善的岗位任职及资质要求说明书，做到人员招聘与配置科学合理。

### （三）薪资福利及劳动关系管理

医院应遵循《中华人民共和国劳动法》《中华人民共和国合同法》和国家卫生健康行政部门的相关规定，给 CSSD 工作人员提供各项薪资福利待遇，做到同工同酬，做好岗位评价与奖金分配制度挂钩与调整等，保障工作人员的合法权益。内容包括劳动合同的订立和变更、解除与终止；劳动争议处理的原则与程序；劳动争议处理、员工沟通、职业安全防护基本保障等。

### （四）工作人员发展规划

医院 CSSD 是集医疗、护理和工业等相关基础理论、知识与技能的专业机构，具有特殊的专业技术要求，对管理者及工作人员而言，要面对许多在原有的专业基础知识中所不熟悉的领域。因此，需要建立系统的、渐进的学习培训机制，制定员工发展规划并确定培养目标。应根据管理者、护士、相关工作人员及新员工的特点，分析及评估其各自岗位培训需求，制定层级岗位培训计划，包括培训方法、内容、效果评价和培训经费预算等。通过有效的培训机制实现每个工作人员的职业生涯发展规划，有效地激发其主动性和创造性，促进 CSSD 专业的发展。

## 二、人力资源合理使用

医院 CSSD 人力资源管理要做到人尽其才、才尽其用，最大限度地发挥主观能动作用。对 CSSD 的岗位进行合理安排，根据临床需要和技术水平的要求进行人员合理分配。

### （一）人员合理使用

医院应根据 CSSD 的工作量及各岗位需求，科学合理配置具有执业资格的护士、灭菌员和其他工作人员。CSSD 管理者根据各区域工作岗位的需要，在评估每个工作人员能力的基础上，对各区域岗位的工作人员实行层级管理，真正做到合理配置和使用。

#### 1. 能级对应

CSSD 岗位有层级和种类之分。在不同的工作岗位，需要人员具有不同的能级水平。而工作人员的能力和水平有所差异，如护士与相关工作人员由于受教育程度不同，也影响其接受培训效果和工作质量。因此，管理者在配备三个区域的岗位人员时，应了解工作人员的能力和水平，安排适应于其能力和水平的岗位，即每一个工作人员所具有的能级水平与要求完成的工作任务相吻合，并采取老、中、青结合的方式，充分发挥传、帮、带的作用，让每个岗位的年龄结构、知识结构、体能结构都符合要求，使经验丰富、技术水平高的老职工与精力充沛、体格健壮的年轻职工之间形成一种互补效应，做到能级对应，以利于科室整体功能的强化，确保高效率地完成 CSSD 的各项既定目标。

#### 2. 优势定位

优势定位主要是指管理者用人时要考虑如何充分发挥每个人的长处，并与 CSSD 的管理目标与专业发展的优势形成互补，创造专业发展和个人成长的良好文化氛围。工作人员能正确评估和清楚了解自身的短处和优势，应根据自己的优势和岗位要求，主动选择最有利于发挥自己优势的岗位。管理者也应根据工作人员的优势，将其安置到最有利于发挥优势的岗位上。同时，可根据本专业发展的方向，有意识地培养人才，创造良好的实践环境。

#### 3. 动态调节

CSSD 的人员在不同岗位上有计划地轮岗，或承担不同的工作职责，有利于人的成长，使能级对应、优势定位在不断调整的动态过程中能够得以很好地实现。当工作人员或岗位要求发生变化的时候，要适时地对人员配备进行调整，始终使合适的人在合适的工作岗位上。岗位要求是不断变化的，人也是不断变化的，人对岗位的适应也有一个实践与认识的过程。在这个过程中，会有各种原因可能使能级不对应，用非所长等情形时常发生，因此，管理者的动态调节显得非常重要。

#### 4. 提升机制

CSSD 的专业具有特殊性，相对护理专业，需要有更多的跨专业知识和技能。另外，CSSD 工作团队由护士和相关工作人员组成，需要共同完成工作任务。因此，对专业人才的培养是 CSSD 管理者十分重要的任务。要让 CSSD 内部工作人员有提升的机会，就要营造公开竞争的良好氛围，帮助科室工作人员迅速成长，达到自我实现的目标。在实际工作中，护士长常常对本科室人的工作主动性和状态不满意，抱怨他们素质不高。其实，人力资源能否得到很好的开发，关键在于 CSSD 的主管部门及管理者是否在 CSSD 内部建立了人才资源的开发机制和激励机制，这是促成 CSSD 发展的动力。

### （二）合理排班

排班原则应遵循以临床为中心，提高工作质量和效果，降低人力成本，尽量满足工作人员的合理要求。

1. 连续性排班

由于临床工作的不间断性，CSSD 实行全年不间断的排班原则。应根据医院无菌物品需要量进行排班，如节假日前后、夜间、中午等时段，CSSD 要及时与临床沟通，了解器械使用的规律，使人力的配置能满足上述时间段的需要。

2. 弹性排班

根据工作量随时增减当班人数，进行弹性调配，各班工作量基本均衡，人员调配合理，最大限度地满足临床和手术需要，保证工作质量和效率。

3. 人员紧急调动方案

（1）报告制度。凡遇到突发事件，需要大量增加无菌物品且当班人员无法解决时，应及时向护士长报告，护士长必须启动紧急调动方案，并同时报告护理部，夜间及节假日向总值班报告。超出 CSSD 护士长能力范围时，护理部应予以积极组织并提出解决问题的方案，同时向分管院长报告。

（2）凡遇到突发公共卫生事件、大型医疗抢救、特殊病例的守护、病房紧急缺编等情况，CSSD 所有人员应遵从医院领导小组的统一调动和安排，及时完成工作任务。

（3）启动紧急物品调配工作流程与指引。开辟绿色通道，简化请领手续，优先处理。

（4）建立有效的通信联络，CSSD 护士长能迅速安排备用工作人员及时、有效地上岗。科室的所有人员应服从医院和 CSSD 领导的调配，不许以任何理由推诿、拒绝。

## 三、绩效管理

医院 CSSD 通过绩效考核可以评价人员配置和培训的效果，对员工进行奖惩激励，为人事决策提供依据。CSSD 应归类于医院重点科室的管理，根据不同岗位在知识、技能、能力、业绩等方面的要求，系统提供多种考核方法、标准，对员工的工作态度、工作结果等进行定性和定量的考评，确保员工接受合适的培训并提供高质量的服务，促进员工正确评价自我，明确自我努力和发展的方向，提高团队的凝聚力。

（一）绩效管理实施目的

（1）通过精细化质量管理的数据并以此为基础，实现定岗定编，明确 CSSD 高风险、高技术的岗位与工作内容。

（2）全体工作人员能共同分享科室专业发展的成果，完善符合 CSSD 专业发展目标的合理的薪酬体系。

（3）提高工作人员积极性，加强成本意识，进而降低 CSSD 运行成本，提高 CSSD 质量及运行效率，实现可持续发展。

（二）绩效管理实施方法

开展绩效管理应分为 5 个阶段：准备阶段、实施阶段、考评阶段、总结阶段和应用开发阶段。

1. 准备阶段

为绩效管理系统运行提供各种前期的保证。开展绩效管理工作最重要的是需要每个工作人员明确其意义和目的，积极参与绩效管理全过程，认可绩效考评方法，确定各绩效考评要素（指标）和体系，达到绩效管理运行程序的要求。

（1）建立 CSSD 的绩效考评指标和体系

以工作区域操作规程和质量评价指标为依据确定绩效考核标准。工作区域分别为去污区、包装区、灭菌区和无菌物品发放区。建立每个岗位的工作说明书和操作规程。操作规程内容包括操作指引、质量要求、日常维护及故障处理等。对工作实际效果定期进行评价并记入考评。

（2）制定绩效考评标准

以工作岗位的基本要求为依据，绩效考评标准一般包括两类基本内容：①工作职责、工作的质和量以及一些相关指标。②明确被评价者做到什么程度、其相应指标的具体工作要求和工作表现标准。由于各项评价指标对工作的影响存在程度上的差异，因此，应给予每项岗位职务的各项评价指标不同的权重数，以反映各个工作要素的相对重要程度。一般将考核项目分为7大项：专业资历10%、学习能力10%、业务能力25%、工作业绩25%、专业创新能力10%、医德医风10%、荣誉称号10%，具体内容可视各单位情况而定。

2. 实施阶段

制定《绩效考核规则》，确定考核对象、考核比例、考核时间、考核标准分值，然后制定考核目标、标准，每月、每年定期进行。应用绩效考核对全体人员的工作绩效进行全面的评价，按照护理层级逐级进行，并与本人的薪酬绩效挂钩，纳入医院绩效管理系统。评价内容及方法必须具备可信度。评价方法的可信度是指绩效评价结果的可靠性；效度是指评价达到所期望目标的程度。虽然在CSSD各工作区域受每个工作程序的目的、条件、实际情况等因素影响，需采用不同的评价方法，但仍应注重符合保证绩效评估有效性的基本要求，体现CSSD管理目标和评价目的，对工作人员的工作起到正面引导和激励的作用。使用的评价方法能较客观真实地评价护理人员的工作，简单有效，易于操作。下面分别介绍目前采用的几种绩效评价方法。

（1）简单清单法

制定考核表，将工作人员绩效标准用菜单方式列举出来，并赋予分值，再将被考评人员的绩效与之对照，填写考评分值。绩效评估者根据评分项目对被考评者作出评定。这种方法是医院现行的年终考核常用方法。

（2）加权总计清单法

医院根据不同人员的岗位及绩效要求的差异，将人员绩效按各种维度评分，再根据各维度绩效在总绩效中的重要性确定其权重，最后加权总计。如医院的管理人员、专业技术人员和工勤人员在考核项目中各自的权重分值不同，表示对不同人员的绩效考核的差异性。

（3）叙述法

该方法是评价者用简明扼要的文字描述工作人员业绩的评价方法。该方法侧重于描述员工在工作中的突出行为，而不是日常业绩。其内容、形式不拘一格，没有维度、刻度，也没有数据、格式，简便易行，因此至今仍普遍使用。但是，由于某纯定性式的评语中难免带有评估者的主观印象，因此难以作出准确评价和比较分析。

（4）要害事件法

该方法是将工作人员最有利和最不利的工作行为记录下来作为评价依据的方法。当人员的某种行为对部门或组织的工作和效益产生积极或消极的重大影响时，考核人员应当及时把它记录下来，这样的事件被称为要害事件。在业绩评价后期，评价者应综合这些记录和其他资料对员工业绩进行全面评价。

3. 考评阶段

在CSSD实行绩效考核的过程中，要在各级人员绩效评价标准的基础上，将具体工作人员或管理者的实际工作表现与所制定的标准进行比较，并加以分析评估。比较时应注意的事项包括提高绩效考评的准确性、保证绩效考评的公正性、绩效评审系统和员工申诉系统能良好运行等。按照绩效考核的时间，对考评的结果进行反馈，同时再检验考评表格、考评指标、考评标准的准确性及考评表格的简易程度等，不断进行完善和矫正，以期达到绩效考核的目标。

4.总结阶段

总结反馈绩效结果是主管部门及 CSSD 管理者应当履行的重要职责。其目的是不仅让被考评者了解自己的工作情况，还可促进管理者与工作人员一起分析工作中存在的不足，确定改进措施。因为信息反馈方式不当或提法不妥，会给员工造成消极的影响，对今后的工作极为不利。因此，在评价反馈时，考核者必须传递表扬和建议性批评两方面的信息，这对考核者和被考核人员来说都是一个考验。考核者的重点是既强调员工在工作表现中的积极方面，同时必须就员工在工作中需要改进的方面进行讨论，并共同制定改进计划，以提高今后的工作绩效。具体实施方法如下：

（1）每月或每季度召开绩效管理总结会。通过绩效评估分析发现问题，及时反馈给有关主管部门和员工，这样既有利于保证 CSSD 总体系统的有效运行，也有利于提高员工的素质和工作质量。

（2）管理者应汇总各方面的意见，针对绩效考核所提示出来的各种涉及 CSSD 现存的问题，写出详尽的分析报告。在反复论证的基础上，对 CSSD 绩效管理体系、管理制度、绩效考评指标和标准、考核表格等相关内容提出调整并制定具体计划。

（3）每个考评人完成考评工作，形成考评结果的分析报告。

# 第三节　岗位培训

## 一、建立持续培训教育系统

（一）培训目标

对 CSSD 各层次工作人员分别进行基础知识、专业知识和岗位技能的培训，提高在职人员的素质，完善在职人员知识结构，加强专业人员队伍建设。针对不同层次人员的需求可选择不同的培训内容与方法。

（二）培训组织与方法

1.培训组织

培训教育系统主要由消毒供应专业继续教育和医院 CSSD 岗位培训组成。

由各省（区、市）消毒供应专业委员会、医院感染专业委员会及医院护理部等定期组织开展各类培训班。培训内容主要为基础知识、专业知识和新的专业进展等。

医院 CSSD 岗位培训主要由 CSSD 负责组织实施。岗位培训的特点与岗位工作需要有密切的联系，培训形式多样，培训与工作过程相融合。参加人员是全体工作人员，供应中心护士长、专科组长、护士逐级实施。针对不同级别员工的特点，护士需接受更多的培训，承担更多的责任。

2.培训方法

（1）岗位技能培训

岗位技能培训是消毒供应专业人员主要的培训形式，即利用工作过程中一对一地带教、班前班后的理论讲授和操作训练等，重点是解决工作中的难点、经常出现偏差的问题或新技术推广等。授课老师常常是本科室有工作经验的同行，具有灵活、实用和针对性强的特点，使岗位技能培训做到教学相长，能很好地提高科室人员的专业知识和质量水平。

（2）基础知识和理论培训

基础知识和理论培训可以帮助工作人员正确理解和掌握消毒供应专业管理制度、岗位技能和操作技术等，主要以理论授课为主，可通过参加省（区、市）相关专业培训班、科室组织小型讲课或聘请专家举办专题讲座等方式进行。重点是提高专业人员的综合知识水平和分析问题、解决问题的能力，特别是对相关专业知识，如设备管理、清洁剂、包装材料、监测材料、灭菌过程等基础知识的学习和理解。

（3）外出进修学习

外出进修学习是行业之间相互交流的形式，有助于提高医院CSSD骨干的工作能力。选择外出进修学习主要是针对科室需要解决的问题，明确任务目标，进行深入的学习和训练。进修学习时，在接受理论学习的同时，也可以在工作岗位上进行运用，这种学习形式有利于学习与实践的紧密结合，效果较好。

（4）学术交流研讨

医院及CSSD管理者应有计划地选派人员参加各省（区、市）的相关学术会议和培训班，了解本专业发展的动向、新知识和新技术，包括护理管理、医院感染和消毒供应专业等相关内容。同时，医院CSSD应有针对性地总结工作经验，不断提升专业水平，在学术交流会上报告和分享。

**（三）培训效果评价**

培训效果可从理论知识的掌握和实际应用情况两方面来评价。运用定期考核、随机考核、单项考核、综合考核的方式，通过对工作人员的工作态度、工作能力、工作业绩等方面考核，实施效果评价。

1. 工作态度

爱岗敬业，遵守各项规章制度，能认真履行岗位职责，有慎独精神，有工作责任心和职业道德，善于交流沟通，有团队合作精神。

2. 工作能力

包括管理能力、专业水平、操作技能、科研教学以及新技术、新业务应用。有较强的组织管理能力，有及时发现问题和解决实际问题的能力；能较好地掌握本专业和相关专业的理论知识，及时了解国内外本专业的发展动态；熟练掌握基本操作技能和专科操作技能，熟练掌握各类仪器设备的原理、使用及保养；能独立承担或参与科研项目，有学术论文发表，并承担或参与各类教学活动；积极开展新技术、新业务。

3. 工作业绩

实际完成的工作内容、工作数量和工作质量，包括去污技术、包装技术和灭菌技术等，掌握工作效果的评价，记录每次培训的考核成绩。

**二、岗位培训主要内容**

**（一）管理者培训内容与方法**

1. 培训内容

（1）熟悉和掌握消毒灭菌工作必须遵循的国家相关法律、法规以及医院消毒政策的规定；

（2）掌握管理基础知识与概念，管理知识融合了管理方法和专业知识，包括管理工作的基本方式、条件、职责、任务以及专业管理的特点；

（3）熟练掌握消毒供应专业知识和相关知识；

（4）掌握制定相关的工作流程和建立工作标准，开展无菌物品的生产和供应管理工作，组织实施各项制度的方法；

（5）掌握持续改进的质量管理体系要求，及时发现和解决问题，增强工作安全管理意识，不断改善工作条件，促进工作效率和效益；

（6）掌握职业性暴露的相关知识，防止员工发生职业伤害；

（7）掌握开展对各级人员素质和职业教育规划任务，组织学习、培训工作；

（8）熟悉人力资源、成本效益、风险评估以及科研设计的方法，了解相关的统计学知识；

（9）熟悉计算机信息管理的相关知识。

2. 培训方法

参加全国和省（区、市）级相关专业学术会议、学习班，外出进修，业务学习，现场示教等。运用科学管理方法，根据医院 CSSD 的实际情况和承担的任务，提出管理目标，有目的地进行质量改进等，组织科室工作人员积极参与管理活动，制定 CSSD 各工作岗位培训计划并组织实施落实，通过管理实践提高自身的管理水平。

（二）清洗岗位培训内容与方法

1. 培训内容

（1）CSSD 的职能及其在医院感染控制中的重要性；

（2）CSSD 的建筑布局、工作流程、规章制度；

（3）去污区的硬件设置及基本工作流程；

（4）去污区岗位职责及技术规程；

（5）去污区消毒隔离制度及个人防护；

（6）手卫生的要求及方法；

（7）清洗、消毒原理、目的等相关知识；

（8）各类器械、器具和物品的分类、清洗、消毒要求；

（9）特殊感染物品的处理及消毒液的配制；

（10）各种仪器的基本原理、使用操作及日常维护；

（11）去污区各类数据记录方法；

（12）计算机在 CSSD 的应用及日常操作；

（13）突发事件处理相关知识与处理流程。

2. 培训方法

以岗位示范教学为主，配合小型讲课、书面的操作规程与指引等形式，根据工作人员的文化层次，确定培训内容和方法。从事清洗、消毒岗位的人员以相关工作人员为主体，专业知识基础较薄弱，培训方法应注意循序渐进、由浅入深，尽可能地运用图片、分解步骤、现场示教、操作练习等较为直观的学习形式。对去污区设备的基础原理，在现场教学讲解，与实际工作紧密联系。讲解时应注意结合工作中的正确或不规范的行为举例说明，增加趣味性，增强培训效果。组长或骨干要有计划地安排参加相关的学术会议、培训班或外出进修等。

（三）检查包装岗位培训内容与方法

1. 培训内容

（1）CSSD 的职能及其在医院感染控制中的重要性；

（2）CSSD 的建筑布局、工作流程、规章制度；

（3）检查包装区的硬件设置及基本工作流程；

（4）检查包装区岗位职责及技术规程；

（5）手卫生的要求及方法；

（6）各类器械、器具和物品的检查要求、包装方法及标识；

（7）各种仪器的基本原理、使用操作及日常维护；

（8）检查包装区各类数据记录方法；

（9）计算机在 CSSD 的应用及日常操作；

（10）突发事件处理相关知识与处理流程。

2. 培训方法

学习落实各类包装操作规程，配合重点讲解、现场演示、质量点评等形式，由于包装技术涉及知识面广、器械种类多、质量要求高，要求包装过程中工作人员要遵循每项包装的操作规程或指南。因此，包装规程既是工作指南，也是岗位培训最好的教材。包装岗位培训重点是提高工作人员正确执行各类器械包装规程的准确率，减少工作误差。围绕包装过程的难点和问题，定期开展科室的业务学习，如小型讲课、现场示教和讨论会等，加深对包装相关知识的认识和理解。同时，还可以通过参加学术会议、学习班、外出进修等方式扩大知识面。

**（四）灭菌工作岗位培训内容与方法**

1. 培训内容

（1）CSSD 的职能及其在医院感染控制中的重要性；

（2）CSSD 的建筑布局、工作流程、规章制度；

（3）灭菌区的硬件设置及基本工作流程；

（4）灭菌区岗位职责及技术规程；

（5）手卫生的要求及方法；

（6）各类需灭菌物品的装卸载、灭菌要求；

（7）灭菌效果的监测（物理监测、化学监测、生物监测）；

（8）灭菌器的基本原理、使用操作及日常维护；

（9）灭菌区各类数据记录方法；

（10）计算机在 CSSD 的应用及日常操作；

（11）突发事件处理相关知识与处理流程。

2. 培训方法

以现场技术操作为主，配合理论辅导、现场演示和灭菌监测效果案例分析等形式。灭菌技术涉及跨专业的知识较多，灭菌质量受多种因素影响，如灭菌设备运行及辅助设施、装载方法等，岗位工作质量要求较高。目前 CSSD 从事灭菌员岗位的人员以相关工作人员为主体，应根据灭菌员的文化程度和工作特点，确定培训方法。围绕灭菌员工作过程，包括灭菌前准备、灭菌操作中、灭菌效果监测、灭菌物品合格放行等重点开展学习。同时，还要加强对各种灭菌技术的基础知识学习，通过对各类设备的操作，强化对知识的理解和应用。

**（五）发放人员培训内容与方法**

1. 培训内容

（1）CSSD 的职能及其在医院感染控制中的重要性；

（2）CSSD 的建筑布局、工作流程、规章制度；

（3）无菌区的硬件设置及基本工作流程；

（4）无菌区岗位职责及技术规程；

（5）手卫生的要求及方法；

（6）无菌物品存放室的管理要求；

（7）无菌物品的分类、清点、发放；

（8）灭菌区各类数据记录方法；

（9）计算机在 CSSD 的应用及日常操作；

（10）突发事件处理相关知识与处理流程；

（11）各省（区、市）卫生行政部门的培训要求。

2. 培训方式

以科室业务学习为主，配合本岗位的监测技术、无菌物品保存等需要，开展理论学习、案例分析、数据分析报告和物流成本分析等形式的学习，也可通过参加学术会议、学习班、外出进修等形式进行培训。

### （六）下送人员培训内容与方法

1. 培训内容

（1）CSSD 的职能及其在医院感染控制中的重要性；

（2）CSSD 的建筑布局、工作流程、规章制度；

（3）物品运送岗位职责及基本工作流程；

（4）手卫生的要求及方法；

（5）掌握物品回收、发放的要求；

（6）掌握运送工具的使用方法。

2. 培训方式

以岗位示范教学为主，配合科室业务学习、现场示教、一对一带教等形式，根据工作人员的文化层次确定培训内容和方法。从事回收工作岗位的人员以相关工作人员为主体，专业知识基础较薄弱，培训方法应注意循序渐进、由浅入深，尽可能地运用图片、分解步骤、现场示教、操作练习等较为直观的学习形式。讲解时应注意结合工作中正确的和不规范的行为进行举例说明，增加趣味性，增强培训效果。组长或骨干要有计划地安排参加相关的学术会议、培训班或外出进修等。

# 思 考 题

1. 岗位培训的意义是什么？

2. 继续教育与岗位培训的区别是什么？

3. 为何要建立终身教育的观念？

# 第五章　消毒供应中心的管理制度

【学习目标】
1. 了解建立规章制度的基本要求与作用。
2. 理解制定规章制度的思路与方法。
3. 熟悉 CSSD 各项规章制度的主要内容。

规章制度是 CSSD 管理的基础，是保证工作正常高效运行的重要措施，也是评价工作质量的标准和依据，具有明确的规范性和强制性。CSSD 的管理制度主要分为行政管理制度、工作管理制度。

## 第一节　建立规章制度的基本要求

### 一、建立 CSSD 规章制度的原则

1. 权威性原则

遵循国家相关法律、法规以及《医疗机构管理办法》《护士条例》《消毒管理办法》《医院感染管理办法》等医院管理相关制度，符合医院感染预防和控制的原则，根据医院无菌物品重复使用的生产特点，制定 CSSD 的规章制度，达到预防和控制无菌物品质量、保证医疗安全的目标。

2. 科学性原则

CSSD 规章制度符合消毒供应专业的质量标准，按照 WS 310 卫生行业标准要求制定本单位 CSSD 的规章制度，并细化为工作岗位的操作规程。

3. 实用性原则

规章制度能保障实行集中管理的工作模式，所有需要消毒或灭菌后重复使用的诊疗器械、器具和物品由 CSSD 回收，集中清洗、消毒、灭菌和供应，并对其工作质量标准和流程具有指引作用。

4. 指导性原则

符合 CSSD 岗位工作的需要，有利于工作人员执行，并对其工作质量有指导和约束的作用。规章制度应根据实行的效果，定期进行补充和修订，不断地提升质量标准。

### 二、建立规章制度的思路与方法

（1）由 CSSD 的管理者负责组织和修订规章制度。

（2）正确学习、理解和掌握卫生行政部门及相关的法律、规章等，在此基础上制定本单位的规章制度。

（3）根据本单位 CSSD 承担的任务，符合工作岗位的需要，建立规章制度。

（4）对规章制度的表达应简明、清晰，有较强的实用性。

（5）鼓励人人参与制定规章制度的过程，广泛听取一线岗位工作人员的意见，将实际

工作中好的经验及时总结提炼，形成工作制度，这样利于工作人员对制度的认识和理解，为贯彻执行打下良好的基础。

（6）逐步建立和完善标准化的工作流程。主要流程包括污染器械、器具、物品的回收、分类清洗、消毒、干燥、检查、包装、灭菌、储存、发放。重视对高风险环节的预防与控制，将规章制度转化为易操作的流程或指引。

### 三、规章制度的作用

#### 1. 规范工作行为

CSSD 规章制度是长期工作实践经验的总结，是将日常工作、每项技术和个人的工作方法加以条理化、系统化和制度化，通过规章制度约束和规范工作行为，做到有章可循、评价有依据，保证工作质量的同一性和稳定性。

#### 2. 质量评价作用

完善的质量管理、工作质量标准等规章制度，是工作质量好坏的衡量标准。对工作过程和效果进行定期考核和评价，及时发现问题，及时纠偏，并不断地完善工作制度。

#### 3. 专业团队作用

良好的规章制度能有效地整合专业资源，通过制度告诉每个工作人员是谁做？如何做？哪些事不该做？分工明确，并可建立良好的协作关系。

#### 4. 质量持续改进

良好的规章制度可对实践效果进行科学的评价，收集数据，反馈信息，在科学循证的基础上，不断提出改进措施，促进整个工作流程和管理系统的提高。质量管理的最终目的是推动质量持续改进，不断地提升质量标准。

# 第二节　管理规章制度

## 一、行政管理制度

### （一）会议制度

CSSD 会议根据会议主题和解决问题的重点不同，可分为科务会、质量分析会和业务培训会。会议利于工作人员及时掌握科室的工作管理状态，促进科室各项工作的协调与发展。

#### 1. 科务会

由护士长 / 科主任负责组织和主持，全科工作人员参加。每月 1～2 次。会议主要内容如下：

（1）传达医院的相关政策、文件信息，以及护理部、院感科的会议精神及近期工作任务等；

（2）科室领导听取员工对科室管理的意见与建议；

（3）通报科室工作动态，反馈工作的质量检查结果；

（4）听取护士长汇报近期工作情况、需解决的具体事宜及工作安排等；

（5）近阶段的工作计划、总结及拟重点解决的问题；

（6）对本专业新业务、新技术、新模式进行通报；

（7）其他工作情况。

#### 2. 质量分析会

由护士长或组长及质检员组织和主持。参加人员为本组或全科室或相关人员。会议主要内容如下：

（1）针对各小组工作情况，传达相关指令和信息，提出各小组需要重点解决的问题；

（2）对本组工作质量情况进行总结分析，提出工作改进方法和实施措施；

（3）听取小组成员建议和意见，对工作流程、指引等实施效果进行反馈，并提出意见；

（4）对不良事件（差错）进行专题讨论，组织专项小组进行直接原因、主要原因和根本原因分析。

3. 业务培训会

定期举办业务学习，由护士长或组长负责。根据学习的主题和目标不同，通知相关人员参加。会议主要内容如下：

（1）工作经验及学习体会交流；

（2）工作操作规程的学习及训练；

（3）各类诊疗器械、器具和物品的清洗消毒、灭菌知识与技能；

（4）新技术、新设备的原理及使用；

（5）职业安全防护原则和方法；

（6）医院感染预防与控制的相关知识；

（7）岗位工作相关的基础知识和理论。

**（二）请示报告制度**

根据层级岗位，落实请示报告制度。请示报告的目的是落实岗位责任制，及时准确地发现和解决问题，避免发生严重的安全事件，确保消毒供应工作得到合理安排并顺利完成。对下列情况应及时请示报告。

1. 护士长请示报告

出现下列情况应报告主管部门及相关主管职责科室：

（1）科室各级工作人员的聘任、解聘、调动、返聘；

（2）工作人员外出进修学习，接受院外的进修学习等；

（3）临时或长期接受院外医疗器械等用品的消毒供应任务；

（4）科室组织外出活动、对外交流等；

（5）首次开展新的包装材料、新设备、新业务、新技术等；

（6）修改和增补科室的规章制度；

（7）突发事件，如大型设备故障影响物资供应、灭菌物品不合格、需要召回灭菌物品等，需要院方协助解决；

（8）工作中出现严重差错、影响医院临床正常工作等；

（9）损坏贵重仪器和设备，发现成批物资存在质量问题；

（10）发现医用器械质量存在问题，如质量不合格或存在潜在的安全风险；

（11）发生重大意外事件，如工作人员在工作中严重烫伤、职业暴露、火灾等；

（12）发生不良事件时，按照医院相关规定，落实处理措施。

2. 组长请示报告

出现下列情况报告科室负责人：

（1）本组成员在工作中出现上述情况，或本组无法解决的困难或问题；

（2）修改和调整本组岗位职责的内容和班次安排；

（3）工作质量出现偏差未及时纠正；

（4）新的包装材料、新设备、新业务、新技术实施试验效果；

（5）质量改进项目实施情况；

（6）工作计划与总结。

3. 工作人员请示报告

出现下列情况报告组长：

（1）不能履行工作岗位职责，或没有落实；

（2）工作中出现差错与能力不足；

（3）对岗位工作的技术与业务知识不熟悉或没有掌握；

（4）工作的意见或建议；

（5）发现不良事件或安全隐患。

### （三）临床科室联系制度

CSSD 应主动与临床科室沟通和交流，及时掌握临床科室对无菌物品的需求，征求临床科室意见，对科室的意见及建议及时反馈。

（1）由护士长分管并组织实施，落实手术室、外科、急诊、口腔等临床科室的联络负责人。

（2）建立定期到临床一线巡访制度。由组长定期了解科室无菌物品的使用情况，对复杂的手术器械可采取跟台的方法，掌握第一手资料。

（3）根据各科室专业特点，掌握专用器械种类、结构、材质特点和处理要点。针对提供物品种类、特点建立规范的工作流程，并及时告知临床科室使用或更改相关信息，持续改进服务质量。

（4）重视临床科室的意见，征求意见制度化，可通过多种形式建立沟通方式，如口头、电话、书面或现场直接沟通。定期下病房征求意见，护士长不定期听取产品使用及服务情况，有问题及时下科室现场解决。

（5）建立满意度调查表、不合格物品报告表、使用调查表和投诉调查表等。相应表格内容应详细清晰、项目具体，体现持续改进。

## 二、工作管理制度

### （一）消毒隔离管理制度

消毒隔离管理制度是 CSSD 医院感染预防和控制最重要的环节。各工作区域的消毒隔离措施具有不同的要求，管理制度则是为了保证医院感染预防措施能落实到位，达到无菌物品安全的目的。

1. 去污区消毒隔离管理要求

（1）组长负责落实各项消毒隔离措施。建立和落实工作区域环境、物表的清洁消毒制度，重点控制污染源的传播。

（2）制定人员进出缓冲间的指引，落实管理制度。工作人员进入时应着防护服、手套、工作帽和专用鞋，离开去污区时要脱防护服、换鞋和洗手。

（3）回收分类时，被朊毒体、气性坏疽及突发原因不明的传染病病原体污染的诊疗器械、器具和物品需单独处理。严格遵循 WS 310.2 及卫生健康行政部门的相关要求。

（4）工作时落实标准预防，防止职业暴露。禁止裸手接触污染器械，建立使用特殊清洗设施的防护指引，如高压水枪气枪、超声清洗等。医疗废物按照《医院废物管理条例》

有关规定执行。

（5）工作区域的物品表面保持及时清洁消毒，如器械接收台、清洗池、机械清洗设备。地面保持清洁干燥。

（6）回收工具每次使用后应及时清洗、消毒，干燥备用。卫生清洁工具专区专用，可设置独立的洁具间或洗车间。

2. 检查包装及灭菌区消毒隔离管理要求

（1）组长负责落实各项消毒隔离措施。重点提高工作区域环境、物品的清洁度，控制非工作人员进出，减少清洁器械、器具和物品再次污染的概率。

（2）人员进出缓冲间要做到污洁分明，专用工作服、鞋分区放置，进入工作区前要洗手。

（3）器械组合包装操作前，对器械包装台进行清洁，未达到清洁标准的物品不得放置或接触待包装物品。

（4）工作人员进行器械组装之前要洗手，必要时戴清洁手套。

（5）敷料及布巾类物品在密闭的敷料间放置、检查和包装。

（6）带有外包装的物品不得直接进入器械包装间。工作区域内物品放置整齐、简单，避免产生灰尘和霉菌，每日检查室间温湿度符合 WS 310.1 要求。

（7）每天工作结束后应清除灰尘和纤维絮状等，保持环境卫生。

3. 无菌物品存放区消毒隔离管理要求

（1）发放员负责落实本区域消毒隔离制度，保证无菌物品存放安全，不受污染。

（2）工作人员进入工作区域要洗手。接触无菌物品容器时手必须清洁、干燥。运送无菌物品时容器应保持密闭性。

（3）无菌物品存放区每天做好环境卫生，保持清洁无尘。温湿度符合 WS 310.1 要求。

（4）放置无菌物品的货架定期擦拭，干燥后方可放置无菌物品。

（5）灭菌合格物品应有明显的灭菌标志和日期，分类摆放，在有效期内使用。一次性无菌医疗用品拆除外包装后，方可移入无菌物品存放区。

**（二）质量管理制度**

CSSD 质量管理制度是无菌物品质量安全的核心。质量管理包括质量组织管理、质量管理方法、质量管理控制和质量持续改进。

（1）建立质量管理专业小组。由中心主任或护士长、质量管理员及各区组长组成，定期召开质量管理会议。

（2）由质量管理专业小组负责，组织制定各工作区域技术操作质量标准及考核体系。

（3）岗位工作人员应对自身的工作质量承担责任，清楚知道质量标准和要求，对自身的工作质量未达到标准的原因进行分析，并提出改进建议。

（4）组长每日应对本区的工作质量随时检查，对员工进行技术指导，对存在的问题及时纠正并记录。根据出现的问题，应重新审视工作制度、岗位培训等是否符合岗位需要。问题、改进措施和效果应及时记录，并定期进行总结与分析。记录的内容包括时间、问题发生经过、相关人员、原因分析及改进措施、效果等。

（5）中心主任或护士长做好过程质量控制，对各组的工作质量及时予以指导和帮助。参照科室各区域工作质量标准，进行质量检查。发生质量不达标时，及时组织相关人员针对存在的问题进行分析、讨论，提出改进措施并评价实施效果。

（6）各区域要完善各项工作的质量标准，建立各区域的工作质量控制重点。

①去污区的质量管理目标是不断提高器械清洗质量，特别是手术器械、腔镜器械、骨科器械和外来器械等。对结构复杂、清洁要求高的器械应由经过培训的人员操作，科室要制定详细的岗位工作操作手册、清洁效果评价标准等。

②检查包装区的质量重点在于待灭菌物品及器械的数量、功能、清洁度、包内器械摆放方法符合质量标准。建立灭菌包的包装质量标准、操作方法，各种器械识别和功能测定等相关的操作规程。

③灭菌过程质量管理。建立灭菌员的岗位职责制。有完善的灭菌前准备、灭菌物品装载、灭菌过程物理监测、灭菌物品卸载、化学及生物监测操作规程。灭菌员在灭菌器工作过程中不得离岗，能及时发现灭菌过程中出现的异常。

④建立双人复核制度。关键岗位和关键环节由组长或具有资质的专业人员进行复核。如进入包装区内器械清洁度初检、手术器械包装前检查复核、无菌物品发放前的复核等。

（7）做好终末质量监测及质量反馈。根据各工作区域质量控制重点，对工作中存在的问题每月召开质量分析研讨会，质量改进的效果可作为考核护士长、质管员、组长及员工的依据。

（8）质量追溯管理制度，包括以下内容：

①质量追溯是对影响其清洗、消毒、灭菌结果的关键要素进行记录，保存备查，便于查找和追寻相关的原因和责任，达到工作质量的持续改进。

②对每个环节质量控制结果的逆行性进行认证或追查。在每一个质量控制环节建立规范的工作流程，记录和保存历史工作状态和质量监测的客观证据。通过对这些记录和客观证据的回查，确认每一个质量控制环节的责任人是否遵循了规范的操作流程且达到了质量控制的指标。

③做好物品回收，对科室清洗数量、种类、时间及回收人员等相关信息，记录清楚。

④检查包装、复核人员对包装质量确认相关记录，可通过器械清单、标识等，对包装器械的数量、功能及清洁度等相关资料进行记录；对存在质量问题需处理的，可随时查询。

⑤灭菌过程的物理监测、化学及生物监测等信息资料应有记录，建立每锅号、锅次的记录表，确认结果，责任人及复核者签名。

⑥清洗、消毒、灭菌操作的过程及清洗、消毒、灭菌质量的信息均应记录存档。存储发放各个环节都有记录，记录要具有可追溯性，清洗、消毒监测资料和记录的保存期为≥6个月，灭菌质量监测资料和记录的保留期为≥3年。

⑦建立清洗消毒的日常监测和定期监测制度。对清洗消毒灭菌设备的运行状况留存设备打印记录，包括每次运行参数及信息，如日期、锅号、锅次、装载的主要物品、程序号、数量、操作员签名等，以及清洗、消毒、灭菌质量的监测结果。

⑧建立持续质量改进制度，发现问题及时处理。物理监测不合格的灭菌物品不得发放，并应分析原因进行改进，直至监测结果符合要求；包外化学监测不合格的灭菌物品不得发放，包内化学监测不合格的灭菌物品不得使用，应分析原因进行改进，直至监测结果符合要求。

⑨完善的召回制度。生物监测不合格时，应尽快通知使用部门停止使用，并召回上一次生物监测合格以来所有尚未使用的灭菌物品，重新处理；同时分析不合格的原因，改进后，生物监测连续三次合格后方能使用。

a.将上一次生物监测合格以后的灭菌包全部收回，重新处理。

b. 检查灭菌过程各个环节（灭菌器、装载情况和包装技术等），找出灭菌失败的可能原因。

c. 重新复核生物监测结果。灭菌器腔内重新布3～5个点对灭菌器的工作状态进行测试。

d. 在未通过生物监测之前，该灭菌器不得使用。

e. 必须考虑生物指示剂本身是否符合质量要求。

f. 一次性使用无菌物品，在临床使用过程中发现有批次质量问题，应立即通知各临床科室停止对该批号物品的使用，同时通知相关主管部门和医院感染办公室协同进行事件调查与处理。

### （三）设备管理

CSSD主要的设备种类包括清洗消毒机、干燥柜、超声清洗机、医用热封机、各种灭菌器。

（1）科室应根据工作任务的要求，结合科室现状及发展作出切合实际的仪器设备装备规划，并依照规划的要求，本着适用、经济、先进、可持续发展的原则，制定切实可行的年度购置计划。

（2）建立医院CSSD的设备申购制度。CSSD根据工作需要，充分论证后提出书面申请。消毒灭菌设备购入前应由医院感染管理部门和设备部门对相关设备进行论证及审核，设备生产厂家及销售公司应符合卫生健康行政部门颁发的相关规定。

（3）建立设备安装验收管理制度。如压力蒸汽灭菌器安装验收应获得工艺和文件证据，表明设备供货及安装符合规范要求（IQ）；医院CSSD的记录文件，表明按照操作程序使用的时候，所安装的设备工作在预先设定的限制范围内（OQ）。设备使用过程中定期对设备性能进行确认，模拟实际装载方式和器具数量，确认在这种特定条件下，是否能达到灭菌的效果。清洗消毒机、医用热封机、干燥柜均应定期进行技术参数确认或性能验证。

（4）建立规范的设备管理制度，合理配置设备，提高设备使用率，降低故障发生率，延长使用周期。仪器设备管理包括设备的购置验收、运行维护和报损、报废等制度。

（5）建立设备安全操作规程。压力蒸汽灭菌器、低温灭菌器等大型设备，其用水电、蒸汽的压力及技术参数应达到要求，环氧乙烷化学消毒剂妥善存放，设备操作均应严格遵循设备生产厂家操作及维护说明书的要求，发现异常应及时报告及处理。

（6）定期对干燥柜、超声清洗机、医用热封机、清洗消毒机等设备的技术参数进行质量检查或复核，观察使用效果，定期进行效能检查。医院设备部门应定期对大型设备进行维护及检修。对CSSD报告设备异常、计量检测不合格等情况，应及时维修，记录故障及维修情况。

（7）做好操作人员培训。建立培训手册，内容包括对各种设备操作规程及日常维护使用。大型重要设备的操作要做好岗前培训。灭菌员必须经过市级以上的质量监督部门培训并取得特种设备作业人员证后方可上岗。

### （四）器械管理

CSSD的器械管理主要是指临床常用的诊疗器械，其特点是数量多、涉及科室多、低值易耗及使用率高。

（1）设专人管理。建立器械进出数据库登记制度，掌握器械使用的基本情况，建立各科室器械的基数与周转数记录表，合理库存，库存的数量与CSSD周转数定期盘点，做到账物相符。负责器械申领、报损和报废工作。

（2）规范 CSSD 器械发放使用的管理。管理人员要根据器械周转需要进行补充发放，对器械的折旧和消耗定期进行分析，控制合理使用范围。

（3）完善器械维护与保养制度。根据不同器械的维护特点，采用正确维护方法，如正确地润滑器械，保持器械功能完整性，减少生锈腐蚀等。有专业人员进行培训，制定操作规程或以图示方式正确拆卸、维护保养和组装。延长器械使用寿命，降低医院器械的购置成本。

（4）器械放置有序，容器符合要求。使用后器械应放置在正确的容器内，避免碰撞，及时回收处理。每日对科室使用器械进行清点核实，发现数目不相符时应及时查找原因。

（5）规范器械申领、日常维护和报废制度。新器械首次处理，应根据说明书和标准制定相关管理制度和处理操作规程，对不符合质量要求的器械予以报废。CSSD 应制定各种器械不合格的质量标准，并报医院感染办公室，确保不合格的器械不能发到临床科室。

（五）外来医疗器械医院管理制度

（1）应以制度明确相关职能部门、临床科室、手术室、CSSD 在植入物与外来医疗器械的管理、交接、清洗、消毒、灭菌及提前放行过程中的责任。医院建立外来医疗器械规范管理制度，外来医疗器械的准入应进行质量审核，确保手术安全。医院对所有外来医疗器械公司进行备案，其公司或厂家的资质等符合国家卫健委及其他相关管理规定。质量审核小组由设备管理、医疗管理、护理管理、医院感染管理、手术室及 CSSD 等人员组成，定期评价外来医疗器械管理制度实施效果。

（2）经医院审核准入的外来医疗器械公司，由医院相关职能管理部门提供器械公司名单通知 CSSD 和手术室。CSSD 应建立植入物与外来医疗器械专岗责任制度，人员应相对固定。

（3）所有外来器械和植入型器械在使用前应由医院 CSSD（或依据 WS 310.1—2016 中4.1.8 规定与本院签约的消毒服务机构）遵照 WS 310.2—2016 和 WS 310.3—2016 的规定清洗、消毒、灭菌与监测。外来医疗器械供应公司应提供植入物及医疗器械的说明书（内容应包含清洗、消毒、包装、灭菌方法与参数），明确每套及每类器械数量，处理流程以文字和图示指引并存档，同时承担培训指导的责任。使用后的外来医疗器械经过清点、清洗、消毒或灭菌后，方可带离医院。应保证足够的处置时间，择期手术最晚应于术前日 15：00前将器械送达 CSSD，急诊手术应及时送达。确保外来医疗器械及植入物的灭菌效果，预防医院感染的发生。

（4）外来医疗植入器械灭菌后应确认生物监测结果合格方可放行。紧急放行程序执行WS 310.3 相关标准。

（六）耗材管理制度

医院 CSSD 的耗材是指医用清洁剂、包装材料、清洁敷料、润滑剂、消毒剂、监测材料。医院 CSSD 的耗材管理制度应由医院采购领导小组组织论证和审核 CSSD 首次购入或更换的耗材种类、生产厂家等，依据国家《医疗器械监督管理条例》等相关管理法律法规，进一步规范医用耗材的采供、使用及管理。

合理确定耗材库存数量与品种。CSSD 明确各类耗材库存最高量和最低出库量，保证耗材在有效期内使用和满足临床科室需要。CSSD 落实对常用耗材入库发放的质量管理。明确各类耗材的质量标准和工作指引，以及库存耗材的有效期和包装完整性，发放记录登记。对使用的耗材出现问题时，要进行初步评估。当怀疑产品质量有问题时，应及时向医院相关职能部门报告，并联系生产厂家确认原因，评估产生的危险。

1. 清洁剂

清洁剂包括碱性清洁剂、中性清洁剂、酸性清洁剂、酶清洁剂、除锈及保湿剂等。清洁剂应符合国家相关标准和规定。根据器械的材质、污染物种类，选择适宜的清洁剂。入库时检查清洁剂的包装完整性、说明书及有效期。存放环境和条件符合产品的要求。

2. 消毒灭菌监测材料

包括包外化学指示物、包内化学指示物、生物监测指示剂及 BD 测试监测包（纸）等，应符合国家相关标准和规范，在有效期内使用。存放环境与条件符合产品要求。自制测试标准包应符合《医疗机构消毒技术规范》有关要求。

3. 清洁敷料

包括各种类型纱布、棉球、棉垫。建立清洁敷料的入库检查制度，检查或抽查每批次的清洁敷料的质量，针对敷料清洁度、色泽、纱支数、大小规格等标准进行评价。

4. 包装材料

包括一次性医用皱纹纸、无纺布、纺织品、塑纸（袋）、纸袋、硬质容器等，应符合 GB/T 19633.1—2015 中的 5.1 通用要求，其中医用皱纹纸、无纺布、纺织品应符合 YY/T 0698.2《最终灭菌医疗器械包装材料　第 2 部分：灭菌包裹材料要求和试验方法》的要求；纸袋应符合 YY/T 0698.4《最终灭菌医疗器械包装材料　第 4 部分：纸袋　要求和试验方法》的要求；塑纸（袋）应符合 YY/T 0698.5《最终灭菌医疗器械包装材料　第 5 部分：透气材料与塑料膜组成的可密封组合袋和卷材　要求和试验方法》的要求；硬质容器应符合 YY/T 0698.8《最终灭菌医疗器械包装材料　第 8 部分：蒸汽灭菌器用重复性使用灭菌容器　要求和试验方法》的要求。首次购入医用包装材料应与医院感染管理部门、进货部门共同对生产厂家资质及质量参数进行确认。

（1）厂家必须提供符合 GB/T 19633.1 要求的产品，包括微生物屏障、毒理学特性、物理和化学特性、与材料预期所用灭菌过程的适应性、与成型和密封过程的适应性、包装材料灭菌前和灭菌后的储存寿命限度等特性。

（2）厂家提供产品研发相关验收报告数据，符合 YY/T 0698 相对应标准的技术参数。如疏水、湿水性、耐破度、微生物屏障、毒理学特性等。

（3）CSSD 与临床科室进行试用，如悬垂性等。

（4）每批次进库时，厂家提供每批次生产检验报告，其物理参数应符合 YY/T 0698 的要求。

（5）CSSD 列出科室使用的各类包装材料入库质量检查的参数，明确棉布作为包装材料的质量要求。

（6）纸袋包装的质量要求

①纸袋的结构质量：正面无纵向接缝的一面；背面有纵向接缝的一面。如无错边，正面和背面的长度相同，正面宜有一个深 9mm ± 3mm、宽≥15mm 的拇指切；如有错边，背面比正面至少长 10mm 但≤25mm。Ⅰ. 无折边袋：有纵向边缘处正面和背面相邻；Ⅱ. 热封口袋：袋口正面、背面和折边处（如有）的内表面有连续的条状热封胶；Ⅲ. 非热封口：袋口没有条状热封胶。

②底封结构：底部应折叠两次，每次折叠用结构胶或采用密封。每次折叠的整个宽度范围内用"结构胶"黏结或密封（宽度≥6.5mm），然后再折叠一次或多次。

③背封结构：袋的背面采用两行纵向结构胶密封。采用染色的黏合剂，以便于目力检验两个胶线的连续性。

④过程指示物：如果纸袋上印有一个或多个一类指示物，指示物的性能应符合 GB 18282.1 的要求，每个指示物的面积应≥100mm²。指示物应不影响密封程序。

⑤密封条：采用密封胶的袋子，密封胶应连续施加在正面、背面和折边处（如果有）的内表面上。袋宽≤200mm 时，密封条的宽度宜是 25mm±3mm；袋宽＞200mm 时，密封条的宽度宜是 40mm±3mm。密封条的上边缘宜离开下错边或拇指切口的底部≥2mm，但不超过 10mm。

⑥标志：纸袋应明显标出"包装破损，禁止使用"或其他等效文字、过程指示物（如果有）、制造商（或供应商）的名称和商标、批号（用于追溯产品生产史的编号）、公称的尺寸和/或识别代码。

⑦制造商（或供应商）应向医院提供推荐的密封条的数据，这些参数包括温度范围、压力和时间等信息。

# 思 考 题

1. 建立规章制度的基本要求、思路与方法有哪些？
2. CSSD 的规章制度主要分为几类？各类分别包括哪些规章制度？
3. 各工作区域的消毒隔离制度有什么要求？
4. 质量管理制度的主要内容是什么？
5. 应用 CSSD 的一项规章制度，说明其在 CSSD 中的作用。

# 第六章 消毒供应中心的质量管理与持续改进

【学习目标】
1. 认识 CSSD 质量管理与质量持续改进的运行机制。
2. 理解建立质量管理目标的原则与方法。
3. 掌握 1～2 种质量管理的方法，并能建立质量评价标准。
4. 熟悉质量追溯制度，并能根据医院情况进行质量分析。

## 第一节 质量管理目标

CSSD 采取集中管理的工作模式，对所有需要消毒或灭菌后重复使用的诊疗器械、器具和物品由 CSSD 回收、清洗消毒、灭菌和供应。这个过程的质量管理与持续改进是 CSSD 工作的核心任务，其质量保证的基础是确保每个工作环节的质量达到行业规定的标准，并在此基础上，不断地提升质量标准，追求持续的质量改进。

医院无菌物品质量管理总目标是"产品零缺陷"，其源于对患者安全高度责任感和对工作过程质量的有效管理。要达到质量管理总目标，必须对各工作区域质量管理有明确的质量要求。因此，实现质量管理目标，需要建立及完善 CSSD 的质量组织管理、科学的质量标准、正确的质量管理方法和系统的质量评价机制。

### 一、去污区的质量管理目标

（1）有效地控制污染源。严格落实消毒隔离制度和实施标准预防技术。

（2）明确各类器械清洗合格质量标准。器械清洁质量是无菌物品质量管理的起始环节，清洗质量不合格，直接影响灭菌效果，CSSD 应明确各类清洗器械质量应达到的标准。

（3）对结构复杂、高危风险的器械，如手术器械、植入物、硬式内镜及软式内镜等器械设专人负责，明确岗位职责，建立标准化操作流程。

（4）不断提高质量管理目标，使器械清洗合格率逐步提高。

### 二、包装区的质量管理目标

（1）包装质量标准符合无菌物品的要求，满足临床科室使用的需要。包括包内、包外符合其质量标准，如包内的器械清洗质量、器械数量、器械功能、器械器具摆放、外标识、包装方法、包装材料的选择、包装松紧度等。

（2）各专科器械、手术器械等高危风险的器械包装有相应的质量标准与管理目标，建立包装质量合格率的基础数据，定期对数据进行质量比较分析和改进。

（3）良好的质量组织管理，实行双人复核的管理方式，达到质量管理目标。

### 三、灭菌区的质量管理目标

（1）建立明确的灭菌过程质量要求。包括灭菌前、装载、灭菌过程、卸载及灭菌效果监测的操作规程及质量要求。

（2）严格执行灭菌物品监测标准。做好湿包发生率、生物监测失败率的监测。能有效地及时发现湿包发生，杜绝包外湿包发放的事件。对包内湿包临床科室能及时报告，采取正确的处理方式并记录分析原因。

（3）正确执行各种灭菌操作规程。灭菌员在灭菌前、中、后对所有灭菌运行过程实行严格的质量监测，保障灭菌物品合格。

（4）不断提高装载/卸载质量合格率。防止发生灭菌方式、灭菌程序的错误。

### 四、无菌物品发放区的质量管理目标

（1）无菌物品存放规范、整齐有序，不发生无菌物品污染或破损事件。

（2）正确发放无菌物品，防止错发、漏发无菌物品等事件的发生。

（3）发放记录具有可追溯性。一旦发现无菌物品存在质量问题，可依据发放记录追踪查询或召回不合格物品。

专人定期收集分析临床科室反馈意见、建议，及时改进，不断提高。

# 第二节　质量管理组织

### 一、医院 CSSD 质量管理组织

医院 CSSD 质量管理组织由其主管部门及医院感染委员会组成。主要职责是建立健全CSSD 的质量管理组织建设，明确 CSSD 管理人员的职责，根据国家相关要求协助建立完善CSSD 各项管理制度，建立和完善操作技术的质量标准，定期进行质量评价，严格控制高风险的因素，确保无菌物品质量。

（1）将医院 CSSD 质量管理纳入医院质量管理体系中。

（2）指导 CSSD 建立质量管理、质量标准、工作规程和质量追溯制度。

（3）对 CSSD 清洗、消毒、灭菌工作和质量监测进行指导和监督，定期进行检查与评价。发现问题及时找出原因，促进科室质量管理工作的改进。

（4）对影响无菌物品质量的事件，如关键设备故障致灭菌质量不达标、可疑医疗器械所致的医源性感染、发出未达到无菌质量标准的物品等，应协调 CSSD 和相关部门进行调查分析、质量追溯，提出改进措施。

### 二、CSSD 的质量管理组织

科主任/科护士长/护士长全面负责，各区域组长对本区域工作质量负责，每个岗位的工作人员对自己的工作质量负责，实行层级质量管理。

（1）CSSD 各工作区域内设组长或质量检查员，指导岗位工作人员正确地执行操作规程，持续地对工作质量进行评价分析、追溯及持续改进反馈，促进质量管理工作的落实与进一步提高，并根据改进效果，针对性地修改工作质量标准。

（2）质量检查员负责各工作区域的质量管理，对工作过程中的质量结果进行总结分析，利用科学的手段及方法，及时纠正工作中的偏差，对器械清洗不合格的数量及种类等原因认真研究，针对性地改进工作规程和方法，达到提高清洗质量的目的。

（3）组长应指导、监督本区域日常工作，根据工作实施效果，积极提出完善工作质量、工作规程的意见与建议，参与制定质量评价和质量改进计划，实施各项管理制度。确保

CSSD质量稳定与持续改进。

（4）组长协助护士长开展持续有效的符合岗位需要的教育培训，提高工作人员工作能力，帮助、督促科室工作人员严格执行各项操作规范，落实人员培训计划，达到质量标准，确立质量控制方法。

### 三、质量管理组织的主要职责

#### （一）科室质量管理小组

科主任／护士长—组长—护士／相关工作人员，实行三级质量管理。科室定期召开质量分析会议，由科主任／护士长主持，提出会议主要的议题，组织工作人员进行分析讨论，形成会议决定，然后实施。主要是解决消毒供应中心工作系统、基础管理和涉及各区域工作质量相关的问题，对制度流程修改、严重的质量问题进行决策、调研。

#### （二）工作区域质量管理小组

组长—护士／相关工作人员，实行二级质量管理。组长对区域内的工作质量进行及时的评价和纠偏。由组长主持，利用班前、班后或工作过程中的时间，及时发现工作中的优秀事迹和不足，对各岗位工作人员的质量予以表扬、肯定或指出不足。落实岗位职责，认真执行各项规章制度和技术操作规程，组织业务培训和考核，提高工作质量，使区域质量管理小组工作特点更有针对性、及时性和有效性。二级质量管理是过程质量控制在实际工作的具体体现。

## 第三节　质量管理方法

质量管理方法不是一成不变的，管理方法只有适合科室文化才能达到较好的效果和管理目标。重要的是CSSD要有明确的质量管理目标、理念，营造人人参与质量管理的氛围，形成科学有效的质量管理系统。CSSD实行科学质量管理，如参照ISO 13485《医疗器械　质量管理体系　用于法规的要求》和YY/T 0288《质量体系　医疗器械》，使复用医疗器械全过程质量达到预期目标，确保无菌物品安全。

### 一、记录数据分析方法

CSSD可通过采集及分析工作过程中的各种记录数据，反映质量管理的结果，建立医院CSSD基础的质量管理。科学设计和分析人工记录数据，用于质量控制和不断改进的过程。

#### （一）分时间段统计分析

组长对每天接收器械的数量、种类和回收时间的数据记录进行统计分析，通过周或月的统计对比，确定高峰工作量的时间、手术器械或高危风险器械回收规律，合理安排上班人员和上班时间。

#### （二）分类统计分析

对各类不同器械进行清洗质量统计，比较彼此间器械清洗合格率的差异，确定清洗工作流程是否需要改进。

#### （三）清洗方法分类统计

当选择不同清洗方法时，对清洗效果进行统计分析，能发现影响清洗质量的主要因素，通过对这些主要因素的改进，从根本上解决器械清洗质量的问题，达到事半功倍的效果。

组长通过对这些数据的分析，能逐步了解本工作区域工作质量的薄弱环节，控制关键环节，调整质量管理重点，利于全体工作人员清晰地了解工作现状，针对性地做好质量管理，并持续地评估实施效果。

## 二、根本原因分析

根本原因分析是一个系统化的问题处理过程，包括确定和分析发生问题的工作范围，发生问题的频次数和原因，找出问题的解决办法，并制定问题预防措施和正确的改进措施。在 CSSD 管理领域中，根本原因分析能够帮助我们发现组织管理、工作规程问题的症结，并找出根本性的解决方案。

应用根本原因分析法的目标是找出：谁、时间、地点、发生了什么、为什么发生和什么办法能够阻止问题再次发生。

管理的关注点是问题发生的最基本的原因。因为引起问题的原因通常有很多，包括设备因素、人的因素、系统因素、工作流程因素等，通过科学分析，有可能发现不止一个根本原因。在分析过程中，对发生问题的情景要据实调查，针对问题环节不断地提出为什么会发生当前情况，并对可能的答案进行记录。然后对每个答案逐一问为什么，同时记录原因。根本原因分析法的目的就是要努力找出问题的作用因素，并对所有的原因进行分析。这种方法通过反复问为什么，然后把问题逐渐引向深入，直到发现根本原因。

确定根本原因后，确定与评估改变根本原因的最佳方法，从而从根本上解决问题。这是一个解决问题的过程，当我们在寻找根本原因的时候，必须要记住不仅是针对根本原因，同时应对找出的每个直接原因进行评价，提出改正的措施。通过这种科学分析方法可以控制、改正和预防 CSSD 工作的偏差，也将有助于 CSSD 工作的整体改善和提高。

根本原因分析的工具。

### （一）因果图

这是描述一个结果和所有可能对它有影响的原因之间的关系方法，其步骤包括定义问题、作图、描述所有相关的任务、复核图表和确定纠正行动。

### （二）头脑风暴法

头脑风暴法是揭示所有可能的原因和所有选择方案并导出纠正措施的最有效的一种方法。

头脑风暴法的规则：决不批评任何一个想法；快速地写下每个想法并保持思维流畅；鼓励在他人意见的基础上提出想法；鼓励发散性的思考；将规则张贴在团队成员都能看见的地方。指派一个记录员将各种想法写在纸上，记住，即使愚蠢的想法也可能引发他人想到一个有用的点子。

### （三）因果分析——鱼骨图

分析解决缺陷、差错发生的直接原因与间接原因，解决问题的过程与特性容易受到原有的固定思维和管理方法的因素影响，所以，我们提倡通过头脑风暴法，找出这些问题内在的联系，按其相互关联性整理出层次分明、条理清楚并标出重要因素的图形，因图形形状如鱼骨，所以又叫鱼骨图（见图 6-1），它是一种透过现象看本质的分析方法。应用鱼骨图方法的过程如下：

（1）清楚地陈述问题或目标。由问题负责人召集与问题有关的人员组成一个工作组，该组成员必须对问题有一定程度的了解。

（2）清晰表达解决问题的过程路线。负责人将拟找出原因的问题写在黑板或白纸右边的一个框内，并在其尾部引出一条水平直线，该线称为鱼脊，也是对思路作出清晰的梳理。

（3）确认3～6个主要的原因类别。画出与鱼脊成45°角的直线，并在其上标出引起问题的主要原因，这些成45°角的直线称为大骨，又称为主要原因。运用头脑风暴法对引起问题的原因进一步细化，在每个类别下填写原因，并将每个原因联系到主要类别上，画出中骨、小骨……，尽可能列出所有原因。

（4）对鱼骨图进行优化整理。针对每个原因思考可能对其起作用的因素，把这些因素放在从原因出发的一条线上，整理问题与原因的层次用以标明关系，这样能很好地描述定性问题。

（5）根据列出的原因提出解决方案。对最可能的原因达成一致，将它们圈出来，寻找那些重复出现的原因。

（6）同意将采取的步骤，以收集数据确认原因或通过采取纠正措施消除原因。

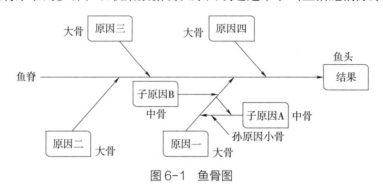

图 6-1 鱼骨图

### （四）因果分析——WHY-WHY 图

这是一种简单却有效的方法，通过层层分解原因找出导致一个问题不断发生的根本原因。主要有4个步骤：选择问题，该问题为何出现，那些原因为何发生，找出最重要的缘由（可能不止一个）。

## 三、五常法

"五常法"是 CSSD 在工作环境管理中行之有效的方法。"五常法"起源于日本（Seiri 意为整理，Seiton 意为整顿，Seiso 意为清扫，Seiketsu 意为清洁，Shitsuke 意为修养），也称为"5S"管理法。1994年，我国香港何广明教授提出"五常法"概念，即"常整理""常整顿""常清洁""常清扫""常自律"。它是一个由内向外、由人到物、由软件到硬件、由理论到实践、由制度到流程、由考评到自省的完整的管理体系。

制定良好的工作场所整理计划，不仅可以协助机构建立一个清洁、整齐、有条不紊的工作环境，有助于工作人员安心工作，同时可以避免或减少工作场所物品放置混乱而造成污染物品的交叉感染。

"五常法"是用来维持品质环境的一种有效技术，是一种能促进 CSSD 建立持续改善文化及良好品质环境的技术，让工作人员养成工作场所整齐清洁、有条不紊的习惯，以此改善工作环境的安全健康水平，是简单易行的管理方法。

### （一）常整理

为了避免工作区域出现凌乱及物品过多的情况，应将需要的和不需要的物品清楚地区分出来，"整理"就是把不需要的物品清出工作区域。进行区分归类时，根据物品的使用次数、在什么时间需要使用和物品的数量等因素，设立出什么物品是需要的、什么物品是不需要的准则。同时制定出不需要物品的处理规程，如丢弃、报废或归入仓库等。

### （二）常整顿

"整顿"就是把物品有条理地进行放置和处理，目的是让工作人员容易找到需要使用的物品。包括建立一套识别物品的系统，把每项东西都列出清晰的标志和名称、应存放的位置和数量，然后有秩序地放置需要的物品，以工作人员易于找到和取得为原则，避免浪费时间。应有完善的储存方案。

### （三）常清扫

"清扫"是指扫除、清理污垢的行为，其着眼点不仅要把工作区域打扫干净，亦可在清扫时检查各设施、工具、设备是否在正常的状态。包括：①确定每位工作人员应负责清扫的范围；②确定工作人员明白怎样清扫各自的工作区域、设施和工具；③训练工作人员在清扫时怎样检查各项设施及工具是否在正常状态。要确保工作区域清洁整齐又安全，应经常进行清扫工作。

### （四）常清洁

"清洁"是指干净无污垢，也就是把霉菌及污垢除去后的干净状态。要确保工作区域清洁，需要持续保持整理、整顿及清扫等活动。包括：①使用识别系统，通过张贴合适标签或使用透明盖子等，增加工作场所的透明度；②找出任何影响工作环境的问题并加以改善，包括处理油烟、粉尘、噪声及有害烟雾等；③把每一项整理工作场所的工作标准化。

### （五）常自律

要把一项工作养成习惯去执行，工作人员需要遵循准则，创造一个具有良好安全习惯的工作场所，包括：①让每位工作人员参与安全的工作程序及遵循每一项法则；②让每位工作人员亲身体会"5S"所带来的好处，从而养成自发性的安全改善行动。

## 四、全面质量管理（TQM）

所谓全面质量管理，就是对无菌物品生产过程进行全面控制。

### （一）特点

全面质量管理类似于日本式的全面质量控制（TQC）。首先，质量的含义是全面的，不仅包括产品服务质量，而且包括工作质量，用工作质量保证产品或服务质量；其次，TQC是全过程的质量管理，不仅要管理无菌物品从去污到无菌的处置过程，而且要管理其耗材采购、工作程序设计直至物品储存、发放及使用等全过程，从而缩短CSSD物品周转率，降低质量所需的成本，提高工作效率和满足临床科室需要。

（1）密切关注临床科室的需要。把为临床科室及患者服务的中心思想贯穿到CSSD工作流程的管理中。各个环节都应该牢固树立"患者安全第一"的思想，不但要保证无菌物品质量，而且要为临床科室做好服务工作，提升患者满意度。

（2）坚持不断改进。TQM是一种永远不能满足的承诺，"非常好"还是不够，质量总能得到改进，"没有最好，只有更好"。在这种观念的指导下，CSSD应持续不断地改进无菌物品或服务的质量和可靠性，确保CSSD持续发展。

（3）改进组织中每项工作的质量。TQM采用广义的质量定义，它不仅与最终无菌物品有关，并且还与物品回收、发放，如何迅速地响应临床科室的投诉，如何为临床科室提供更好的服务等有关系。

（4）精确地度量。TQM采用统计法度量组织作业中人的每一个关键变量，如器械清洗不合格数、器械组合包装不合格数、器械丢失数及发生湿包数等，然后与标准或基准进行比较，如发现问题，追踪问题的根源，从而达到消除问题、提高品质的目的。

（5）向员工授权。TQM吸收一线的工作人员，无论是护士还是相关工作人员加入改进过程，广泛地采用团队形式作为授权的载体，依靠团队发现和解决问题。去污区、检查包装及灭菌区、无菌物品存放区都是具有共同性质的工作团队，质量管理工作不能局限于质量管理者，如护士长或质检员，而是要求各区域的每位工作人员都要参与质量管理工作，让自己承担完成的工作达到质量要求，并对发生的偏差主动报告，寻找解决方法，以期共同对无菌物品准备过程质量负责。对产品质量进行事前控制，把事故消灭在发生之前，使每一道工序都处于控制状态。把质量控制工作落实到每一名工作人员，让每一名工作人员都关心物品质量。

### （二）管理方法

科学的质量管理必须以数据为客观依据，结合专业技术和实际情况，对存在的问题作出正确判断并采取正确措施。在全面质量管理工作中，无论何时何处都会用到数理统计方法，质量指标数据的统计与分析十分重要。但是，数理统计方法只是全面质量管理中的一个内容，它不等于全面质量管理。我们要形成一种这样的意识，即好的质量是设计、制造出来的，不是检验（检查）出来的。通过运用PDCA循环的方法则达到全面质量管理。

PDCA循环亦称戴明循环，是一种科学的工作程序。P（plan）——计划；D（do）——实施；C（check）——检查；A（action）——处理。通过PDCA循环提高产品、服务或工作质量。

第一个阶段称为计划阶段，又叫P阶段。这个阶段的主要内容是通过对无菌物品的需要及使用情况进行调查、征求临床科室意见等，明确临床科室对无菌物品的质量要求，确定质量评价、质量目标和质量计划等。第二个阶段称为执行阶段，又称D阶段。这个阶段是实施P阶段所规定的内容，如根据质量标准进行无菌物品准备工作的每个步骤，其中包括计划执行前的人员培训。第三个阶段称为检查阶段，又称C阶段。这个阶段主要是在计划执行过程中或执行之后，检查执行情况是否符合计划阶段的预期结果。第四阶段称为处理阶段，又称A阶段。主要是根据检查结果，采取相应的措施。四个阶段循环往复，没有终点，只有起点。

## 五、质量持续改进（CQI）

### （一）CSSD质量管理特点

（1）持续质量改进（Continuous Quality Improvement，CQI）是一个过程，旨在提高产品质量和服务。由于部门应该始终争取最高水平的产品和服务质量以及顾客满意度，所以过程是持续的。顾客包括病人、医生、护士、其他部门工作人员、访客、管理者及CSSD工作人员。对CSSD而言，主要是提高无菌物品质量和对临床科室及CSSD工作人员的服务质量。

（2）随着现代文明的发展，临床科室及患者的期望、医疗技术、标准及成本均有所变化。这些因素促使 CSSD 必须重新评估行为方式，确定需要何种变革以改善生产产品和服务的过程。

（3）质量意味着生产的产品或服务始终符合或超过医疗护理的期望和实践标准。CQI 过程要求 CSSD 达到临床使用者期望的实践标准。换句话说，产品和服务的质量是由顾客评定的。

（4）CQI 研究的是以正确方式做恰当的事。即做正确的事以满足临床科室的期望，以正确的方式去做以达到实践标准，从而保障职工和病人的安全，同时维持机构的成本要求。它还意味着不要做不再需要做的事，即使以前一直在做，而且做得很好。

（5）CSSD 人员参与发展部门中的 CQI 过程，以使部门能够为客户提供最优质的产品和服务。

**（二）资料收集**

可设计各种表格（见表 6-1～表 6-3），明确分工、责任、目标，以提高工作效率。

表 6-1　质量改进（CQI）资料收集计划表

| | | |
|---|---|---|
| 收集资料（"4W1H"） | What（收集什么资料） | |
| | When（何时收集资料） | |
| | Where（何处收集资料） | |
| | Who（谁负责收集资料） | |
| | How（怎样收集资料） | |
| 分析资料 | 怎样分析资料<br>头脑风暴<br>CQI 7 工具 | |
| 培训 | 什么内容 | |
| | 何种形式 | |
| | 培训对象 | |
| 备注 | | |

表6-2 持续质量改进（CQI）计划表

科室： 制表日期： 完成期限：

| 项目名称： | | | | |
|---|---|---|---|---|
| 项目负责人： | | | | |
| 小组人员名单： | | | | |
| 存在问题： | | | | |
| 原因分析： | | | | |
| 预期目标： | | | | |
| 实施方案 | 具体改进项目 | 方法（具体工作流程） | 实施者（参与者） | 完成时间 |
| | | | | |

**注**：原因分析栏目中存在的原因尽可能量化，以便于对照分析。请描述资料收集的具体方法，并附上原始资料。

表6-3 持续质量改进（CQI）结果报告表

科室： 制表日期： 完成期限：

| 项目名称： | | | | |
|---|---|---|---|---|
| 制定计划时间： | | | | |
| 评价时间： | | | | |
| 评价指标 | 目标 | 资料收集 | 分析 | 下一轮 PDCA |
| | | | | |

**注**：评价指标见原始资料收集表。

# 第四节 质量评价标准

## 一、建立质量标准体系

医院 CSSD 无菌物品的全过程质量必须符合医院消毒供应行业标准和技术标准。CSSD 对复用器械、器具和物品的回收、清洗消毒、检查包装、灭菌及发放等工作环节有明确的质量标准，并根据质量标准实施的需要，建立岗位职责、操作规程、人员培训和效果分析等管理制度，形成完善的医院 CSSD 的灭菌物品质量标准体系。

质量标准体系应包括质量管理制度与技术质量标准两大部分。技术质量标准主要包括去污技术、包装技术、灭菌技术、监测技术等。

### （一）去污技术的操作规程及质量标准

各类复用医疗器械、器具和物品的回收分类，超声清洗机、高压水（气）枪、清洗消毒机使用及维护保养，水质监测等操作规程，涉及不同的工作环节、器械类别及特殊要求时，均应有文字或图示清晰地表达质量标准。

### （二）包装技术的操作规程及质量标准

各种包装材料使用前质量检查，各类器械检查与保养，各种器械组合装配，器械种类、规格和数量核对、灭菌包重量、体积大小检查等技术规程及质量标准；各种包装方法及材料装配、包装、封包、注明标识等操作规程，应建立各项操作标准化流程，加强包装物品质量的抽查，每个步骤符合质量考评标准。

当检查包装好的诊疗器械、器具和物品重新组合及重量、体积发生改变时，应进行灭菌效果验证等操作规程及质量标准。应建立对各类检查包装好的诊疗器械、器具和物品装载的操作指引，对需要特殊放置的器械包建立清单，提出摆放要求。

### （三）灭菌技术的操作规程及质量标准

各种灭菌器使用前准备、灭菌物品装载、灭菌操作、无菌物品卸载和灭菌效果的监测等操作规程及质量标准。灭菌器操作方法遵循生产厂家的使用说明或指导手册。

对硬质容器和超重的组合式手术器械，CSSD应根据医院实际情况，把超大超重灭菌包名称列成细表，由制造商或供应商提供灭菌参数，灭菌员选择适宜的灭菌程序。

### （四）监测技术的操作规程及质量标准

应专人负责质量监测工作。清洁剂、消毒剂、洗涤用水、润滑剂、包装材料、监测材料等质量检查标准；清洗消毒器、灭菌器进行日常清洁和检查的质量标准；各类器械、器具和物品清洗质量、清洗消毒器清洗质量等监测标准；各类器械、器具和物品化学消毒、湿热消毒及效果监测等操作规程及质量标准；物理监测法、化学监测法和生物监测法等操作规程及质量标准；灭菌器新安装、移位和大修理后的监测操作规程及质量标准。

## 二、建立质量评价标准原则与方法

（1）收集整理汇总质量评价标准遵循的依据。国家法律法规、卫生健康及相关行业标准、国内外文献检索获得新的知识与经验、工作实践经验并经过科学论证，结合消毒供应中心的实际情况与岗位需要而收集整理。

（2）由质量管理者或质量管理专业小组负责组织对质量评价标准的科学性和可行性进行广泛的学习、讨论及论证，在实施过程中及时进行修改与调整。

（3）定期对照各项操作规程和质量标准，对工作实施效果进行评价，评价者以岗位工作人员为主，提高CSSD质量内部控制的水平。

（4）CSSD质量评价采用个案追踪和系统追踪的方法，对工作流程全过程的环节质量、临床服务功能和作用进行评价。

（5）明确消毒供应中心的高危风险因素，如手术器械清洗不合格、湿包、灭菌失败等事件，对其工作过程有完善的质量评价标准和机制，能及时评价，对发现的问题能随时纠正和有效控制。

## 三、质量标准分类

### （一）器械清洁质量标准

清洗质量标准包括各类器械的检查方法、检查工具和清洁评价标准。

1. 清洁检查方法及工具

日常检查采用目测或使用带光源放大镜对干燥后的每件器械、器具和物品进行检查。定期检查采用 ATP 酶、残余蛋白等方法抽取有代表性的器械、器具和物品，通过定量的数值分析，科学地评价清洗操作规程的效果，进行清洗流程或操作规程的调整。

2. 清洗评价标准

各类器械、器具和物品的清洗合格评价标准，包括各类或每件器械表面及其关节、齿牙处应光洁，无血渍、污渍、水垢等残留物质和锈斑；功能完好，无损毁等。通过合格率或不合格率反映整体质量水平，并予以控制和持续改进。

## （二）器械组装及包装质量标准

包括包装前准备、功能检查、组装和闭合全过程的质量要求。

1. 器械装配的技术规程或图示

包括所有手术器械的识别、功能特点、检查部位及拆卸组装图示。

2. 核对器械的方法和要求

建立每件器械、每个手术器械包的核对内容、方法和正确标准，有清晰的图示和清楚的文字表述。

3. 使用不同的包装材料质量标准

如纺织品、无纺布、医用皱纹纸、纸塑包装及硬质容器等材料的选择、检查、使用方法、放置化学指示物、闭合式或密封包装注意事项等。

4. 包装评价标准

对照各种器械的操作规程与质量标准，进行定期或不定期的包装物品质量评价。通过对照标准、统计包装物品的合格率或不合格率反映包装质量的水平。

## （三）灭菌质量标准

包括灭菌前准备工作的质量标准、选择灭菌方式及灭菌程序、装载、灭菌过程监测及卸载等过程质量标准。

1. 灭菌方式及灭菌程序

对需要进行不同灭菌方式及灭菌程序的灭菌物品，应有明确的使用原则和质量标准，质量标准包括选择灭菌程序的依据、灭菌物品的名称和类别及确定的负责人。

2. 灭菌前准备工作的质量标准

灭菌物品合格放行的标准必须与医院 CSSD 使用灭菌器的参数表达一致，如仪表数据、蒸汽压力及水压、冷凝管道阀门、灭菌器门密封条和清洁炉腔及进行 BD 测试的操作规程与质量标准。各项数据合格方可进入灭菌过程。

3. 待灭菌物品装载标准

有明确的各种灭菌包的体积、放置和装载量的质量标准，对超大超重灭菌包应有具体手术器械包的名称、装载方法、灭菌参数、卸载检查要求及不得放行的指征等质量标准。

4. 灭菌过程质量标准

包括灭菌员工作职责与质量要求、灭菌过程的物理监测质量标准、化学监测及生物监测的操作规程与质量标准、卸装时对灭菌后物品确认合格的质量标准。

## （四）无菌物品储存与发放质量标准

包括接收时和发放前对所有进入和发放无菌物品有效性的确认标准、无菌物品存放管理的质量标准及无菌物品名称标识的质量标准。

## 四、质量评价指标

### （一）清洗质量监测指标

通过建立质量指标，可逐步形成各种诊疗器械、器具和物品清洗合格的基线，使清洗质量具有可衡量性，从而客观地评价质量控制与改进效果。当器械清洗合格率偏低时，提示灭菌物品质量安全风险增加，工作成本增大。

1. 指标名称

即器械清洗合格率。

2. 指标说明

清洗合格是指器械清洗质量符合 WS 310.2—2016《医院消毒供应中心　第 2 部分：清洗消毒及灭菌技术操作规范》中 5.6.1 的要求，器械表面及关节、齿牙处应光洁，无血渍、污渍、水垢等残留物质和锈斑；功能完好，无损毁。

3. 判断方法

依据 WS 310.3—2016《医院消毒供应中心　第 3 部分：清洗消毒及灭菌效果监测标准》的要求，对清洗后器械、器具和物品应使用目测、放大镜或其他方法检测是否达到规定的质量标准。

器械清洗合格率计算公式如下：

器械清洗合格率 = 清洗合格的手术器械件数 / 清洗手术器械总件数 × 100%

式中，分子是指在单位时间内清洗合格手术器械的总件数；分母是指在单位时间内清洗手术器械的总件数。

单种器械清洗合格率计算公式如下：

单种器械清洗合格率 = 某种器械清洗合格件数 / 某种清洗器械总件数 × 100%

式中，分子是指在单位时间内某种单一手术器械清洗合格的件数；分母是指在单位时间内清洗某种单一手术器械的总件数。

### （二）灭菌质量指标

1. 指标名称

即湿包发生率。湿包是指灭菌物品经灭菌和冷却后，肉眼可见包内或包外存在潮湿、水珠等现象的灭菌包，是灭菌过程质量控制指标。

2. 指标说明

按照 WS 310.2—2016 中 5.8.1.8 的无菌物品卸载要求，灭菌物品冷却时间 > 30min，应检查有无湿包，湿包不应储存与发放，应分析原因并改进。

3. 判断方法

依据 WS 310.2—2016 的要求，也可参照 GB 8599 中 5.8.4.2、5.8.4.3 的要求，敷料包质量的增加应不超过 1%；金属干燥度质量的增加应不超过 0.2%。

湿包发生率计算公式如下：

湿包发生率 = 湿包发生总件数 / 灭菌包总件数 × 100%

式中，分子是指在单位时间内湿包发生总件数；分母是指在单位时间内灭菌包的总件数。

改善标准，指标下降。

# 第五节　质量管理效果评价

## 一、质量管理评价组织

（1）上级管理部门的督导考核。对医院护理部、医院感染管理科或质量控制科等业务主管部门定期开展的考核评价要及时予以反馈，以促进消毒供应中心工作质量的持续改进。

（2）CSSD内部定期质量评价。每周进行工作质量评估、总结，对出现的问题进行分析，对工作原始记录数据进行定期分析，包括是否符合各操作流程环节质量标准、人员操作方法是否遵循操作步骤、工作规程是否科学以及反馈质量的数据有无出现偏差等。

（3）各工作区域工作小组的质量评价。建立工作质量分析记录，包括重点环节的管理要求、工作中存在的问题、推荐好的工作方法和建议等。

## 二、质量管理评价方法

（1）确认质量管理的相应指标是否科学准确地反映器械清洗质量、消毒效果和灭菌效果，以及CSSD内部质量控制效力。

（2）评价CSSD质量组织管理运行机制。质量管理目标明确，定期开展质量分析及质量改进的活动，体现质量持续改进的效果。

（3）岗位工作人员每天对自己完成的工作质量与岗位工作质量标准进行比较，出现偏差应及时查找原因。

（4）定期到临床科室调查无菌物品使用情况，对新引进器械开展培训，及时掌握此类器械特点和清洗包装注意事项，以及手术方式的进展情况，对相应工作流程进行适当调整。做好临床科室满意度调查，包括满意度调查项目、调查形式及调查结果分析等，通过问卷调查的形式了解临床科室对消毒供应中心工作的满意度，不断提升和完善消毒供应中心服务品质。

# 第六节　质量追溯

## 一、质量追溯基本原则

（1）CSSD建立清洗消毒、检查包装、灭菌操作的过程记录。应记录灭菌器每次运行情况，包括灭菌日期、灭菌器编号、批次号、装载的主要物品、灭菌程序号、主要运行参数、操作员签名或代号，以及灭菌质量的监测结果等内容，并留存清洗消毒器和灭菌器运行参数打印资料或记录。

（2）做好清洗、消毒、灭菌质量的日常监测和监测记录。记录反映工作过程和结果的关键要素，定期进行分析。监测记录具有可追溯性，能核查出事件发生的根本原因。

（3）清洗、消毒监测资料和记录保存≥6个月，灭菌质量监测资料和记录的保留期≥3年。

（4）规范灭菌物品包外标识。内容包括物品名称、检查包装人员、灭菌日期、有效期或编号、灭菌器编号、批次。当需要追溯时能提供所需要的信息。

（5）执行对工作过程和结果的关键要素质量监测放行制度。

①清洗质量不合格的器械不得进入包装，退回去污区重新处理。对返洗器械进行登记，

汇总不合格发生数量及原因，针对性地解决并消除不良事件的发生。

②包装质量不合格，如包装材料不合格、重量体积超标、闭合或封闭不合格、灭菌方式选择不当等情况，灭菌包不得进入灭菌。

③灭菌过程物理监测不合格的灭菌物品不得发放，该灭菌器不能继续使用，应及时分析原因并进行改进，直至监测结果符合要求。

④包外化学监测不合格的灭菌物品不得发放，包内化学监测不合格的灭菌物品不得使用。对不合格原因进行分析，可追溯至清洗、检查包装、装载、灭菌等过程记录，针对性进行改进。

⑤灭菌植入物时，应每批次进行生物监测。生物监测合格后，无菌物品方可发放。需要紧急放行时必须符合 WS 310.2 的要求。

⑥生物监测不合格时，排除生物监测假阳性后，应立即启动召回制度。

（6）落实对质量不合格的追溯制度。定期对清洗、检查包装及灭菌等工作环节进行质量评价，对出现不合格的事件，应对整个处理过程的记录内容进行回顾性分析，必要时采用根本原因分析方法，梳理事件发生的原因，对照标准，及时纠正。

（7）建立前瞻性的质量管理。为预防发生无菌物品召回事件，应对重点环节采用有效的预防方法，对每个工作步骤的风险值进行分析，找出预防事件发生的关键环节，采用有效的控制方法。

## 二、生物监测不合格召回事件分析

（1）生物监测结果不合格。对快速自含式的生物监测不合格，操作者应立即报告 CSSD 护士长，并双人复核结果，排除假阳性；使用菌片送检验科生物培养，CSSD 接到检验科阳性结果报告，应及时通知无菌物品发放区停止发放，使用部门应停止使用，并报告主管部门。

（2）CSSD 负责召回上一次生物监测合格以来尚未使用的所有灭菌物品，已经使用到患者身上的临床科室应建立档案，以便跟踪观察。

（3）医院组织专家组评估灭菌失败事件对患者可能造成的影响和伤害风险等，及时采取的相应措施。

（4）进行生物监测不合格的根本原因分析。检查生物监测不合格事件涉及的各个环节，分析不合格的可能原因，采取相应改进措施。解决问题后，对重新使用的灭菌器应按照规范的要求进行灭菌器性能监测，监测合格后该灭菌器方可正常使用。

（5）应对该事件的处理情况及时进行总结，并向相关管理部门汇报。

# 思 考 题

1. 建立质量制度目标及方法是什么？
2. 什么是 CSSD 质量评价的组织与标准？
3. 如何评价 CSSD 工作质量的效果？
4. 尝试应用 1～2 项质量管理方法分析医院 CSSD 的质量问题。

# 第七章　消毒供应中心的成本管理

【学习目标】
1. 理解成本管理相关的基本概念。
2. 认识 CSSD 成本核算的基本要求、目的、分类和方法。
3. 初步掌握成本分析的指标、内容和步骤。
4. 了解 CSSD 成本控制；理解成本预测、成本决策和成本考核的主要内容。

## 第一节　基本概念

CSSD 是全院无菌物品生产和供应集中部门，做好成本管理十分重要。CSSD 人员理解和掌握成本相关概念十分必要。

### 一、成本

成本是商品经济的产物，是商品生产者为生产经营商品而发生的各种物化劳动（劳动对象和劳动手段）和活劳动耗费的货币表现。

CSSD 在重复使用医疗器械的处理过程中所消耗的劳动、物资转化为货币表现的形式，将其运用于成本核算、成本分析、成本控制等，以实现核算运行和生产成本，合理控制成本支出。

### 二、成本管理

成本管理是指企业生产经营过程中各项成本核算、成本分析、成本决策和成本控制等一系列科学管理行为的总称。

医院成本管理是指医院通过成本核算和分析，提出成本控制措施，降低医疗成本的活动。

### 三、成本核算

对生产经营管理费用的发生和产品成本的形成所进行的核算。进行成本核算，首先审核生产经营管理费用，看其是否发生、是否应当发生、已发生的是否应当计入产品成本，实现对生产经营管理费用和产品成本直接的管理和控制；其次对已发生的费用按照用途进行分配和归集，计算各种产品的总成本和单位成本，为成本管理提供真实的成本资料。

医院成本核算是指医院将其业务活动中所发生的各种耗费按照核算对象进行归集和分配，计算出总成本和单位成本的过程。按照对象不同，可分为科室成本核算、医疗服务项目成本核算、病种成本核算、床日和诊次成本核算。其中，科室成本核算是指将医院业务活动中所发生的各种耗费以科室为核算对象进行归集和分配，计算出科室成本的过程。

成本核算应遵循合法性、可靠性、相关性、分期核算、权责发生制、按实际成本计价、收支配比、一致性、重要性等原则。

### 四、成本分类

根据成本核算和成本管理的不同要求，按不同的标准对成本所做的划分。成本分类是做好成本核算的基础条件之一。

成本分类有多种方法。根据生产费用计入产品成本的方式所划分的直接计入成本和间接计入成本是医院使用较多的方法之一。

直接成本是指科室为开展医疗服务活动而发生的能够直接计入或采用一定方法计算后直接计入的各种支出。间接成本是指为开展医疗服务活动而发生的不能直接计入、需要按照一定原则和标准分配计入的各项支出。

### 五、成本分析

成本分析是指利用成本核算及其他有关资料，分析成本水平与构成的变动情况，研究影响成本升降的各种因素及其变动原因，进而寻找降低成本途径的分析方法。成本分析是成本管理的重要组成部分，其作用是正确评价 CSSD 成本计划的执行结果，揭示成本升降变动的原因，为编制成本计划和制定经营决策提供重要依据。

### 六、成本控制

成本控制是指对整个生产过程中各项费用的发生进行引导和限制，使之能按预定目标或计划进行的一种管理活动。成本控制是全员性的，需要项目参建人员的共同努力，但关键是领导层。

## 第二节　成本核算

CSSD 的成本核算是以单一器械或科室作为成本核算单元，消毒供应人员在处理消毒与灭菌产品的全过程中发生的各种物化劳动和活劳动耗费的货币表现。这些消毒灭菌产品为医院内部转移产品。其生产成本包括必要的建筑、各种设备设施和人力等生产经营管理成本的投入，以及从回收到供应处理过程中各种消耗产品的直接成本和管理费用，将这些费用按一定的对象和标准归集和分配，计算出处理各类器械、器具和物品包的成本和单位成本，制定出医院内部转移价格，即 CSSD 与临床科室之间进行内部结算和责任结转时所采用的价格标准，以此将 CSSD 支出成本进行二级分摊，即临床科室应按此价格支付使用费用，临床的支出即为 CSSD 的收入。通过核算科室的收入、支出和结余，达到了解、掌握、管理与发展科室的目的。

### 一、成本核算的基本要求

（1）应遵循《医院财务制度》和国家有关法规的规定，进行成本核算，确定成本开支范围。建立健全 CSSD 原始记录，能对所消毒的物品实际处理耗量进行真实的反映，也能对消毒费用实际支出进行有效控制。由于 CSSD 为医院各科室提供无菌物品，因此，CSSD 的成本核算在更高层面上应纳入医院的整体经济管理中，才能准确反映医院成本。

（2）建立并严格执行 CSSD 物品管理制度，包括各类耗材的计量、检验、领发记录、定期盘点、出入库等。CSSD 对科室物品回收下送的数量统计、耗损折旧等记录进行核算。

（3）建立健全原材料、水电蒸汽、设备设施、器械等消耗定额；严格遵守各项管理制度、操作规程及质量标准的规定，并根据具体情况确定成本核算的组织方式。

### 二、成本核算的目的

（1）进行成本核算能发现 CSSD 管理环节中的问题。如：对不同的工作流程或规程进行成本核算时，可以发现哪个流程或规程的成本最高，设计是否合理，科学地评价质量与效率。根据成本核算所反映的问题，进而明确管理目标，进行改进。

（2）各工作区域的工作效率可以在成本核算的数据中得到客观的反映，每项工作环节均涉及运行成本。因此，在进行成本核算的同时，可以理顺和细化各工作环节的操作及质量标准，客观反映各区域的工作量增减变化。

（3）在间接成本进行核算时，对固定资产分摊计算，可以随时反映设备、器械、器具和物品整个使用周期变化，设备的使用率及产出情况，提高使用率。相对降低间接成本，对其性能质量有更准确的表达，为成本预测、计划和控制提供数据，也为设备更新改造提供依据。

### 三、成本核算的分类

#### （一）直接成本

指可直接计入消毒及灭菌物品生产过程所支出的费用，包括每件或每包产品生产过程所发生的费用。如水、清洁剂、清洗消毒器每炉次运行费，消毒剂、包装材料、化学及生物监测材料、灭菌器每炉次运行及工时等所需的费用。一次性的物品按进货价直接计入。

#### （二）间接成本

指不能直接计入重复使用物品生产过程所支出的费用，包括CSSD管理产生的各项支出：人员费用、培训费、固定资产及器械折旧、修缮费、购置费等其他费用。

1. 人员成本

指CSSD所有直接或间接参与工作的生产人员及管理人员的工资和福利费，包括基本工资：职务工资、津贴、护教龄津贴等；补助工资：卫生津贴、粮煤副补贴、交通补贴、住房补贴、夜餐费、其他补贴（按国家标准）；社会保障费和其他工资：按国家标准发放的奖金等工资性费用。

2. 培训教育费

指CSSD技术人员外出进修或参加学术活动、培训班、继续教育等项目所应付的费用。

3. 管理费

指CSSD耗用的办公用品、电脑、信息系统、电话费、因公出差发生的交通住宿出差补助等费用。

4. 购置费（折旧费）

指按规定提取的固定资产购置及维护费及零星购置费，指CSSD的房屋建筑物、机器设备及家具等固定资产按规定的折旧方法计算的费用。

5. 维修（修缮）费

指CSSD为维护消毒设备的正常运转消耗的各种材料、配件费用等，大型设备保养维修，或突发情况时，需要外送物品灭菌而产生的费用。

6. 职业防护费

指CSSD为保护工作人员安全所产生的费用，如安全面罩、眼镜、工作服、工作帽、手套、拖鞋等，该成本亦包括防烟防火的安全装置，卫生设备通风设置等发生的费用。

7. 低值易耗品费用

指CSSD在运转过程中所消耗的各种低值易耗品所用费用。如各类设备质量监测费，如清洗消毒机、灭菌器及医用热封机等性能验证、空气、物体表面细菌培养、水质检测等费用。

8. 水、电、蒸汽费

指 CSSD 在清洗、消毒等工作中耗用的水、电、蒸汽而产生的费用，其中包括冬天的暖气及夏天的空调以及潮湿环境中使用干燥器发生的耗电费用。

9. 其他费用

指除上述各项以外，难于意料的各种费用，如操作过程中由于某种过失，造成的罚款等。

### （三）CSSD 成本核算

是指直接成本加上间接成本的综合计算。但由于各医院情况不同，核算的归集和分配的方法有所不同。

## 四、成本核算的方法

### （一）按工作区域分别计算间接成本

包括电费、水费、蒸汽费用、人工费用、房屋折旧费、设备折旧费、设备维护保养费等。将间接成本分摊到 4 个工作区域，可计算出工作区域的基础成本。对医院固定资产折旧年限，按照《医院财务管理》规定执行。如房屋及建筑物折旧年限为 50 年；各类消毒器、灭菌器等为 6 年；电脑信息化系统为 5 年；空调机组为 10 年。

### （二）按每项操作流程计算直接成本

根据回收＋清洗、包装、灭菌、存放＋配送 4 个流程进行各项成本计算。对每件物品的成本从回收到配送每个环节所形成的生产消耗费用均清晰明了。

### （三）灭菌包内所有物品均由 CSSD 购置

灭菌包成本费用为直接成本＋间接成本。直接成本包括工时与材料费，对处理器械所需消毒剂、清洁剂、除锈剂、润滑剂、包内包外化学指示物、B-D 测试包、生物指示物、包装材料等物品按购入价核算费用，器械与包装材料费等均纳入直接成本进行核算，多次使用的物品应按照使用期限或次数分摊费用，一次性用品则按进价进行核算。再加上间接成本分摊的费用。

### （四）灭菌包内专科手术器械归科室购置

灭菌包成本费用为直接成本＋间接成本。器械费或折旧费由医院计入科室成本，而CSSD 核算成本分配时不计入科室灭菌包重复使用费用之中。

### （五）区域化集中供应无菌包成本核算

区域化集中供应考虑转运车辆保险费、折旧费、油耗费及车辆清洗消毒费、转运周转箱折旧费及清洗消毒费、驾驶员工资、质控员工资、各种应急处理增加的成本费（特别天气、路况、非正常时间应急供应）等。不同的器械供应模式，如租赁式器械无菌包和自行提供器械无菌包成本核算方式不同，租赁式无菌包器械折旧费列入成本计算范畴，并考虑器械报损成本。腔镜精密器械不主张租赁，由使用方自行提供。

### （六）成本核算实例

1. 单一器械平均成本核算

如果医院 CSSD 全年直接费用为 280 万元，全年间接费用为 20 万元，全年清洁器械总数为 300 万件，因此每件器械成本费是（2800000+200000）/（300×10000）=1 元，则每个小手术包（16 件器械）成本费是 16 元。

每个小手术包成本费计算如下：

小手术包成本费 = 每个灭菌器械清洁消毒及灭菌成本费 × 每包器械个数

每个器械成本费 =［全年直接费用 + 全年间接费用（1+…+9）］/ 全年处置器械总数 ×100%

上述项目为使普通的手术包及各类诊疗器械、器具及物品，由 CSSD 生产为无菌状态所付的成本，最后应用于患者的治疗和检查时获取经济效益。此种方法简单直观，反映 CSSD 总的成本核算，但未能清晰地反映每件无菌器械生产过程成本是否合理，是否在成本计划之内，各种器械生产过程成本的差异性没有很好地体现。

2. 单一器械机械清洗消毒成本核算

（1）间接成本

设备折旧 28 元 / 次。计算方法：机械清洗消毒器平均每台 306000 元，6 年使用折旧 51000 元 / 台·年，平均每日折旧 140 元 / 台，每日使用 5 次平均折旧 28 元 / 次。人员成本根据需要的工时数计算，其他项目按平均数核算。

（2）直接成本

按照直接发生的费用，不同器械清洗消毒、包装和灭菌的方法不同，成本产生就会有差异，在成本核算时可根据器械处理流程的每个环节相加，但 CSSD 首先建立的基础数据要尽量准确。如清洁剂成本，包括碱性清洗剂：每次 45mL，每次 5.23 元；多酶清洗剂：每次 45mL，每次 11.54 元；润滑剂：每次 35mL，每次 10.36 元；除锈剂 0.045 元 / 个；超声清洗：每次加酶 100mL，100mL 酶价格 25.62 元等，这些基础数据十分重要，利于自动成本核算。

例如，弯盘及治疗碗的清洗成本核算：每次清洗弯盘 72 个 / 次，0.0725 元 / 个，每机 / 次：28+0.0725×72=33.22 元；治疗碗 108 个 / 次：0.0484 元 / 个，机 / 次：28+0.0484×108≈33.23 元。

多酶清洗剂：每次 45mL，每次 11.54 元；润滑剂：每次 35mL，每次 10.36 元。

血管钳清洗成本核算：每次清洗 300 个 / 机，（11.54+10.36）/300=0.073 元 / 个

小号镊清洗成本核算：每次清洗 700 个 / 机：（11.54+10.36）/700≈0.0313 元 / 个

呼吸机管道：11.54/6 套≈1.92 元 / 套

每件小钳：不除锈 0.0313 元 / 个，需除锈 0.0313+0.045=0.0763 元 / 个

每件小钳：需除锈 28+0.0762×700+10.36=91.70 元

不除锈 28+0.0313×700+10.36=60.27 元

此计算方法较科学、合理，可操作性强，总成本与 CSSD 实际成本相对应，从经济上进行管理测算，可以科学地评估各工作流程的合理性，清楚每个工作环节的成本价格，利于改进工作流程，降低生产成本。但是，当成本组合各种因素发生价格变化时，进行价格调整的工作量较大。

（3）运用计算系数进行成本核算

消毒器械、器具和物品种类繁多，体积大小与消毒要求可能区别很大，在回收、清洗、消毒、包装、发放过程中若为每样物品设定单价工作量会较大，可将数量较多且常见的物品体积作为参照，系数设为 1，其他消毒物品按体积或其他依据设定相关系数。

例如，高温消毒时，若将普通消毒碗大小体积的物品系数设定为 1，其他各类物品定好系数后，只要消毒碗的成本计算出来，其他物品在高温消毒这一环节中的成本便可以马上算出。

3. 硬式内镜器械成本核算

以过氧化氢低温等离子灭菌为例。

（1）间接成本

①灭菌器折旧、维护保养成本。

②折旧成本/年＝［所有设备成本总价（3台设备购置价格之和80万元+240万元+130万元=450万元）÷10年使用寿命=45万元/年。

灭菌器折旧、维护保养成本/物品（件）＝折旧成本45万元/年+设备维护保养费（设备总价10%）45万元/年÷365天÷3台÷平均灭菌6锅次/天÷平均灭菌6包（8件/包，设备装载量要求）/锅次=设备折旧维护成本2.85元/件。分3档，0.9（气腹针等）：2.56元/件（小包）；1.0（腹腔镜操作钳等）：2.85元/件（中包）；1.1（吸引器、镜头等）：3.13元/件（大包）。

③人力资源成本

一套腔镜8件套：处置时间＝回收手工清洗时间25min+质量检查包装10min+灭菌时间5min=40min；每天8h工作时间，每天平均处置12套器械；月收入9000元，300元/日；300元÷12套=25元/套；25元÷8件/套=3.125元/件，平均3.125元/件。以8件套常规器械测算，根据清洗难易程度所需时间及风险系数不同，分3档，0.9（气腹针等）：2.80元/件（小包）；1.0（腹腔镜操作钳等）：3.125元/件（中包）；1.1（镜头、吸引器等）：3.43元/件（大包）。

④其他成本

管理费+培训教育费+职业防护费等1.0元/件。分3档0.9（气腹针等）：0.9元/件（小包）；1.0（腹腔镜操作钳等）：1.0元/件（中包）；1.1（镜头、吸引器等）：1.1元/件（大包）。

（2）直接成本

①清洗耗材成本

医用清洗剂：200mL/批次，4套/批次，0.24元/mL，平均1.7元/件。医用润滑剂：250元/瓶，平均175套（1400件）用3瓶，即0.54元/件。平均每批次用水0.5吨，用电2度，水费0.071元/件，电费0.058元/件。

②包装耗材成本

包装材料，建议根据每厘米价格核算（袋卷2000元/（长100m、宽25cm）=20元/m，袋卷1400元/（长100m、宽20cm）=14元/m，袋卷800元/（长100m、宽10cm）=8元/m；包装袋（长70cm、宽25cm）/大包=14.00元（镜头、吸引器等1.1系数物品）、包装袋（长70cm、宽20cm）/中包=9.8元（腹腔镜操作钳1.0系数物品）、包装袋（长30cm、宽10cm）/小包=2.4元（气腹针0.9系数等）、条形码和碳带0.5元/张、包内指示卡1.20元/张。

③灭菌耗材成本

卡匣157.8元/锅次、生物指示剂21元/锅次（126元/天÷6锅次/天）。3.73元/件（6包/锅次，8件/包）＝（卡匣157.8元/锅次+生物指示剂21元/锅次）÷48件，镜头灭菌29.8元/个（6个/锅次）＝（卡匣157.8元/锅次+生物指示剂21元/锅次）÷6件。

（3）腔镜器械及镜头处置价格（单位元）

①件/小包：2.56+2.80+0.9+1.7+0.54+0.071+0.058+2.40+0.50+1.20+3.73=16.46元，16.46+16.46×15%（医院综合考虑上浮的一定基数）=18.93元/件≈19元/件

②件/中包：2.85+3.12+1.0+1.7+0.54+0.071+0.058+9.80+0.50+1.20+3.73=24.57元，24.57+24.57×15%（医院综合考虑上浮的一定基数）=28.26元/件≈28元/件

③件/大包：3.13+3.43+1.1+1.7+0.54+0.071+0.058+14.00+0.50+1.20+3.73=29.46元，29.46+29.46×15%（医院综合考虑上浮的一定基数）=33.87元/件≈34元/件

④镜头：3.13+3.43+1.1+1.7+0.54+0.071+0.058+14.00+0.50+1.20+29.8=55.53元，55.53+55.53×15%（医院综合考虑上浮的一定基数）=63.86元/个≈64元/件

备注：不同地域人力资源成本、医院设备、耗材价格等多种因素影响最终成本核算价格；腔镜器械多件组合包装包内指示卡及包装材料避免重复收费；区域化集中供应腔镜器械成本核算要全方位考虑，而且成本受各种因素影响，例如消毒剂的价格变化等，可能经常需要调整成本。各类物品在各环节中的系数设定好之后，发生变动时易于批量调整成本。

4. 半成本核算法

某院为减轻临床支出负担，将 CSSD 的人员、培训成本和房屋、设备设施等固有资产的购置费用，单独进行成本管理，只对物品处理过程中所有的消耗成本进行核算，要求是：CSSD 应节约成本，降低消耗；数据真实可靠、可复核。对于重点项目，力求精确，如包装消耗、灭菌消耗；对于琐碎项目，从简处理，如清洗消耗、耐用品固有成本；成本分摊原则为谁受益、谁承担，受益越大，支付比例越大；定期调整收费标准，由粗到细循序渐进。每月结算，提交临床支出报表；每年统计总支出和总收入，以支定收，收支平衡；通过成本分析，发现升降的各种因素及其变动原因问题，进行控制，努力降低采购成本，优化工作流程，避免资源浪费。

成本控制方案如下：

（1）供应模式：先收后供，灭菌包均存放在临床，CSSD 不设库存，只备应急物品包。

（2）各灭菌包的内容及包装方案：按临床需要进行组合；按使用频率设计包装。

（3）归类收集支出数据：将各领用物质库中所有物品均定好属性，分为清洗消耗、包装消耗和灭菌消耗，方便归类。

（4）各科按需合理设置各灭菌包的使用基数；每个灭菌包的成本包括耐用品的购置费、报废更新费和再处理的成本收费。

（5）耐用品的购置费：即各灭菌包内所有物品的固有成本费由使用科室支付。

（6）耐用品的报废更新费：CSSD 负有监管职责，谁损坏谁承担，谁丢失谁承担；对全院通用的物品，CSSD 将不负责分摊报废物品的金额；对于废旧毁损的器械、器具和物品按照固定资产管理规定处理，多用者多分摊；对专科物品，由各专科自行再购置补充。

（7）制定再处理成本收费标准：以单个物品包为计算单位，以每个物品包从回收到发放为成本核算期，每个物品包的处理费用均应包含清洗消毒费、包装监测费，灭菌类物品还应根据物品的性质选择高温或低温的灭菌处理费。具体核算方法如下：

①清洗消毒成本费。包括各种洗涤剂、消毒剂、刷洗工具、防护用具和用电、用水、压缩气，以及清洗、消毒、制水等设备设施在去污区工作的所有消耗，另外将垃圾、办公等其他一切间接成本的消耗均归此项目收费中。每年将此项支出成本单独核算，来验证每件器械处理的成本收费是否合理，进行调控，即用全年总费用，除以全年清洗器械总量，得出平均每件器械的处理费。

根据每年成本核算情况，采取按每个物品包中器械件数的多少，划分不同等级的收费方式。以每包30件器械收费5元为基准，≤30件的物品包，按每件器械0.16元计算；≥30件，按每增加30件加收4元、5元、6元……的方式累计，即包内器械件数在30~60件，收费9元；60~90件，收费10元……。

②包装监测费。对各个物品包，按规范要求制定包装方案，按包装实际消耗进行收费，包括包装材料、保护、吸湿材料和包内外化学监测，以及封包、标识的消耗。一次性耗材

按各规格的购入单价计入，复用的纺织布一用一洗，按洗涤费的单价计入，如果各类耗材的报价有变动，则收费随之做相应调整。

③高温灭菌及效果监测费。按每个物品包的体积、占用灭菌柜内的空间进行核算收费。首先，计算出平均每批次高温灭菌器需消耗的成本，包含 B-D 测试、化学 PCD 监测、灭菌器生物监测、用水电蒸汽、打印纸和灭菌器维护的费用；其次，测量灭菌装载车每一批次的标准装载量：将各种常用的、有代表性的物品包，规范装载在灭菌装载车上，并使空间利用最大化，实际测出一批次可装载灭菌该型号的物品包的总数；最后，求出各种规格物品包的灭菌费 = 每批次灭菌成本费 ÷ 该规格包的一批次装载量。例如：一个缝合包的灭菌费 = 每批次灭菌成本 150 元 ÷ 一批次装载量 220 个 ≈ 0.68 元 / 包。按上述方法计算出各种常见规格的物品包的高温灭菌费。

④低温灭菌及效果监测费。按灭菌每批次专项收费，即每个物品包只含清洗消毒费和包装监测费，由急需灭菌的科室支出，当其他科室灭菌物品的体积累积达到灭菌一批次的装载量时，支付一次灭菌费，每年年底统计收取。

按上述方法逐个核算出各个物品包的再处理成本费，录入系统中，每回收处理一次，临床就支付一次处理费用。

无论是直接成本，还是间接成本，其费用为可变成本，我们可以通过完善操作规程，降低工作时数，提高工作效率与质量；规范无菌物品标准化，降低成本；科学安排班次，控制工作人员人数；根据岗位要求，聘请合适人员，减低工资成本。比如，根据 CSSD 工作性质，特别是设备自动化的普及，有专业护理技术的护理人员可减少，经过培训的相关工作人员可增加。同时可以通过提高工作效率，实行节约措施，对设备及各种材料的购置实行招标等措施，从而达到降低成本、提高经济效益、增强 CSSD 竞争能力的目的。

# 第三节　成本分析

CSSD 是全院重复使用无菌物品生产部门。通过对污染器械、器具及物品清洗消毒及灭菌的整个生产过程，最终产出无菌物品，整个过程需投入相当的资金，而这部分投入资金是医疗技术的支出成本，但在医院成本核算时，这部分的支出是医疗技术收费项目考虑的因素，通过收费定价成为临床科室的收入。因此，CSSD 成本核算仅仅用简单的月报支出与收入，并不能真正反映 CSSD 所付出经济资源的价值。通过成本分析计算公式中的所有数据，有助于帮助 CSSD 管理者清楚地看到成本管理中的多种复杂因素，并从中找到最佳的成本控制途径，从而真实地反映 CSSD 的成本核算，正确评价 CSSD 成本计划的执行结果，揭示 CSSD 成本升降变动的原因，制定合理的成本升降率和成本收入率，为科学地做好 CSSD 成本计划和决策提供重要依据。

## 一、成本分析指标与内容

### （一）成本分析指标

CSSD 成本分析是指运用成本分析的技术方法，通过对比分析，完成对实际成本数据变动率及其原因分析、实际成本数据与历史平均（或上期）成本数据的变动、实际成本中各项成本类别数据比例计算。通过分析比较，可以更清楚地了解 CSSD 实际运行成本与成本计划之间、与上期成本之间是否存在差异，成本支出与收入所占的比例，有助于帮助 CSSD 管理者掌握不同时期成本变动发展的趋势。可以选择成本升降率作为 CSSD 的成本分析评价方法。

计算公式为：成本升降率 =（实际成本 - 计划成本）/ 计划成本 ×100%

成本升降率（与上期对比）=（实际成本 - 上期成本）/ 计划成本 ×100%

例如：某医院 CSSD 某一年实际成本支出是 312800 元，计划成本是 325000 元，则此 CSSD 当年的成本升降率为：（312800-325000）/ 325000×100%=-3.75%

从中可以得出 CSSD 实际运行成本比工作计划或医院对 CSSD 的成本控制目标相差 3.75%，根据此指标，进行原因分析。找出合理的变化数据，对不合理的因素进行控制。

医院 CSSD 如何评价收入？CSSD 的运行具有特殊性，不是直接以货币数据反映收入，部分收入是隐性收入或在"医疗收入"科目内。所以，CSSD 数据关键是综合指标的变化趋势，而不是用简单数据与临床科室进行比较。

### （二）成本分析内容

分析内容包括 CSSD 建筑及装修成本、设备投入及维修成本、管理成本、消耗材料及人力资源成本。人力资源与人的知识、能力和内在的创造性资源密切相关，而此部分对费用成本、工作量、工作的分配及考核等有很大的影响。

## 二、成本分析步骤

CSSD 构成消毒及无菌物品成本的项目较多而复杂，下面仅以主要项目如人员成本（间接成本）、材料费用（直接成本）、工作流程费用（直接成本）等作为代表性项目进行分析，说明其分析的步骤和方法。

### （一）人员成本费用项目分析

人员成本费用项目分析是指 CSSD 在处理每件器械步骤的工时消耗量和小时工资额。工时消耗量增加，小时工资额的费用支出也会增加。如阑尾手术器械包，从污染器械回收开始，直至达到无菌状态送达手术室，其中用了多少工时？而承担这些工作人员花费工时的工资额，最后形成人员成本费用。工时消耗变动的影响和小时工资额变动的影响可用下列公式计算：

工时消耗量变动的影响 =∑［（实际单位工时消耗量 - 基准单位工时消耗量）× 基准小时工资额］

小时工资额变动的影响 =∑［（实际小时工资额 - 基准单位工资额）× 实际单位工时消耗量］

其中：

（1）实际单位工时消耗量：医院 CSSD 重复使用某件器械或某个无菌物品工作人员所花费的时间。

（2）基准单位工资额："基准数"可根据医院的需要选择本单位年度计划数、医院定额数、上年实际平均数等数值。

（3）基准单位工时消耗量："基准数"可根据医院 CSSD 操作规程、医院定额数、以前历史平均数和其他医院同行先进水平等数值。

从计算公式可以清楚地看到，小时工资额变动的影响是非常少的。工时消耗量变动的影响则可以通过优化工作流程，改变工作方法和人员工作态度等，对每个工作环节制定科学的单位工时消耗量的基数，从而降低实际单位工时消耗量。反之，则会增加实际单位工时消耗量，因为消极怠工也是增加产品工时消耗量的影响因素。有时我们看到，不同医院

CSSD 的人员数量相差不大，但工作量和工作质量却有明显差异。

### （二）材料费用项目分析

CSSD 的产品成本中材料费用影响的基本因素是单位产品（每件或每包无菌物品）材料耗用量和材料单价。它们对单位产品影响的计算公式如下：

材料耗用量变动的影响 $=\sum$（实际单位耗用量－基准单位耗用量）× 基准价格

材料单价变动的影响 $=\sum$（实际单价－基准单价）× 实际耗用量

式中的"基准数"是指计划数、定额数、上年实际平均、历史或其他医院同行先进水平等数值。

材料耗用量变动影响除了材料单价上涨等外界的影响因素外，大部分是 CSSD 的成本管理是否有效。如 CSSD 的清洗剂、包装材料等价格因素；使用设备维护不到位，导致维护耗材费用增加；设备价格高于其他医院等。这些应该是能够控制成本的。

### （三）工作流程费用项目分析

对 CSSD 而言，工作流程费用是成本核算、成本控制中非常重要的环节。对每件无菌物品的生产，工作流程是否最佳，清洗消毒、包装和灭菌是否能一次达到质量标准，器械使用寿命是否尽可能延长等，这些需要建立良好的管理流程和工作操作规程。现在，许多医院 CSSD 常常按照习惯完成工作岗位的生产任务，显然是高耗成本的工作模式。因此，CSSD 管理要通过对不同工作流程选择量化的方法进行成本分析，找到对产品成本中制造费用影响的基本因素，包括单位产品工时消耗量和材料耗用量两方面的成本影响因素。

# 第四节　成本控制

医院 CSSD 成本控制是指在生产无菌物品的过程中，使产品成本控制在预定的成本范围之内的一种管理行为。什么是预定的成本范围？有些医院 CSSD 的管理者常常认为盲目地制定无菌物品价格、片面地追求高收入，购买价格低廉的耗材，就是成本控制。成本控制内容包括物品采购成本和保存成本控制，清洗、包装成本和质量成本的控制，灭菌成本控制等。既有材料成本，也有人员成本，重要的是工作流程与质量成本。因此，医院 CSSD 成本控制包括成本计划、核算、分析、控制和考核等方面。通俗地说，就是花最少的钱完成最有价值的任务。最有价值体现在质量安全。这与我们常说的"少花钱，多办事"又有所不同。

## 一、成本预测

除成本核算外，成本预测也是成本控制重要的环节，CSSD 管理者在掌握 CSSD 总成本运行基础数据的基础上，对直接成本与间接成本容易发生的变动因素，要持续地进行控制，并用积极的状态适应不可控制的因素。如根据与成本有关的多种数据资料以及发生物价的变化等对未来成本的水平及其变化趋势进行科学的预测，包括日测、周测、月测以及季测、年测，由此可以提高 CSSD 成本控制的有效性。例如，由于棉织品不断涨价，如果某年 60cm×60cm 包布成本价是 4.7 元，第二年成本预测为 5.8 元，而第三年包装成本中 60cm×60cm 的包布成本应是 ≥5.8 元。当医院床位及手术量增加时，对原来各种小手术包或普外手术包，与临床科室积极沟通，尽量实行标准化生产，减少同种手术不同器械包的差异，标准化生产可以很好地控制质量，并达到成本控制的目的。

## 二、成本决策

在成本预测的基础上，应根据医院 CSSD 的实际情况进行卓有成效的成本决策，提高生产效率，改进技术，降低成本，并制定年度目标成本计划，具体规定在计划期内为完成临床所需消毒灭菌任务所应支出的成本费用，采取各项相应措施，对 CSSD 成本核算所提供的数据和相关资料进行定期分析，和前一年同期情况以及其他医院 CSSD 的成本进行比较，确定成本差异，分析成本变动因素及原因，及时采取有效措施，消除偏差，进一步降低成本。例如，某院 CSSD 预测每把剪刀清洁成本是 1 元，但在成本分析中发现，每把剪刀清洁成本实际是 1.2 元，成本偏差 0.2 元。通过查找原因，发现润滑剂改用了有效时间为 3 天的长效溶液，价格增加，但润滑剂实际上每天更换，因此，造成了成本的上升。针对这个因素，更换润滑剂，把成本降了下来。又如，包装区的统计的钳类器械清洗合格率仅 76%，需要重新清洗，这意味着钳类器械清洗量增加 24%，涉及的人员费用、器械折旧费用、清洗费用及设备运行成本费用相应增加，反映工作流程不能达到良好的质量控制和成本控制。因此，需要对其原因进行调查、分析，寻找好的清洗方法，包括临床科室存放和使用的质量要求等一系列的控制手段。这些有效的成本控制，取决于正确的成本决策，包括建立管理制度、持续改进的质量机制、规范的操作规程和全员参与的成本控制运行机制。

## 三、成本考核

医院对 CSSD 进行总成本管理的考核，包括 CSSD 管理者的成本决策、成本控制、成本核算及成本分析等一系列工作，达到医院对 CSSD 的成本管理目标。如对大型医疗设备实行责任制，指定专人管理，制定操作规程，建立设备技术档案和使用情况报告制度。而 CSSD 管理将成本考核列入工作人员绩效的考核范围，首先应尽可能分解成本的计划，进行分析并分解落实到 CSSD 各班组的工作人员，做到岗位职责、责任和绩效目标明确，使工作人员承担质量与经济的责任，并根据绩效管理的具体实施方案进行考核，达到成本控制的效果。例如，由于去污区人员工作效率低，器械不能及时清洗交包装组包装，造成包装人员需加班才能完成任务，产生了加班费，这个责任应由去污组人员负责，因此，应对去污组和包装组的工作人员的绩效分配有所差异。

# 思 考 题

1. 成本管理的基本概念是什么？
2. CSSD 成本核算的分类的主要内容是什么？
3. 举例说明成本核算的方法。
4. 什么是成本分析的指标与步骤？
5. 如何理解 CSSD 成本控制"花最少的钱完成最有价值的任务"中的"最有价值的任务"？

# 第八章 医院感染预防与控制

## 【学习目标】

1. 认识医院感染预防的重要性和必要性。
2. 熟悉标准预防的概念、措施；掌握正确使用个人防护用品的方法。
3. 认识手卫生的重要性并掌握正确的洗手方法。
4. 掌握 CSSD 区域划分与管理的感染控制原则。
5. 掌握职业暴露，如针刺伤的防范措施和处理程序。

## 第一节 标准预防

### 一、标准预防概念

美国疾病预防控制中心（CDC）1985 年提出普遍预防（universal precaution）、1987 年提出身体物质隔离（body substance isolation，BSI）后，于 20 世纪 90 年代早期又对隔离系统进行了修订，提出了"标准预防"（standard precautions）的概念，并于 1996 年 1 月由医院感染控制咨询委员会（The Hospital Infection Control Practices Advisory Committee，HICPAC）正式发布实施。

标准预防是针对医院所有患者和医务人员采取的一组预防感染措施，包括手卫生，根据预期可能的暴露选用手套、隔离衣、口罩、护目镜或防护面屏，以及安全注射。同时包括穿戴合适的防护用品处理患者环境中污染的物品与医疗器械。

标准预防理念是指接触所有患者（不论患者是否被诊断为感染性疾病）及其污染的器械（不论是否确认器械被感染疾病患者所使用），都应使用防护用品，建立"保护医务人员避免接触感染因子的屏障"，从而更加有效控制感染源，切断感染途径，保护易感人群，最大限度地降低医务人员与患者之间、患者与患者之间可能造成的疾病传播，实现双向的保护。

标准预防主要措施包括：①手卫生，接触污染物品后立即洗手；②选用个人防护用品，避免接触患者的体液和非完整的皮肤；③呼吸道卫生，避免喷溅，防止经空气飞沫传播污染；④正确处理医疗废物；⑤保持环境清洁，及时处理污染物。

### 二、标准预防实施原则

根据标准预防概念，CSSD 三项行业标准规定了以下标准预防的原则。

（1）CSSD 的所有"污染诊疗器械、器具和物品都应视为具有感染性"，改变了将污染器械、器具和物品分类为"感染"和"非感染"的做法。

（2）工作人员接触回收污染诊疗器械、器具和物品必须严格执行标准预防，符合 WS 310.2—2016《医院消毒供应中心 第 2 部分：清洗消毒及灭菌技术操作规范》中附录 A 的要求。

（3）被朊毒体、气性坏疽及突发原因不明的传染病病原体污染的诊疗器械、器具和物品执行特殊处理程序，应根据 WS/T 367—2012《医疗机构消毒技术规范》的规定，进行严格处置。

### 三、标准预防措施

#### （一）手卫生

根据 WS/T 313—2019《医务人员手卫生规范》相关规定，CSSD 工作人员应从以下方面做好洗手或卫生手消毒。

（1）洗手设施：配备流动水洗手设施；采用非手触式水龙头开关；配备合适的清洁剂和干手物品；卫生手消毒剂。

（2）手卫生原则：正确选择洗手或卫生手消毒。当工作人员接触患者血液、体液和分泌物以及其污染的物品后应洗手；手部有血液和其他可见污染时应洗手；手部没有肉眼可见污染时，宜使用速干手消毒剂消毒双手代替洗手。应根据工作需要在 CSSD 去污区、缓冲区（间）和清洁区等合理设置洗手设施，方便使用。

（3）手卫生指征：CSSD 工作人员应保持手部的清洁。进入检查包装及灭菌区、无菌物品存放区、离开去污区；接触污染物品后、接触清洁物品前、器械检查包装前、接触无菌物品前需进行洗手或卫生手消毒。

（4）手卫生方法：洗手时应遵循 WS/T 313—2019《医务人员手卫生规范》中附录 A 的规定，即在流动水下淋湿双手，取适量洗手液（肥皂），均匀涂抹至整个手掌、手背、手指和指缝，认真揉搓双手，在流动水下冲洗干净，干燥双手，取护肤液护肤。卫生手消毒时，取适量手消毒剂于掌心，均匀涂抹双手，按照洗手步骤认真揉搓直至手部干燥。洗手和卫生手消毒均应认真揉搓双手至少 15s。卫生手消毒后，手部监测的细菌菌落总数应≤10CFU/cm$^2$。

（5）注意事项：洗手应配备洗手液，洗手液使用非接触式洗手液容器盛装。如采用重复使用的洗手液容器，则应定期清洁与消毒，使用的肥皂应保持清洁与干燥。应配备干手用品或设施，如采用擦拭手巾应一次一用一消毒；须配备洗手流程及说明图。

#### （二）工作服及隔离衣

（1）使用原则：为保护和维持工作环境安全，有效地做到洁污分明，避免交叉污染，去污区的防护衣 / 防水围裙不应在清洁区交叉使用，应定期更换。防护衣 / 防水围裙是指定进入去污区用于保护工作人员避免受到血液、体液和其他感染性物质污染的防护用品，应为后开口，并为长袖。能够遮盖住全部衣服和外露的皮肤，同时具有防水性能。如防护衣没有防水性能，必须穿戴有防水性能的围裙、防水袖套或长袖手套。重复使用的防护衣和防水围裙每班用后清洗和消毒，如出现穿孔渗漏应及时更换。

（2）使用指征：进入去污区工作前，应在缓冲间或缓冲区内穿防护衣 / 防水围裙。离开去污区时，洗手后进入缓冲间或缓冲区脱去，然后再洗手或卫生手消毒离开。

（3）防护衣 / 防水围裙穿脱方法：参见 WS/T 311—2009《医院隔离技术规范》中附录 D。

（4）注意事项：防护衣 / 防水围裙只限在规定的区域中使用和穿脱。使用前应检查有无破损。使用中，衣服出现渗水或破损应及时更换。脱去后应放在指定的地点，避免污染。

#### （三）工作帽

（1）使用原则：工作帽为圆帽，佩戴时应遮住全部头发。去污区使用工作帽的目的是防止污染头发。而包装区使用工作帽的目的是防止包装过程中头发掉入器械包内。

（2）使用指征：进入去污区、包装区的缓冲间，工作人员必须戴工作圆帽，每天下班或被污染时应及时更换、清洗、干燥、备用。

（3）注意事项：可使用棉布和一次性材料制作的工作帽，CSSD 工作人员在各项操作中都应佩戴和使用，避免头屑毛发污染物品和环境；棉布工作帽每天应更换、清洗，如被血液、体液污染应立即更换。

**（四）护目镜 / 防护面罩**

（1）使用原则：护目镜 / 防护面罩是防止操作中血液、体液等具有感染性物质喷溅到操作人员的眼部和面部的防护用品。

（2）使用指征：在去污区进行手工清洗或倾倒污染液体等易产生液体喷溅的操作时应佩戴和使用。

（3）注意事项：重复使用的护目镜 / 防护面罩宜专用，需每天清洗和消毒。护目镜 / 防护面罩戴摘方法参见 WS/T 311—2009《医院隔离技术规范》中附录 B。

**（五）口罩**

（1）使用原则：口罩能阻止血液、体液和飞溅物传播。去污区工作人员宜选用外科口罩，有效避免和隔离污染喷溅。

（2）使用指征：进入去污区操作时应戴口罩，佩戴口罩前必须洗手，口罩需紧贴面部，口罩应完全覆盖口鼻和下巴。

（3）注意事项：使用口罩的方法参见 WS/T 311—2009《医院隔离技术规范》中附录 A。外科口罩有颜色的一面朝外，鼻夹应固定在鼻梁上。根据传播途径，正确选择相对应的口罩种类。应保持口罩清洁，被污染时及时更换。

**（六）手套**

（1）使用原则：医用清洁手套是防止病原体通过手传播疾病和污染环境的防护隔离用品，是避免操作人员直接接触感染性因子的重要隔离措施和方法。棉手套用于接触高温清洗、消毒、灭菌后的物品和设备防止烫伤。橡胶长袖手套多用于清洗操作。

（2）使用指征：去污区工作人员接触污染器械和物品时，必须戴清洁手套。由于处理器械和物品容易造成手套破损，可佩戴两层手套（橡胶材质）。清洗操作中可使用材质较厚、耐磨性能好、袖口较长的工作手套。戴脱手套的方法参见 WS/T 311—2009《医院隔离技术规范》中附录 C。高温处理的物品时，接触过热的灭菌设备和蒸汽管路、阀门应使用防烫的棉手套。

（3）注意事项：一次性手套必须一次性使用。重复使用的橡胶工作手套，每天用后应清洗、消毒和干燥。

**（七）工作鞋**

（1）使用原则：工作鞋应具有一定的防水性，鞋底防滑易清洁。工作鞋能够完全保护脚面，不露脚趾，防止被锐器扎到脚部或脚趾。清洁区、工作人员活动区与去污区操作人员工作鞋不应交叉使用。

（2）使用指征：工作人员进入工作部门应穿指定的工作鞋（清洁）。进入去污区工作人员应穿专区使用的工作鞋（污染），离开去污区时应在去污区缓冲间（区）换鞋。

（3）注意事项：去污区专用鞋和清洁区工作鞋应标明放置位置，不应混乱放置。离开工作区域，不应穿操作区工作鞋。

# 第二节 医院感染管理

CSSD 应建立医院感染预防管理小组，设组长和组员。管理小组承担制定和督促落实各项医院感染防控制度的责任。制定 CSSD 感染预防制度，主要包括《CSSD 感染管理小组职责》《消毒隔离制度》《环境卫生管理制度》《清洗、消毒与灭菌的监测与追溯制度》和《职业伤害的处理及报告制度》等。

## 一、CSSD 感染管理小组职责

（1）制定部门感染管理制度并负责实施。

（2）严格执行医疗器械、器具和物品感染风险分类和质量标准，开展消毒灭菌工作的感染管理。内容包括：进入人体组织、无菌器官的医疗器械、器具和物品必须达到灭菌水平；接触皮肤、黏膜的医疗器械、器具和物品必须达到消毒水平；各种用于注射、穿刺、采血等有创操作的医疗器具必须一用一灭菌。医疗机构使用的消毒药械、一次性医疗器械、器具和物品应当符合国家有关规定。一次性使用的医疗器械、器具和物品不得重复使用。

（3）参与部门质量的监测管理工作和问题报告。重点督导外来医疗器械及植入物的质量追溯及召回流程的执行和改进。

（4）指导各项消毒隔离措施的落实。定期评价环境安全、人员防护措施执行情况，以及洗眼器等防护设施用具的完好情况。

（5）应学习医院感染预防相关知识，开展相关感染防控知识和措施的岗位培训工作。

## 二、预防医院感染的管理措施

实施标准预防和消毒隔离措施，进行区域环境、人员、物流感染预防控制及管理，包括实施明确划分工作区域；人员分区相对固定岗位；物品分区分类放置；使用设备分区等管理措施，使物品处理流程由污到洁、单向流程，有效控制交叉污染和污染扩散。

### （一）去污区的医院感染管理要求

去污区是进行回收、分类、清洗、消毒（包括运送器具的清洗消毒等）的区域，为污染区域。主要房间包括器械清洗间、洗车间、污染物品进入通道、去污区缓冲间等。去污区应按照污染区域消毒隔离要求进行管理，其物品流向、个人防护、环境卫生等应符合去污区消毒与隔离的规定。

1. 环境管理

去污区和检查包装及灭菌区之间应有实际屏障。通过设置人员进出缓冲间、污染物品接收区和清洗物品传递窗等建立与检查包装及灭菌区的通道。区内门和传递窗保持关闭状态。专设并固定使用分类操作台、清洗水池、洗手池、洁具清洗池等。地面、台面被血液、体液等污染后，随时进行清洁和消毒处理。每班次应进行环境清洁或消毒并清除废弃物。

2. 人员管理

进出去污区的工作人员必须遵循医院感染管理制度，进入去污区要执行标准预防措施，做到污洁分明，严格执行手卫生和使用个人防护用具。

（1）人员进入去污区缓冲间，关闭门，并按照下述顺序进行操作：穿去污区专用工作鞋，洗手，穿隔离服，戴口罩，进入去污区后，关闭门；根据操作要求戴手套或／和眼罩、面罩。

（2）回收物品从规定的污染入口进入去污区，用清洁的手开启房间门，物品车递交去污区人员或放置去污区内，回收人员卫生手消毒并退出去污区，关闭门。回收人员如需进入去污区工作，从缓冲区或（间）进入，着装符合去污区防护要求。

（3）去污区操作人员离开去污区时，应在去污区摘掉手套，洗手，摘护目镜和／或面罩，摘口罩。进入缓冲间（区）脱隔离衣，更换清洁区工作鞋，洗手或卫生手消毒，离开缓冲区，关闭门。

（4）加强安全操作，一旦发生人员职业伤害和职业暴露应及时处理，登记并上报相关部门，按医院相关制度执行。

### 3. 物品管理

污染物品（未经任何去污处理）应经专用入口进入去污区，在去污区处理和暂存；经过清洗、消毒和干燥的物品才能传送清洁区。手工清洗消毒物品应经过传递窗传送至清洁区。去污区回收车及用具每天清洗、消毒。设备设施及操作用具专区使用，分类标识清晰，防止混乱和交叉污染。

### （二）检查、包装及灭菌区

#### 1. 环境管理

检查包装及灭菌区是进行器械检查、装配、包装及灭菌（包括敷料制作等）的区域。主要包括器械检查与包装间、辅料包装间、灭菌间等。进入该区的器械、器具和物品应为清洁物品。在进行器械清洗质量检查、功能检查以及装配、包装操作中应防止二次污染。环境温度符合 WS 310.1 的要求，维持在 20～23℃，相对湿度 30%～60%，换气次数不小于 10 次／h。

检查包装及灭菌区操作区域面积大，操作人员多，物品流动量大，容易增加空气中的微粒，造成环境的污染。微粒包括灰尘、棉絮、皮屑、毛发等，微粒是微生物传播载体，可以随着气流而流动，也可以因摩擦使微粒表面带有静电吸附在器械和物体表面，一些大的微粒自由落体沉降在器械表面。微粒污染直接影响器械的清洁、消毒和灭菌质量，影响无菌物品储存的环境。据有关调查显示，每分钟操作人员产生 0.3um 以上微粒，站立不动产生的微粒为 10 万个，做手、前腕、颈、头部动作产生的微粒可达 50 万个。如果 4～5 人集中于一处，之前的动作产生的微粒可增加 1.5～3 倍。因此，应加强人员卫生、环境卫生等消毒隔离措施的落实和管理。

#### 2. 人员管理

进入检查包装及灭菌区必须穿戴清洁区工作服，并保持着装整洁。操作前应进行环境卫生整理和手卫生。参观和维护设备人员应穿戴专用服装。

（1）工作人员应由清洁区缓冲间（区）进入操作区，进入缓冲间后关闭门，更换工作鞋，更换工作服，戴圆帽，洗手或卫生手消毒，推开工作区一侧的门，进入后关门。

（2）操作人员离开清洁区时，进入缓冲间（区），更换工作服，更换工作鞋，洗手或卫生手消毒，离开该区，关闭门。

#### 3. 物品管理

检查包装及灭菌区的物品放置简洁。备用物品应放于柜内或采取防尘措施，避免污染。

布类辅料间的门应随手关闭，防止棉絮污染器械。各类备用的卫生材料如纱布、器械、一次性包装材料等应在操作区之外的辅助区拆除外包装后再传送到包装区。每班次进行地面、台面等环境清洁处理并清除废弃物，保持所有物体表面清洁干燥。布类整理的辅料间应定时清除棉絮，如操作台面、墙面、天花板及回风口的滤网，尽量减少棉絮及其他灰尘。

### （三）灭菌物品存放区

**1. 环境管理**

灭菌物品存放区是放置重复使用物品、消毒物品和已去除外包装的一次性使用无菌物品的区域。区域温湿度控制要求符合 WS 310.1 的要求，即温度低于 24℃，相对湿度低于70%，换气次数 4～10 次 /h，不应有水源。与灭菌物品储存和无菌物品发放相关工作较为密切的区域还包括无菌发放区、洁车存放间和灭菌物品仓库，其环境安全和操作流程与灭菌物品的安全有一定影响。

**2. 人员管理**

操作人员进入灭菌物品存放区的要求与清洁区进入时相同。灭菌物品存放区应限制无关人员进入，一般为专人管理，减少污染的概率。

**3. 物品管理**

操作人员接触灭菌物品前必须洗手或卫生手消毒。一次性使用无菌物品应在辅助区拆除外包装后才能进入无菌物品存放区。每日做好清洁卫生，保持环境清洁干燥。清洁擦拭灭菌物品存放区货物架时，应完全干燥后再放置灭菌物品，避免污染灭菌物品包装。

## 第三节　职业安全

职业安全防护是感染防控管理的重点之一。CSSD 污染器械回收、清洗、消毒、灭菌过程极易造成职业暴露，包括皮肤损伤、皮肤黏膜暴露、锐器伤等，来自生物、化学、机械、电气、环境等多方面的职业暴露伤害。为保护工作人员职业安全和身体健康，本节主要遵照《中华人民共和国传染病防治法》《医务人员艾滋病病毒职业暴露防护工作指导原则》等法律法规，学习 CSSD 职业防护管理，建立职业暴露的报告及处理制度管理，有效预防和及时控制人员职业暴露而引发的各种感染性疾病。

### 一、职业安全基本要求

（1）工作人员应严格遵守国家有关医务人员安全防护的法律、法规，严格遵守清洗、消毒、灭菌操作规程与消毒隔离制度。

（2）工作人员应参加预防医院感染管理相关法律、法规培训，掌握安全防护知识、措施、方法及报告程序。

（3）严格执行标准预防理念和措施，如手卫生工作。

### 二、医务人员防护及着装要求

CSSD 不同区域人员防护着装有着不同的要求，应该按照标准的要求执行，详见表 8-1。

表 8-1　CSSD 不同区域人员防护着装要求

| 区域 | 操作 | 防护着装 | | | | | |
|---|---|---|---|---|---|---|---|
| | | 圆帽 | 口罩 | 防护服/防水围裙 | 专用鞋 | 手套 | 护目镜/面罩 |
| 诊疗场所 | 污染物品回收 | √ | △ | | | √ | |
| 去污区 | 污染器械分类、核对、机械清洗装载 | √ | √ | √ | √ | √ | △ |
| | 手工清洗器械和用具 | √ | √ | √ | √ | √ | √ |
| 检查、包装及灭菌区 | 器械检查、包装 | √ | △ | | √ | △ | |
| | 灭菌物品装载 | √ | | | √ | | |
| | 无菌物品卸载 | √ | | | √ | △，# | |
| 无菌物品存放区 | 无菌物品发放 | √ | | | √ | | |

注 1："√"表示应使用。
注 2："△"表示可使用。
注 3："#"表示具有防烫功能的手套。

### 三、安全操作与管理要求

安全操作与管理是避免发生工作人员职业伤害的基本措施。安全管理包括设备运行安全、人员操作安全、环境卫生安全等影响灭菌质量安全的诸多方面。因此，安全管理必须全面落实安全操作原则，对于常见易发的锐器伤更要知晓安全操作方法，养成良好的操作习惯，通过建立突发事件的管理和措施，才能真正把安全落到实处。

（一）安全操作原则

（1）有效隔离污染源。工作人员接触污染物须戴手套，皮肤破损时必须戴双层手套。

（2）清洗操作中应防止水的喷溅和气溶胶的产生。手工清洗时水量适宜，在水面下刷洗器械。使用压力水枪时应在水面下。使用超声清洗设备清洗器械时，应将盖子盖上。

（3）防止物理危害。使用隔热手套接触高温处理后的器械，如灭菌结束后的设备和移动推车。移动大车、重型托盘或设备等物体时，防止工作人员腰部扭伤或肢体肌肉拉伤。根据身体力学原理，运用正确的提、推、拉、伸等技巧和姿势。

（4）防止电气危害。所有电气设备都应使用三相插座，确保接地线及用电安全。电线应在设备后面，尽量远离人行道，以免员工绊倒。不能随意延长电源插座板的电线，防止引发断路造成火灾。如果电线出现破损必须更换，电源插座附近不能有水，防止漏电。

（5）防止机械危害。设备工程人员必须遵循设备厂商的书面说明进行操作和维修。保养和维修后应记载并保存记录。清洗机、消毒机、超声清洗机及灭菌器等设备操作人员须经过培训，学习和掌握安全操作相关知识和方法。

（6）防止化学气体泄漏和接触。配置和接触化学消毒时应遵循操作说明书，戴手套。使用化学消毒剂的区域应有通风设施和条件。宜在环氧乙烷、过氧化氢低温等离子、低温甲醛蒸汽灭菌工作区域配置相应环境有害气体浓度超标报警器。其环境化学物质浓度应符合 GBZ 2.1《工作场所有害因素职业接触限值　第 1 部分：化学有害因素》，其中规定环氧乙烷 2mg/m³（8h 或 40h）、过氧化氢 1.5mg/m³（8h 或 40h）、甲醛 0.5mg/m³（1 个工作日内）。

（7）安全通道处不能放置箱子和推车。

### （二）预防锐器伤

（1）操作中可借助适宜的用具拿取针头、解剖刀等锐器，例如使用镊子、持针器等。借助适当的器械托盘等容器进行清洗和传递。不要在液体下徒手摸索浸泡的器械物品，应使用清洗篮筐托出水面，在目视清晰的状态下操作。

（2）丢弃的针头、解剖刀等锐器应直接放在专用锐器收集盒中，避免操作中反复接触。

（3）去污区应备有皮肤消毒剂、无菌敷料等卫生用品，便于及时处理伤口。

### （三）突发事件管理

（1）应建立突发事件的应急预案，如蒸汽泄漏、漏电、化学气体泄漏、火灾、水管泄漏、员工严重物理损伤等预案。

（2）员工应学习和掌握应对突发事件的措施与方法，有效控制突发事件造成的工作影响和损害。

## 四、职业暴露处理及报告

工作人员一旦受到职业暴露的损伤，应及时按照以下步骤进行处理：局部紧急处理，报告、记录和评估，暴露后预防，暴露后随访。

### （一）局部紧急处理

紧急处理措施仅限于现场紧急情况下，暂时减轻或缓解突发职业暴露对身体的进一步伤害，不能代替医学治疗，紧急处理之后应尽快就医诊治。

1. 锐器伤处理及方法

（1）立即在伤口旁轻轻挤压，尽可能挤出损伤处的血液，再用肥皂液和流动水进行清洗。不应直接在伤口处局部挤压。

（2）反复用肥皂液和流动水清洗污染的皮肤。

（3）伤口冲洗后，应及时用 75% 乙醇或 0.5% 碘伏进行消毒，并包扎伤口。

2. 皮肤暴露

（1）反复用肥皂液和流动水清洗污染的皮肤。

（2）采用 75% 乙醇或 0.5% 碘伏进行皮肤消毒。

3. 黏膜暴露

（1）在眼部和口腔黏膜受到暴露后第一时间和第一现场进行冲洗。

（2）用洗眼装置反复冲洗眼部 10～15min，冲洗前应放水 2～3s 之后，再将眼睛睁开对着水流冲洗，也可用手帮助展开眼睑，使用洗眼冲洗用具处理黏膜暴露时，可采用生理盐水冲洗，用具和物品应清洁、干燥、完好备用。

洗眼装置的操作应遵照产品说明书，定期对洗眼装置进行检查维护，确保水质清洁、水压和水流量适宜。

（3）口腔黏膜受到暴露可用自来水或生理盐水漱洗。

### （二）报告、记录和评估

发生锐器伤应及时报告主管人员和有关部门，填写锐器伤报告表。按照规定的程序进行治疗、预防和随访。CSSD 也应备份锐器伤报告。

　　锐器伤报告表须详细报告受伤人员的姓名、职业（医生、护士等）、性别；受伤时间（年、月、日、时、分）、受伤地点；导致伤害的锐器物名称；锐器最初使用的目的；受伤者是否为锐器的最初使用者；锐器是否被血液污染或不知道；如果受伤与患者有关，患者有无以下疾病，乙型肝炎、丙型肝炎、艾滋病等；伤害发生的操作环节；发生伤害有无不正确操作，或不知道；如果受伤锐器穿透手套的层数，或没戴手套；受伤程度为轻度（表皮刺伤，未出血）、中度（皮肤刺伤，有出血）和重度（深层刺伤，流血较多）；受伤后伤口处理的措施；描述受伤发生的过程等内容。

　　CSSD人员职业暴露后，应保存导致伤害的锐器物，以便对暴露源病毒和载量进行检验分析，准确进行暴露评估和预防。

　　通过报告记录，能够获得有效的治疗、预防，减低人员暴露伤害的风险。报告调查可促使医院感染防控工作的改进，纠正工作中存在的问题。

　　暴露的评估应根据受伤调查表进行血源性传播疾病感染的概率和伤害程度评估，主要包括乙型肝炎、丙型肝炎、艾滋病、梅毒等的评估。

### （三）暴露后预防

　　根据暴露的评估进行预防。常见感染性疾病暴露的预防包括：

　　（1）暴露后及时进行伤口的局部处理。

　　（2）不同暴露源的处理方法

　　①暴露于乙肝（HBV）感染的锐器伤，当其抗HBs≥10IU/mL时，不需要进行预防。否则应注射乙型肝炎高价免疫球蛋白，注射时间在48h内，最迟不得超过一周，当没有抗HBs全程注射乙肝疫苗，抗HBs1～10IU/mL时，注射一次乙肝疫苗免疫注射后还需要进行血清学检测。

　　②暴露于丙肝（HCV）病毒感染者，没有适用于丙型肝炎的暴露后预防，但应检查血清转化。

　　③暴露于艾滋病（HIV），按照《医务人员艾滋病病毒职业暴露防护工作指导原则（试行）》（卫医发〔2004〕108号）（以下简称《指导原则》）的规定进行处理。

　　《指导原则》将艾滋病病毒职业暴露级别分为3级。一级暴露：暴露源为体液、血液或者含有体液、血液的医疗器械、物品；暴露类型为暴露源沾染了有损伤的皮肤或者黏膜，暴露量较小，暴露时间较短。二级暴露：暴露源为体液、血液或者含有体液、血液的医疗器械、物品；暴露类型为暴露源沾染了有损伤的皮肤或者黏膜，暴露量大且暴露时间较长，或者暴露类型为暴露源刺伤或者割伤皮肤，但损伤程度较轻，为表皮擦伤或者针刺伤。三级暴露：暴露源为体液、血液或者含有体液、血液的医疗器械、物品；暴露类型为暴露源刺伤或者割伤皮肤，但损伤程度较重，为深部伤口或者割伤物有明显可见的血迹。

　　《指导原则》规定，暴露源的载量水平能够分为轻度、重度和暴露源不明3种类型。根据检验暴露源确定其是轻度类型或是重度类型。不能确定暴露源是否为艾滋病病毒阳性者，为暴露源不明型。

　　《指导原则》第十二条规定："根据暴露级别和暴露源病毒载量水平对发生艾滋病病毒职业暴露的人员实施预防性药物方案。预防性用药应在发生艾滋病病毒职业暴露后尽早开始，最好在4h之内实施，最迟不得超过24h。即使超过24h，也应当实施预防性用药。"

　　a.梅毒暴露后的预防，肌肉注射长效青霉素120万单位，每周一次，共两周。

　　b.职业暴露于其他经血传播疾病的人员，也应及时咨询正确的临床诊断和血清学随访。

### （四）暴露后随访

人员发生职业暴露后，应由医院相关管理部门进行随访和咨询。随访与咨询的内容包括：

（1）乙肝（HBV）暴露后，3 个月、6 个月时应检测抗 HBS。

（2）丙肝（HCV）暴露后，4～6 个月时，复查抗 -HCV 和肝功能。

（3）艾滋病（HIV）暴露后 4 周、8 周、12 周及 6 个月查抗 HIV，随访咨询持续一年。

（4）梅毒暴露后停药 1 个月、3 个月时进行检测灭活血清反应素试验。

CSSD 工作存在职业暴露和伤害的风险，大部分意外是疏忽、草率或者缺乏防范风险的意识，只有加强医院感染防控措施落实，重视器械回收、分类、清洗和器械检查、装配操作中的安全细节，才能避免感染风险及危害。

# 思 考 题

1. CSSD 实施预防感染的意义和目的是什么？

2. CSSD 感染预防基础管理方式是什么？

3. CSSD 实施标准预防对感染预防措施的影响有哪些？

4. 如何开展工作人员安全操作和职业防护培训？

下篇

技术与操作篇

# 第九章 回收与分类

【学习目标】

1. 熟悉个人防护要求和消毒隔离措施；熟悉器械、器具和物品用后预处理基本要求。
2. 正确使用回收用具并掌握清洗、消毒方法。
3. 熟练掌握污染器械、器具和物品回收操作方法；掌握清点、核查操作程序和步骤；掌握分类标示使用方法。

## 第一节 回收

回收是指收集污染的可重复使用的诊疗器械、器具和物品的工作过程，包括器械用后的预处理、封闭后暂存、收集运送等。

### 一、回收原则

回收工作是 CSSD 开展供应工作重要环节，需要和使用部门密切配合，以满足供应需求和质量标准。回收工作是器械处理流程中的起点，开展及时、高效的回收工作，利于提高工作效率，加快器械处理和器械使用的周转效率。重复使用的诊疗器械、器具和物品使用频率高、范围广，因此，污染器械的回收过程需要加强消毒隔离措施，严格控制污染扩散，应采取封闭回收方式，确保诊疗和工作环境安全，回收工作原则包括以下方面：

（一）使用现场预处理

（1）及时进行现场预处理。使用者应在器械使用后及时进行预处理，去除诊疗器械、器具和物品上的明显污物，根据需要进行保湿处理。

预处理质量对保护手术器械功能及保证医疗安全方面具有重要的意义，因为各类污染物质对器械表面具有一定的腐蚀性，干涸的污染物会进一步增加清洗难度，污染物堵塞器械的管腔或缝隙极易造成器械功能损害或报废，缩短手术器械的使用寿命，增加医疗成本，同时清洗不彻底易形成生物膜，导致灭菌失败，存在安全隐患。

（2）使用者应将用后污染器械物品分装在专用封闭容器中，重复使用的诊疗器械、器具和物品应与一次性使用物品分开放置，精密器械应采取保护措施。对被朊病毒、气性坏疽及突发原因不明的传染病病原体污染的诊疗器械、器具和物品，使用者应双层封闭包装并标明感染性疾病名称，及时回收处理。

（二）CSSD 回收与处理

（1）应采用集中收集和运送的方式，本着及时回收的原则，定时定点地开展回收工作。

（2）不应在诊疗场所进行污染诊疗器械、器具和物品的核对、清点，以免反复接触污染器械，造成职业暴露或污染扩散。

（3）污染物品放置封闭容器后才能从使用现场运送到 CSSD 进行处理。CSSD 距离回收和供应工作地点较远时（包括区域化 CSSD），宜配置机动车实施封闭运送。

（4）运送工具每次用后应清洗、消毒，干燥备用。

（5）应严格执行标准预防措施，操作人员的个人防护及着装应符合 WS 310.2 中附录 A 的规定。回收操作中，接触污染器械应戴手套，并备手消毒剂。用清洁的手接触公共设施。

（6）回收操作人员应经岗位培训，具体操作参见和学习本节器械回收程序及方法的相关内容。

## 二、运送用具

### （一）用具种类

运送用具包括推车（图 9-1A、图 9-1B）、箱（图 9-2A、图 9-2B）、盒或其他密闭容器等。

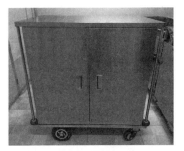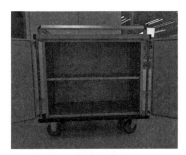

A. 关门　　　　　　　　　　　　　　　　B. 开门

图 9-1　封闭车

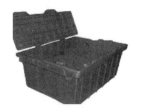

A. 关盖　　　　　　　　　　　　　　　　B. 开盖

图 9-2　封闭箱

### （二）用具质量

（1）运送用具材质应坚固，耐刺破，防止液体渗漏，且易清洗与消毒。

（2）运送用具应可封闭，回收箱（盒）体与盖紧扣；推车门应具有闭锁装置，利于车门关闭牢固，车门边缘宜设有密封条，具有封闭作用。回收用具外部应有标签，便于在封闭状态下满足识别需求。

（3）使用机动车运输，宜配置装载搬运的升降辅助设施，利于推车和人员搬运操作在水平位置上进行，保证装、卸载工作安全。

### （三）使用方法

运送用具使用方式应符合消毒隔离的原则，防止交叉污染。通常回收用具有两种使用方式。

（1）运送用具（车、箱）分开使用方式。即污染物品回收运送用具和无菌物品运送用具分开固定使用。采取运送用具分开使用，可以共用洗车间和清洗设备设施。

（2）运送用具（车、箱）共用方式。即使用消毒合格的运送用具（车、箱），先集中完成无菌物品下送，再集中回收污染器械物品。回收工作完成后，必须采用大型清洗消毒设备进行清洗，并采取有效的湿热消毒清洗消毒运送用具（车、箱），干燥备用。共用的优点是可以减少运输用具的配置，提高运输用具的使用率和回收与运送工作效率。

回收和下送的用具应由 CSSD 集中清洗、消毒。其回收运输用具（封闭车、箱等）每次使用后应清洗消毒，干燥备用。

### （四）运送用具清洗消毒质量标准

（1）清洗后的回收用具应清洁、干燥、封闭严密、标识清晰、车轮等部件完好。

（2）依据 WS/T 367《医疗机构消毒技术规范》规定，回收用具属于低度危险物品。消毒方法和质量标准要求包括：

①采用清洗消毒器进行湿热消毒，湿热消毒温度应≥90℃，时间≥1min 或 $A_0$≥600。

②使用含氯消毒剂，配制浓度应为 500mg/L，作用时间 10min。

③酸性氧化电位水消毒方法，有效氯含量为（60±10）mg/L；pH 2.0～3.0；氧化还原电位（ORP）≥1100mV；残留氯离子<1000mg/L。

实施回收用具消毒应遵循先清洗后消毒原则。具体操作见本节相关内容。

## 三、回收工作流程及要求

### （一）回收工作流程

回收工作流程包括器械用后的预处理、封闭后暂存、收集运送等。器械、器具和物品回收处理步骤详见图 9-3。

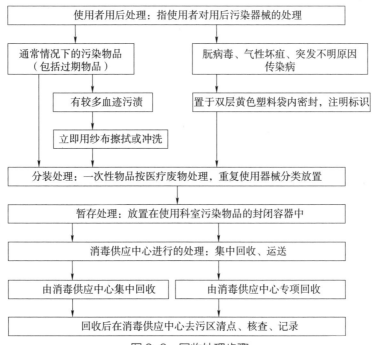

图9-3　回收处理步骤

## （二）基本要求

回收工作的质量管理目标是确保器械、器具和物品清洗、消毒、灭菌及供应工作的重要组成部分。回收程序及操作分两部分：一是，使用现场负责的预处理工作即指临床使用者将使用后器械、器具和物品上的明显血迹或污染去除，然后分装、记录、封闭暂存等环节的预处理工作。二是，由回收部门对封装的污染器械、器具和物品集中收集、运送、交接等环节工作。

1. 使用现场预处理工作

（1）去污

使用后器械在放置封闭容器之前，首先应擦拭或冲洗器械、器具和物品，去除明显血渍和大块污物。如果不及时预处理，污染物干涸会增加器械清洗难度和损坏概率，污染物还会腐蚀器械，缩短器械使用寿命。因此，用后应及时在使用现场进行去污处理。

①进行冲洗时应在指定的区域，使用污染专用水池或设施，操作人员应有个人防护措施。

②手术器械、妇产科诊疗器械一般污染量较重，需要在使用后及时进行去污。

③管腔类器械、精密贵重器械、结构复杂的专科器械在去污之后根据需要还应进行保湿处理。保湿方法应依据产品说明书。

④精密贵重器械和专科器械等预处理方法，需要依据产品说明书进行。

（2）分装

①重复使用的诊疗器械、器具和物品经过预处理后应放置专用封闭容器中。集中收集运送到 CSSD 进行清洗、消毒、灭菌等再处理。

②应将重复使用的诊疗器械、器具和物品与一次性使用物品分开放置，如一次性使用物品如纱布、棉球等应直接弃至医疗废物回收箱；缝合针、刀片等利器应及时放入锐器盒中，由指定的医疗废弃物回收部门处理。

③被朊病毒、气性坏疽及突发原因不明的传染病病原体污染的重复使用诊疗器械、器具和物品，应使用双层密闭封装，并标明感染性疾病名称，及时回收运送 CSSD 处理。

（3）封闭暂存

①盛装重复使用的污染器械、器具和物品的封闭容器，应保持封闭状态，放置使用部门固定的地点。

②需要特殊处理的专科器械、精密器械或急用器械等，应设特殊标识加以注明。便于针对性处理，避免器械损坏。

③过期物品应视为污染物品，按照污染物品要求进行封闭暂存。

（4）记录和追溯

①使用的封闭容器应有明确的污染物品标示（文字或颜色），并加以安全隔离提示。

②应设回收器械物品记录单，注明使用部门名称、器械物品数量等信息。采用信息系统，手术器械包的标识使用后，应随器械回到 CSSD 进行追溯。

2. CSSD 回收处理工作要求

CSSD 应本着及时回收的原则，满足临床及手术工作需求。采用封闭回收进行污染器械和物品的收集。

（1）不应在诊疗场所对污染器械物品进行清点，应直接将封闭箱（盒）放入回收车，集中运送到 CSSD 进行清点、核查等处理。

（2）不应将无菌物品、清洁物品与污染物品混放在同一回收用具中。

（3）需要特殊处理的专科器械、精密器械或急用器械等，应特别放置或保护，满足临床工作需求。

（4）运送中封闭箱（盒）等容器，盖子应密闭；使用污染袋时，开口处应扎紧；运送车内的器械物品放置稳固，车门应保持关闭。

（5）使用机动车辆运送时，不应将污染物品直接裸放在车厢内，应先将回收的污染物品放入封闭箱或手推车中，再装放于机动车内，且应采取必要的加固措施，使封闭箱稳妥放置，手推车车轮锁定，防止运输中机动车晃动，封闭箱或手推车移位，发生器械损坏或安全风险。

## 四、回收操作技能

### （一）集中回收操作

用于 CSSD 工作人员到各诊疗区、病区或手术部（室）进行污染器械收集的操作。

1. 操作准备

（1）人员准备：操作人员个人防护及着装要求符合 WS 310.2 中附录 A 的要求。

（2）物品准备：污染回收车、手消毒剂等，根据回收污染器械、器具和物品类别、数量选择与之匹配的封闭箱（盒）。

2. 操作步骤

（1）回收：按照规定时间、路线和回收区域进行污染器械、器具和物品的收集。

（2）回收前评估：确认回收封闭箱所属部门；确认有无特殊回收器械标识（急用、易碎等）；根据精密器械回收制度及要求，初步检查器械完好性、部件完整性，严格交接记录。

（3）封闭运送：将回收器械物品放置妥善。

①封闭箱等容器的盖子应盖紧。

②污染袋开口处应扎紧。

③车内的器械物品放置稳固，车门应保持关闭状态。

④污染器械、器具和物品回收后，应按照规定入口送至 CSSD 去污区，集中清点、核查、记录。

3. 标识及表格

（1）诊疗区、病区器械应有配置清单和标识，便于清点、核查和后续处置。

（2）手术部（室）器械使用回收物品清单，用于清点、统计回收物品名称及数量。

（3）如具备 CSSD 信息系统，可采用电子化记录。

4. 操作注意事项

（1）精密贵重器械、易碎器械应放置在回收车内明显、稳妥的位置，避免回收中挤压与碰撞。

（2）回收人员应与去污区接收人员共同清点、交接器械，包括精密贵重器械、急用器械、易碎器械等。

### （二）专用入口回收操作

指 CSSD 与手术部（室）设污染专用电梯、通路或外来医疗器械及植入物通过专用接收入口进行的回收操作。手术部（室）专用电梯回收口见图 9-4。

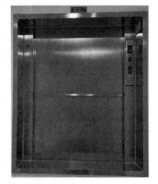

图 9-4 手术部（室）专用电梯回收口

1. 操作准备

（1）人员准备：操作人员个人防护及着装符合 WS 310.2 中附录 A 的要求。

（2）环境准备：去污区环境整洁，光线充足。

（3）物品准备：包括操作台、转运车、器械清洗篮筐、清洗架、标识、清洁手套等设施及物品，采用信息系统管理和质量追溯，其电脑、扫描枪等处于备用状态。

2. 操作步骤

（1）污染器械、器具和物品通过专用入口，运送至去污区，CSSD 人员及时接收并清点、核查。

（2）操作评估：污染运送车等用具应处于封闭状态；初步检查评估器械预处理情况，回收器械有归属部门的标识、器械标识、器械配置单，表格填写清晰、项目完整；查询特殊标识，如感染、急用、易碎等情况；依照专项管理制度及处置流程进行外来医疗器械及植入物等回收。

（3）清点器械数量：按照手术器械配置清单，逐项清点、核查。

（4）按照操作规程，检查回收手术器械功能的完好性及部件的完整性。

（5）填写器械回收清点、核查记录。项目应填写完整，字迹清楚，操作人员签名。

3. 标识及表格应用

（1）外来医疗器械及植入物应采用专项回收记录表。

（2）根据工作需要建立精密贵重器械专项回收记录表。

（3）如具备 CSSD 信息系统，宜采用电子化记录。

4. 操作注意事项

（1）及时清点、核查回收污染器械、器具和物品。

（2）清点发现器械、器具和物品缺失等问题，及时反馈，沟通解决。

（3）外来医疗器械及植入物由专人负责回收，当面清点交接，记录应具有可追溯性。

（4）回收器械、器具和物品标识明确，注明器械、器具和物品归属部门、物品名称或编号等信息，避免混乱。

## 五、运送用具清洗消毒操作

### （一）操作准备

1. 人员准备

操作人员个人防护及着装要求应符合 WS 310.2 中附录 A 要求。

2. 环境准备

去污区洗车间环境整洁，地漏排水通畅，室内光线明亮。应设清洗水槽，洗车冲洗水枪用于手工处理运送车、箱（盒）等用具。宜可配置大型自动化清洗消毒器，用于运送车、箱（盒）的清洗消毒。配置储物架存放清洁的容器（箱、盒）。

3. 物品准备

清洗设备、压力水枪、清洁擦布、清洗槽、化学消毒剂等。

### （二）操作步骤

1. 操作前评估

（1）有可依据的清洗消毒操作规程。

（2）清洗消毒设备或酸性氧化电位水等处于备用状态。

（3）根据需要选用化学消毒剂，并按使用说明书配制、监测与使用，测试合格。使用含氯消毒剂配制浓度 $500 \times 10^{-6}$；使用酸性氧化电位水其有效成分指标达到有效氯含量为（$60 \pm 10$）mg/L；pH 2.0～3.0；氧化还原电位（ORP）$\geqslant 1100$mV；残留氯离子 $< 1000$mg/L。

2. 手工清洗消毒操作

采用手工擦拭或冲洗方法。

（1）运送车清洗消毒

①清洗：先处理污染较轻的部位，再处理污染较重的部位。污染运送车清洗操作顺序为车体外部（由上至下，重点清洗车门扶手处）→车轮→车内。无菌物品运送车清洗操作顺序由内向外、由上至下。

②消毒：用消毒剂擦拭消毒，再用清水彻底冲洗或擦拭。

③干燥：清洁布擦拭车内（由上至下）→车体外部→车轮。

（2）运送用具箱（盒）清洗消毒

①清洗：在清洗槽中冲洗。

②消毒：浸泡于消毒液中或用消毒液进行擦拭消毒，再用清水彻底冲洗。

③干燥：用清洁布擦拭干燥，操作顺序由内向外。存放于清洁区域或洗车间处储物架上。

3. 全自动清洗消毒器清洗消毒

（1）清洗前应打开封闭箱（盒），将箱体、盖子分别放在清洗架上。推车应打开门并加以固定，防止冲洗时关闭。将回收用具推进清洗消毒器仓内，选择清洗消毒程序，清洗消毒器自动清洗、消毒及干燥。采用清洗消毒器进行机械清洗方法处理，其消毒温度为 90℃，消毒时间 1min，$A_0$ 值为 600。

（2）具体操作规程应遵循该设备生产厂家的使用说明和指导手册。

### （三）操作注意事项

（1）运送车、箱（盒）等工具使用后，应及时清洗、消毒。

（2）污染运送用具有小量血液或体液等物质的溅污，可先清洗再消毒；有大量的溅污时，应先用吸湿材料去除可见的污染物，然后再清洗和消毒。

（3）选择化学消毒剂应遵循其使用说明书，如选用含氯消毒剂消毒，配制浓度 500mg/L，消毒液浸泡 $> 10$min。采用擦拭消毒方法时，消毒时间按浸泡消毒时间计算，具体操作要求见 WS/T 367 相关规定。

（4）酸性氧化电位水的使用方法及注意事项，参照 WS 310.2 中附录 C 的规定。

（5）应使用清洁的擦拭布巾，用后应及时清洗、消毒，干燥备用。

# 第二节 分类

分类是指污染器械、器具及物品运送到 CSSD 去污区后，进行清洗前准备至清洗工作开始的操作过程。分类操作包括清点、核查和分类装载程序。

## 一、分类原则

分类是清洗前必要的准备工作。通过评估器械，根据器械材质、结构、污染程度等进行分类后，便于选择适宜的清洗、消毒方法和程序，避免因清洗方法不当造成器械损伤或损坏。在分类操作中应掌握以下原则。

## （一）严格清点核查

双人进行清点核查，并填写各类统计记录，满足质量追溯的管理要求。发现问题，及时沟通处理。

## （二）正确分类装载

（1）不同类别的器械物品应选择相应的清洗架、清洗篮筐等用具。分类的器械应摆放有序，轴节处应充分打开。可拆卸的器械应在技术手册的指导下，拆开清洗；器械表面、管腔、缝隙和小孔等处，能够充分接触清洗介质（水和清洗剂）进行浸泡或冲洗。

（2）采用机械清洗方法时，器械盛载量和装载方法应经过验证。可使用分类标识，避免清洗装载超量，影响清洗效果，并符合清洗质量追溯的管理要求，利于后续操作。

（3）分类操作人员应经过专业培训，熟悉器械的结构、功能、材质、污染性质，正确恰当地分类、装载及选择有效的清洗消毒方法。

## （三）管控区域及环境

（1）应在去污区进行污染器械的分类，完成清点、核查和清洗装载等操作步骤。

（2）去污区环境整洁，光线充足，物品准备到位。应配备器械分类操作台、器械清洗篮筐、带盖精密篮筐、U形卡、清洗架、转运车以及分类标识、各类记录表格，并配备污染敷料收集袋、锐器盒、消毒剂等物品。

（3）分类结束后，对分类台及用具及时进行清洗消毒。

（4）应严格执行职业安全防护和消毒隔离要求。操作人员防护及着装要求应符合 WS 310.2 中附录 A 的要求，并严格遵循标准预防原则，防止发生职业暴露。操作人员应掌握发生职业暴露时的紧急处理流程与方法。

## 二、分类用具及使用

### （一）器械 U 型架用具及使用

器械 U 型架包括串式（图 9-5A）和锁扣式（图 9-5B）等多种类型。器械 U 型架是用于轴节器械的分类和整理，如各类的钳类、剪类等基础器械（图 9-6）。器械 U 型架可以起到撑开器械的关节、固定器械、防止扭结、利于清洗、避免器械损坏的作用。

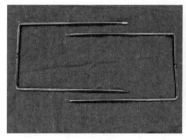 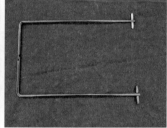 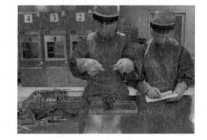

A. 串式        B. 锁扣式

图 9-5 器械 U 型架        图 9-6 器械 U 型架的使用

### （二）清洗篮筐及使用

清洗篮筐可用于装载各类器械、器具和物品，是器械分类、清洗、包装的辅助用具（图 9-7），具有保护器械、利于清洗操作、便于组合器械等作用。使用时可将 U 型卡串联的器械摆放在器械篮筐中（图9-8A），也可直接摆放在清洗篮筐中，器械轴节宜充分打开90°（图9-8B）。

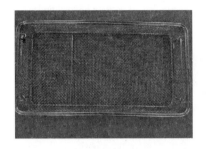

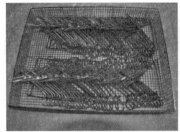

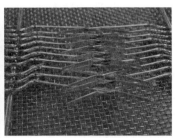

A. 样式一　　　　　　　　　B. 样式二

图9-7　器械篮筐　　　　　　　　图9-8　器械U型架串联器械的摆放

**（三）带盖精密篮筐及使用**

带盖精密篮筐（图9-9）用于装载较小的器械、器具和物品或配件，防止操作中丢失。

**（四）清洗架及使用**

器械清洗架（图9-10）是清洗消毒器的辅助用具。常用的清洗架包括器皿清洗架（图9-11）、专用精密器械清洗架（图9-12）（清洗架上设有管腔冲洗接头和固定夹，用于冲洗管腔类器械）、呼吸机管路冲洗架（图9-13）、换药碗清洗架（图9-14）等。

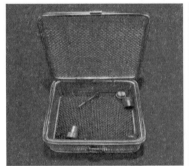

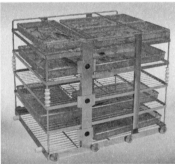

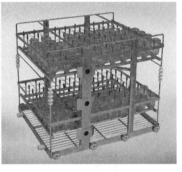

图9-9　带盖精密清洗篮筐的使用　　　图9-10　器械清洗架　　　　图9-11　玻璃器皿清洗架

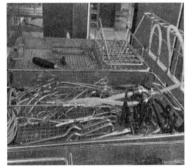

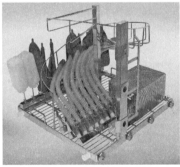

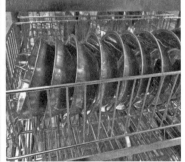

图9-12　专用精密器械清洗架　　　图9-13　管路冲洗架　　　　图9-14　换药碗清洗架

**（五）分类标识及使用**

分类标识用于区分器械的所属科室，拆开清洗的器械、成套器械分篮筐装放等情况，避免在操作中发生器械错乱，便于器械的装配。标识还可用于标明被清洗器械所使用的设备、程序等，满足质量追溯的管理要求。标识主要应用于以下情况。

（1）标明清洗方法。标识放置在清洗篮筐中，标注对应器械、器具和物品清洗所用方法（手工清洗方法或机械清洗设备的序号），便于清洗后的质量记录。

（2）标明组合分拆器械。用于套装器械的拆分。可使用符号（文字或数字）或颜色具有一致性的标识，分别放置在分装器械的清洗篮筐中，便于器械组装配套，提高操作效率，防止器械错乱。

（3）标明器械归属部门。用于不同使用部门使用相同专科器械的分类，满足临床器械使用及管理需求，如专科器械标识（图9-15）。

（4）标明需紧急或其他特殊需求的处理。便于优先处理，满足临床使用要求。

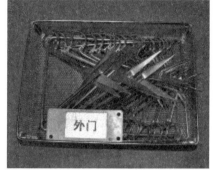

图9-15　专科器械标识

### 三、分类工作流程及要求

分类工作流程包括操作前的分类评估、清点与核查、器械分类后的清洗装载以及设置分类标识等操作步骤。

#### （一）分类评估

1. 操作可行性评估

回收的诊疗器械、器具及物品，以及外来医疗器械和植入物应符合器械管理要求，制定可遵循的规章制度、技术操作规程及明确的工作质量要求。

2. 感染风险评估

（1）评估微生物感染风险，确认回收器械是否设置感染分类标识。被朊病毒、气性坏疽及突发原因不明的传染病病原体污染的诊疗器械、器具和物品，应遵循 WS/T 367 中的相关规定处理。

（2）评估器械交叉污染的风险。消毒后直接使用，与消毒后需要继续灭菌处理的器械物品应分类、分别进行处理。

3. 材质结构评估

（1）评估器械物品材质，选择清洗消毒方法。通常分为两大类，耐湿热器材和不耐湿热器材。耐湿热器材主要包括不锈钢等金属类器械物品。这类器械按照机械清洗和湿热消毒的方法及要求准备；不耐湿热的精密、带电源类器械等，按照手工清洗方法及要求准备。

（2）评估器械结构及精密程度，按照专项器械操作规程、处理方法和程序准备，例如硬式内镜、牙钻手机、显微手术器械等。

4. 污染状况评估

（1）评估器械污染的性质，确认操作程序。污染物干涸时，应先进行清洗预处理准备，采用人工清洗和（或）超声波清洗器清洗等方法，清除器械表面污染物后，再进行常规处理。

（2）评估可见污染量。污染量少易于清除，按照常规处理程序准备；污染量较多时，应进行预处理准备，方法同污染物干涸处理。

（二）清点与核查器械

（1）评估器械功能的完好性，有无变形、损坏等情况，并记录。

（2）评估器械及配件数量的完整性，检查数量有无缺失，并记录。

（三）分类装载

分类后的器械装载于清洗篮筐或清洗架上。器械轴节应充分打开，摆放有序。可使用U形卡。可拆卸的器械应在技术手册的指导下，充分拆开，装载清洗。

1. 分类方法

（1）根据器械材质分类装载：金属器械和玻璃器皿不应放在同一个清洗篮筐中，避免清洗中损坏；精密器械等专项手术器械，应单独使用清洗篮筐进行分类。

（2）根据器械结构分类装载：将需要拆卸后清洗的复杂器械放置在同一个清洗篮筐中，利于器械配套组装，避免器械装配时发生错乱；成套组合的手术器械数量较多时，应分开装载。

（3）根据器械精密程度分类装载：按其专项操作方法和生产厂家提供的使用说明或指导手册进行分类、装载。可选用专用架、专用器械防滑垫，较小的配件应使用带盖的清洗网盒，避免清洗时小配件的遗失。

（4）根据临床使用需求分类装载：按其器械归属部门、使用需求的急缓程度等归类。

（5）根据污染情况分类装载：需进行预处理的器械，应单独分类处置。

（6）根据器械处理程序分类装载：器械物品清洗程序不同，应分类装载。如消毒后直接使用的器械物品应与灭菌后使用的器械物品分开装载；塑胶材质等管腔类器械不使用润滑剂，且干燥程序时间较长，因此应与金属器械分类装载。

2. 装载方法

（1）钳、剪类装载：器械轴节应打开器械90°。如止血钳装载见图9-16，剪刀装载见图9-17。

（2）鼻钳类器械装载：可借助用具（图9-18），使鼻钳打开充分接触水流，保证清洗质量。

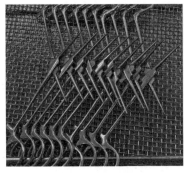
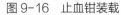

图9-16 止血钳装载

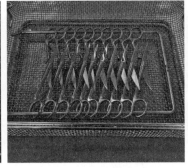

图9-17 剪刀装载

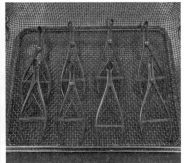

图9-18 鼻钳类器械装载

（3）管腔类器械装载：应使用专用清洗架清洗，通过连接清洗架的接口可以使水流冲洗管腔内壁及管腔外表面。如管腔类器械装载见图9-19、管路物品装载见图9-20。

（4）各类容器装载：应选择专用的容器清洗架，将容器开口朝下或倾斜摆放，利于水流的冲洗，避免容器内积水；如弯盘装载（图9-21）。器皿类的容器可装载于清洗篮筐中，再放置清洗层架上（图9-22）；手术器械盒装载应倾斜摆放，注意调整清洗层架的高度，利于喷淋清洗臂转动顺畅（图9-23）。

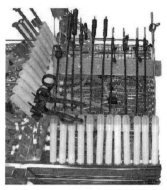

图 9-19　管腔类器械装载

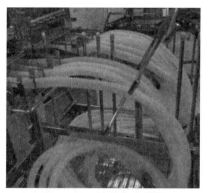

图 9-20　管路物品装载

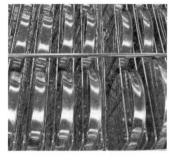

图 9-21　弯盘装载

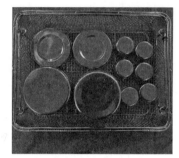

图 9-22　器皿装载

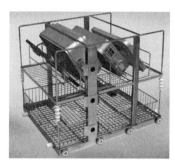

图 9-23　硬质容器装载

### （四）设置分类标识

根据器械分类情况，酌情使用标识。

### （五）操作注意事项

（1）器械清洗操作、清洗消毒器的使用应遵循产品说明书或指导手册。

（2）器械物品应正确分类、装载。装载量和装载方式应利于器械物品能够充分接触水流的喷射和冲洗，装载量不应超过清洗篮筐的高度，宜摆放一层。

（3）测试清洗臂的旋转情况。清洗架每次装载器械物品后，用手转动每一层架的清洗臂，仔细观察清洗臂转动与器械物品有无碰撞。

## 四、分类操作技能

### （一）清点与核查操作

适用于 CSSD 去污区进行的污染器械分类（清点与核查）操作。

1. 操作准备

（1）人员准备：操作人员个人防护及着装要求应符合 WS 310.2 中附录 A 的要求。

（2）环境准备：去污区环境整洁，光线充足。

（3）物品准备：器械分类操作台、U 形卡、器械清洗篮筐、带盖密纹篮筐、清洗架、转运车、分类标识、记录表、污染敷料收集袋、锐器盒、消毒剂等。

2. 操作步骤

（1）回收器械卸载：将回收器械按照器械包的名称分类，逐一摆放在分类操作台上，并留有分类操作的空间。

（2）操作评估：评估方法见本节分类程序及要求相关内容。

（3）器械清点与核查：确认回收物品归属部门标识；确认使用部门回收物品记录单或手术器械配置单；根据器械回收次序分批清点、核查，确认特殊标识（急用、易碎等），标注急用的器械优先清点并处理；精密器械应单独分类，仔细清点、核查，稳妥放置，避免碰撞或坠落，造成损坏。

（4）记录：记录项目应完整、字迹清晰，包括日期、科室、器械包名称、器械型号、数量等，清点人及核对人签名确认。

3. 操作注意事项

（1）回收器械应清点、核查，确认无误，应经过复核，并在记录单上签字。

（2）对器械清点缺失、损坏等问题，应及时记录及反馈，沟通协调处理。

（3）手术器械按照器械配置单进行清点。移植物及手术器械和外来器械由专职人员清点，执行专项清点制度。

（4）清点后及时整理台面，有血渍污染时应及时擦拭消毒。

4. 标识及表格应用

根据清点器械种类，可选择使用以下清点记录表。

（1）污染器械清点核查记录单（表9-1）。

（2）器械核查缺失与损坏记录单（表9-2）。

（3）精密贵重器械回收记录单。

（4）外来医疗器械及植入物回收记录单。

（5）手术器械配置与回收清点记录单（表9-3）。

表9-1　污染器械清点核查记录单

回收时间：　　　年　　月　　　日

| 项目 | 数量 | | | | |
| --- | --- | --- | --- | --- | --- |
| | 内科1病房 | 内科2病房 | 外科1病房 | 外科2病房 | 合计 |
| 换药包 | | | | | |
| 冲洗包 | | | | | |
| … | … | … | … | … | … |

清点核查时间：　　　　　　　核对人签名：①　　　　　②

表9-2　器械核查缺失与损坏记录单

日期：　　　年　　月　　　日

| 科室 | 物品名称或编号 | 规格 | 数量 | 价格 | 问题处理 |
| --- | --- | --- | --- | --- | --- |
| … | … | … | … | … | … |

核对人签名：①　　　　　②

表9-3　手术器械配置与回收清点记录单

| 手术器械名称 | | | | |
| --- | --- | --- | --- | --- |
| 日　期 | 制作人 | 制作核对人 | 使用清点人 | 回收清点人 |
| 器械名称 | 规格 | 制作 | 核对 | 备注 |
| 1.海绵钳 | 22cm | 2□ | 2□ | |
| 2.直蚊钳 | 12cm | 2□ | 2□ | |
| 3.大弯止血钳 | 18cm | 2□ | 2□ | |
| 4.中弯止血钳 | 16cm | 2□ | 2□ | |
| … | … | … | … | … |

## （二）手工清洗装载操作

用于手工清洗器械、器具和物品的装载操作，如不能采用机械清洗方法的电源器械类的清洗处理；污染较重及结构复杂器械，包括穿刺针、手术吸引头等器械的清洗预处理。

1. 操作准备

（1）人员准备：操作人员个人防护及着装要求应符合 WS 310.2 中附录 A 的要求。

（2）环境准备：去污区环境整洁，光线充足。

（3）物品准备：器械分类操作台、U 形卡、器械清洗篮筐、带盖密纹篮筐、清洗架、转运车、分类标识、记录表、污染敷料收集袋、锐器、消毒剂等设施及物品。

2. 操作步骤

（1）器械评估

①评估器械材质和结构。

②评估精密器械功能的完好性及数量的完整性。

（2）分类装载

①将待清洗器械放入清洗篮筐中。

②精密器械按类别或单套器械放入清洗篮筐中。

（3）设置标识

对拆分的器械根据需要设置分类标识。

（4）执行手工清洗流程（略）

3. 操作注意事项

（1）操作台有明显血液、体液污染时，及时擦拭消毒。

（2）装载操作结束，及时清洗、消毒回收工具及操作台面，整理环境。

## （三）超声波清洗器械分类与装载（台式）

用于超声波清洗器的装载操作。

1. 操作准备

（1）人员准备：操作人员个人防护及着装要求符合 WS 310.2 中附录 A 的要求。

（2）环境准备：去污区环境整洁，光线充足。

（3）物品准备：超声波清洗设备、操作台、U 形卡、器械清洗篮筐、清洗架等设备设施。

2. 操作步骤

（1）器械评估

①评估器械污染性质和污染量，是否需要预清洗。

②进一步评估器械材质和结构，是否适宜超声清洗方法。

（2）分类装载

①根据综合评估结果，将器械放入清洗篮筐中。器械装载方法应遵循超声波清洗器的使用说明或指导手册。

②精密器械按类别或单套分别放入清洗篮筐中。

③将盛放器械的清洗篮筐置于超声波清洗器中。

④按开启键，进入清洗程序（略）。

3. 操作注意事项

（1）污染量较多或有干涸污渍的器械，应先进行手工清洗后，再放入超声波清洗器。

（2）拆开的器械宜单独放置或设标识牌，小配件应放于带盖密纹篮筐中，避免丢失。

**（四）清洗消毒器分类装载**

用于清洗消毒器清洗器械的装载操作。

1. 操作前准备

（1）人员准备：操作人员个人防护及着装要求应符合 WS 310.2 中附录 A 的要求。

（2）环境准备：去污区环境整洁，光线充足。

（3）物品准备：清洗消毒器、操作台、U 形卡、器械清洗篮筐、带盖密纹篮筐、清洗架等。采用信息系统管理和质量追溯，其电脑、扫描枪等处于备用状态。

2. 操作步骤

（1）器械评估

①评估器械材质和结构，是否适宜清洗消毒器清洗方法。

②评估污染性质及污染量，污渍较多的器械应经预清洗处理，再进行机械清洗。

（2）分类装载

①根据综合评估结果，进行清洗装载操作。

②正确使用清洗架及装载篮筐。装载方法应保证器械的各表面能够充分接触水流的冲洗。器械轴节应充分打开，可使用 U 型卡固定打开器械；精密和锐利器械分装在有固定保护的精密器械盒内；分层摆放清洗篮筐，不能摞放篮筐；应按照规定的数量和方式摆放器械和物品；管腔类器械应使用专用清洗架，并将管腔器械牢固插入冲洗口。

③贵重器械如电钻、硬式内镜等分类后，单件放置在清洗篮筐中并使用增加稳定的保护工具。

3. 标识及表格应用

拆分开的器械应根据操作情况设标识牌。

4. 操作注意事项

（1）清洗装载应充分考虑器械、器具和物品的材质、结构及精密程度，选用适宜的装载方法。

（2）清洗架装载清洗篮筐后，应转动清洗臂，检查是否有被器械阻碍现象，并及时调整。

（3）组合手术器械及名称标识与装载篮筐应保持对应，满足清洗质量追溯要求。

# 思考题

1. 污染器械回收中消毒隔离的措施有哪些？
2. 如何提高手术器械、外来医疗器械及植入物回收工作效率？
3. 各类器械进行分类清洗装载操作的基本要求有哪些？
4. 器械分类评估的内容与要求是什么？
5. 回收器械发生质量问题的沟通方法是什么？

# 第十章 清洗、消毒与干燥

**【学习目标】**

1. 了解器械、器具和物品清洗、消毒、干燥的知识；了解清洗耗材的选择和使用方法。

2. 熟悉机械清洗、消毒、干燥设备的使用方法及维护、保养知识；熟悉精密贵重器械操作技术要求；熟悉清洗、消毒质量标准。

3. 掌握器械清洗、消毒、干燥操作原则及注意事项；掌握机械清洗、手工清洗、干燥处理的技术操作方法和步骤。

## 第一节 清洗

### 一、器械清洗

清洗是指去除医疗器械、器具和物品上污物的全过程，流程包括冲洗、洗涤、漂洗和终末漂洗。

#### （一）清洗过程

1. 冲洗

以水为介质，使用流动水去除器械、器具和物品表面的污染物。

2. 洗涤

以含有化学清洗剂的水为介质，通过水的溶解清洗能力、清洗剂的乳化和皂化等作用，去除器械、器具和物品上的有机类污染物。

3. 漂洗

以水为介质，通过水的溶解清洗能力，去除器械、器具和物品上的污染物和化学残留物，达到清洗质量要求。

4. 终末漂洗

用经纯化的水或蒸馏水为介质，使用流动水冲洗。使用经纯化的水进行终末漂洗，能够进一步提高清洗质量，避免自来水中含有的金属离子等化学物质对器械表面造成腐蚀、变色等问题。终末漂洗是器械、器具和物品进行最终清洗的处理过程。

#### （二）医疗器械的污染源

医疗器械污染源主要来自患者血液、体液、分泌物、排泄物和病原微生物等。各种污染源造成感染的危害程度不同，其中微生物污染是引起交叉感染和医院内感染的主要原因。不同污染物对医疗器械产生的腐蚀和损伤程度不同。医疗器械的清洗去污工作需要针对污染的特性，选择清洗的方法、程序、清洗介质（医用清洗剂等）才能达到彻底的清洗并符合质量标准。医疗器械主要污染源及特性有以下 4 个方面。

1. 微生物污染

病原微生物在医疗器械清洗、消毒及灭菌工作质量方面，有诸多关联和影响。自然环境中微生物的种类繁多、数量庞大、分布广泛。医疗器械被病原微生物污染可以造成手术切口感染和感染性疾病的传播。

微生物按照对人类和动物有无致病，分为致病性微生物和非致病性微生物两类。细菌的致病性取决于病原菌的致病因素、机体对病原菌的抵抗力和细菌的毒力、数量等环境影响。其中朊毒体、气性坏疽及突发原因不明的传染病病原体能够抵抗一般的消毒、灭菌，不容易被杀灭，且致病性强，具有严重危害性。此类致病微生物污染的器械必须经过专项处理，应遵循 WS/T 367 的规定进行处置。

器械通过有效的清洗应能够清除或减少微生物的污染，提供有效灭菌保障。在清洗操作过程中消毒人员应实施职业防护；物流、人流防止交叉污染；采取环境、用具的清洁或消毒措施。

2. 有机物污染

医疗器械主要污染源来自有机物，包括致病微生物、血液、体液、排泄物、分泌物、组织碎屑等。有机物由蛋白质、脂类、糖类等物质组成，一般难溶于水。有机物熔点较低，绝大多数有机物受热容易分解和燃烧。同时，这类物质具有黏滞性，干涸后难以清除，可形成生物膜而造成灭菌失败。去除有机物污染重要的是清洗过程，清洗后的器械目测检查应无血渍、污渍、锈渍等可见污物通过。

3. 无机物污染

无机物是无机化合物的简称，通常指不含碳元素的化合物。体内各种元素除碳、氢、氧、氮主要以有机化合物形式存在，其余元素统称为无机盐类。人体组织和血液中含有的无机盐和微量元素占人体质量的 2.2%～4.3%，其中含量较多的有钙、镁、钾、钠、磷、硫、氯等，占无机物总量的 99%。无机物可造成器械材质的变色、点蚀（生锈）和其他的变性。因此，德国蛇牌器械工作小组建议，器械从使用到处理的时间不宜超过 6h，以避免人体体液、血液中无机物对器械造成锈蚀、腐蚀和损坏，缩短器械的使用寿命。清洗用水也可引起无机物污染，是影响器械清洗质量的重要因素之一。因此，清洗器械的用水必须符合行业标准基本要求。

4. 微粒污染

器械微粒污染来自环境空气中的灰尘，包括新的器械生产中未彻底清洁的金属屑、研磨粉；棉布包装材料脱落的纤维；人体毛发、皮肤碎屑等。器械表面容易沾染固体微粒，是由于固体微粒具有较强的黏附能力。如边长 1cm 的立方体分散成胶体微粒时，表面积可增加百万倍。表面积增加，意味着表面能量增加，吸附能力增强。由于微粒污染源广泛存在于环境中，所以器械使用过程和清洗、制作过程均可能发生器械微粒的污染。当微粒污染物自由沉落在器械表面时，黏附力不强，易于清除。如果是液体蒸发后沉积在器械表面的粒子，黏附力很强，不易清除。因此，在清洗操作中，需要及时去除台面污染物和杂物，保持环境和操作台面清洁。

## 二、影响清洗质量因素

1959 年，Herbert Sinner 博士绘制的 Sinner 圆表述了清洗过程中的 4 个影响因素，即温度、机械力、化学剂、时间。需要说明，我国各地区水的硬度有较大的差异性，清洗用水也是影响清洗质量的重要因素之一。

（一）温度

（1）提高污垢在清洗液中的溶解分散性。大多数情况下，清洗液对污垢的溶解速度和溶解量都是随温度升高而成比例提高的。

（2）使污垢的物理化学状态发生变化。温度的变化常会引起污垢的物理化学状态发生变化，污垢的物理状态的改变是指固体污垢被熔化；化学状态的变化是指固体污垢被热能裂解和分解，使它变得容易被去除。

（3）促进医用清洗剂化学反应。所有的化学反应都是在一定温度下进行的，对绝大多数化学反应而言，升高温度都有利于反应的进行。温度每升高10℃，反应速度几乎能提高1倍，有的甚至更多。在不锈钢器械的除锈中，加热至40～50℃的除锈时间通常比常温除锈快4～5倍。在用碱液除油脂类物质的时候，高的温度可以加快碱液对油脂的皂化和乳化过程。当然，不是温度越高，越利于清洗。一方面，升温要消耗大量的能源，增加清洗成本；另一方面，温度过高可能会造成清洗液对被清洗基体的腐蚀。

（二）机械力

（1）机械力在机械清洗过程中的作用体现了流动清洗的机理。

①流动液体促进了清洗液与被清洗表面的质点传递与互换，加快了化学清洗的进程。

②流动提高了污垢被溶解、乳化和分散的效率。

③流动液体对污垢产生的压力、冲击力、摩擦力等有清除污垢的作用。

④超声波清洗器的超声空化作用是机械力的体现。

⑤喷淋式清洗过程中，旋转喷臂必须保持旋转，若不能旋转，则水流无法到达被清洗物品的表面。对于复杂管腔器械的内部，需要的水流也是如此。

（2）手工清洗过程中体现了清洗工具和手法相结合产生的机械力及去污作用。

①手工清洗工具包括清洗喷枪、刷子类、擦布、海绵等。

②清洗手法包括浸泡、冲洗、刷洗、擦拭等。

（三）时间

时间对清洗效果的提高显而易见也特别容易理解，但要注意，延长时间虽有利于清洗效果，但时间过长会造成被清洗物品基体的损坏，也会增加清洗成本，所以一定要进行一个"度"的把握。

（四）清洗剂

清洗剂在医疗器械清洗过程中起到以下作用：

（1）和污物发生化学反应，使不溶性的污物直接转化为可溶解的污物而溶解。

（2）利用吸附的方法将污物从器械上剥离。

（3）降低水的硬度及重金属粒子的浓度，避免这些粒子对器械造成污染。

（4）起到其他与器械保护和处理相关的一些作用，如润滑器械，使有轴节的器械保持灵活、加快随后的干燥进程、增亮器械等。

（五）水

（1）清洗用水可作用于水溶性污垢的溶解。

（2）传输机械力到待洗物品表层。

（3）传递热量到待洗物品表层，也是湿热消毒的介质。

（4）作为清洗剂的溶剂。

（5）清除清洗剂溶剂残留的漂洗。

### 三、器械清洗原则

（1）根据器械材质和精密程度选择有效的清洗方法。清洗方法包括机械清洗和手工清洗，大部分常规耐湿、耐热材料的器械采用机械清洗方法；不耐水浸泡、湿热材料的精密、复杂器械采用手工清洗方法；污染量较重的器械应先进行手工预处理清洗，再做常规清洗；精密器械的清洗，应遵循生产厂家提供的使用说明或指导手册。

（2）根据 WS 310.2 规定，通常情况下应遵循先清洗后消毒的处理程序，避免经化学消毒或湿热消毒后蛋白质凝固，增加清洗的难度。

（3）根据 WS 310.3 规定，器械经过清洗后，必须符合清洗质量标准，即表面及其关节、齿牙处应光洁，无血渍、污渍、水垢等残留物质和锈斑；功能完好，无损毁。

（4）应制定完善的常规器械、精密贵重专科器械等清洗操作规程；手工清洗和机械清洗程序应包括冲洗、洗涤、漂洗、终末漂洗；清洗操作方法及注意事项应符合 WS 310.2—2016 中附录 B 的要求。

（5）清洗操作人员个人防护应符合 WS 310.2 中附录 A 的要求。

（6）清洗操作的人员应经上岗前培训，精密、贵重器械清洗的操作人员还应经过专项技能培训。

（7）根据医院规模、任务及工作量，合理配置清洗消毒设备、水处理设备及配套设施。加强设备的日常维护和保养，确保清洗效果。

（8）开展日常和定期的清洗质量检测工作，清洗质量问题应及时记录，并满足质量追溯和持续改进的管理要求。

（9）根据 WS 310.3 规定，需选择和使用医用清洗剂帮助去除被污染器械、器具和物品上的有机物、无机物和微生物。

### 四、清洗条件及设备设施

#### （一）清洗媒介

清洗媒介主要包括医用清洗剂、清洗用水、医用润滑剂等。清洗媒介是影响清洗质量的重要因素。WS 310.1 规定，医用清洗剂应符合国家相关标准和规定。根据器械的材质、污染物种类，选择适宜的医用清洗剂。清洗用水应有自来水、热水、软水、经纯化的水供应。自来水水质应符合 GB 5749 的规定；终末漂洗用水的电导率应≤15μS/cm（25℃）。

1. 医用清洗剂

（1）作用及原理

医用清洗剂用于医疗器械的清洁去污，主要成分包括酸、碱、酶、磷酸盐、表面活性剂、络合剂、螯合剂、泡沫控制剂、防锈剂等。但是，一种清洗剂中不可能含有上述全部成分，不同种类的清洗剂根据用途含有不同的成分，因此其作用及原理也不同。一般医用清洗剂是通过溶解、皂化、润湿、乳化、分解、螯和等作用，去除医疗器械上的各类污染物质。

①溶解作用：器械上很多污染物不溶于水。医用清洗剂中的成分可将这些不溶于水的污染物，转化为可溶于水的物质而被去除。例如，清洗剂中的碱性成分可与不溶水的蛋白质的羧基发生反应，形成可溶于水的羧酸盐。

②皂化作用：脂肪类的油脂与碱发生反应，分解成能溶于水的脂肪酸盐（肥皂）和甘油，这个反应称为皂化反应。利用皂化作用，可将器械上的脂类有机污染物去除。矿

物油脂类的污染，如凡士林、汽油、煤油、柴油、润滑油等，与动植物油的化学成分不同，难溶于水，不能与碱发生皂化作用。因此，矿物油不能用碱来分解去污，在一定条件下，可通过表面活性剂的乳化作用清洗去污。

③润湿作用：清洗介质对器械物品表面的润湿可有效地削弱污染物在器械、物品表面的黏附力，便于污染物的剥离。润湿能力是指液体表面在固体表面的铺展能力。如果清洗剂在固体表面能够铺展，接触面有扩大的趋势，这种现象称为润湿。如果液体在固体表面不能铺展，接触面有收缩成球的趋势，这种现象称为不润湿。润湿的作用原理是：用清洗介质对被洗器械和物品表面的润湿取代污染物。因此，润湿是清洗的先决条件。如果清洗介质不能润湿器械和物品的表面，就难以发挥清洗介质的去污作用。清洗介质的润湿能力与被清洗器械和物品表面的性质和形态有关，还与医用清洗剂的密度、黏度和表面张力有关。表面张力对清洗具有重要作用。表面张力是液体表面受到一种垂直指向液体内部的引力，使液体表面尽量缩小的力，例如下落的水滴成圆球形就是表面张力的作用。由于表面张力具有使液体表面自动缩小的趋势，如同一张有弹性的薄膜，能使液体保持最小表面积。因此，表面张力低就可以使液体扩展，容易润湿。总之，清洗介质应具有表面张力低的特性，渗透削弱污染物对器械表面的黏附，从而达到较好的去污效果。

④乳化作用：由于表面活性剂的作用，使本来不能互相溶解的两种液体能够混合到一起的现象称为乳化现象，具有乳化作用的表面活性剂称为乳化剂。例如脂肪等有机物是不容易溶于水的，但是医用清洗剂中表面活性剂的分子结构由亲油基和亲水基两部分组成，这种结构可以形象地称为"大头针"。亲油基指向油，亲水基指向水，由此降低了水的表面张力，使被污染器械容易润湿，继而改变污染的黏附状况，使其发生污染卷缩、分散、乳化、悬浮等现象，并形成水包裹脂肪等污染型的微粒即乳化结构，最终被清洗去除。在乳化阶段，机械外力可增强清洗作用。医用清洗剂中表面活性剂成分还可避免乳化微粒在器械表面的再沉积。

⑤分解作用：指各种酶与其相应的大分子不溶于水的反应物发生反应的过程。酶是一类有活性、具有催化功能的蛋白质。在医用清洗剂中，常用的酶有4种：蛋白酶、脂肪酶、淀粉酶和纤维素酶。蛋白酶可将蛋白质分解为肽段和氨基酸；脂肪酶可将脂肪分解为甘油和脂肪酸；淀粉酶可将淀粉和糖原质分解为麦芽糖；纤维素酶可将纤维素分解为葡萄糖。以上这些分解产物都能够溶于水。

⑥螯合作用：螯合剂与金属离子（钙、镁、铁）结合生成可溶性的螯合物，这种现象称为螯合作用。医用清洗剂中含有螯合剂成分，利于清洗剂发挥去污能力。例如磷酸盐、多聚磷酸酯和聚丙烯酸酯等螯合剂，其作用是为了避免水中含有的金属离子，影响清洗剂中有效成分的去污作用，如酶、碱等的去污作用。

（2）医用清洗剂分类及使用

医用清洗剂主要分为碱性、中性、酸性和酶清洗剂。不同成分及含量的医用清洗剂 pH 不同。pH 是物质酸碱性的测度指标：pH>7.5 表示碱性，pH 6.5～7.5 表示中性，pH<6.5 表示酸性。高 pH（强碱性）或低 pH（强酸性）的物质会破坏组织、金属、橡胶和塑料。

（3）常用医用清洗剂

①含酶清洗剂的特点是含酶，有较强的去污能力，能快速分解蛋白质、脂肪、纤维素、糖类等多种有机污染物。其主要成分是脂肪酶、蛋白酶、糖酶、淀粉酶、表面活性剂、络合剂、防锈剂等。酶是一种有活性的生物蛋白，极容易失去活性，因此含酶清洗剂应根据其使用说明书配制，溶液不宜重复使用，温度不宜过高，水温≤60℃，过高的水温会失去

酶的活性，由此降低清洗效果。蛋白水解酶清洗剂有助于去除血液、体液中的蛋白质类污染，脂肪分解酶清洗剂有助于去除脂肪物质，如骨髓和脂肪组织。采用酶清洗剂浸泡器械，可以去除表面干涸的蛋白质和脂肪类污染。机械清洗时应选用低泡医用清洗剂，便于充分漂洗，以免损坏设备。

②碱性清洗剂的特点是 pH>7.5，对各种有机物有较好的去除作用。对金属腐蚀性小，不会加快返锈的现象。其主要成分为碱、络合剂、防锈剂等。pH>11 的碱性清洗剂对铝、锌、锡、黄铜等制成的器械有一定腐蚀性。

③酸性清洗剂的特点为 pH<6.5，对无机固体粒子有较好的溶解和去除作用，应确保其与器械及设备的兼容性，不应腐蚀器械和加快器械生锈。其主要成分为磷酸、表面活性剂等。酸性清洗剂对不锈钢器械表面的保护层有一定的腐蚀性，不能作为器械日常保养的清洗剂。只有在器械出现生锈、结垢、变色等问题后，才可根据使用说明书或指导手册合理使用。

④中性清洗剂的 pH 为 6.5～7.5，对金属无腐蚀性。

（4）清洗剂的选择

应根据医疗器械的材质、污染物品的种类、污染的程度、处理的时间间隔、清洗的方式、所选择的程序、使用的水质及所要达到的目的等各个方面来选择相应的清洗剂，其中器械材质与清洗剂的兼容性是应首先考虑的方面。表 10-1 提供了医疗器械材质与清洗剂的基本选择方法。

表 10-1　医疗器械材质与清洗剂的选用

| 医疗器械材质 | 碱性清洗剂（主要用于去除表面污染的有机物） | | | 中性清洗剂（用于去除有机物/降低水的张力） | 酸性清洗剂（用于去除无机物） | 润滑剂（用于关节处的灵活） |
|---|---|---|---|---|---|---|
| | 强碱性清洗剂 | 中度碱性清洗剂 | 弱碱性清洗剂 | | | |
| 钢铁 | 可以 | 可以 | 可以 | 可以 | 可以 | 可以 |
| 不锈钢 | 可以 | 可以 | 可以 | 可以 | 可以 | 可以 |
| 铜和铜合金 | 不可 | 可以 | 可以 | 可以 | 可以 | 可以 |
| 铝和铝合金 | 不可 | 带有抑制剂的可以 | 可以 | 可以 | 带有抑制剂的可以 | 可以 |
| 钛和钛合金 | 可以 | 可以 | 可以 | 可以 | 不适用于氢氟酸盐的清洗剂 | 可以 |
| 镍和镍合金 | 可以 | 可以 | 可以 | 可以 | 可以 | 可以 |
| 塑料 | 可以 | 可以 | 可以 | 可以 | 可以 | 不适用 |
| 橡胶 | 可以 | 可以 | 可以 | 可以 | 可以 | 不适用 |
| 玻璃 | 可以 | 可以 | 可以 | 可以 | 不适用于氢氟酸盐的清洗剂 | 不适用 |
| 陶瓷 | 可以 | 可以 | 可以 | 可以 | 不适用于氢氟酸盐的清洗剂 | 不适用 |

**注**：医疗器械材质与化学剂的兼容性非常复杂。所以，对于医疗器械如选择清洗剂和清洗过程中的禁忌事项首先应该查阅器械使用说明书。

（5）医用润滑剂

医用润滑剂应为水溶性，与人体组织有较好的相容性，pH 为中性。根据其使用说明书配制使用，防止器械锈蚀和点蚀的产生，可使器械锁扣及关节灵活自如，延长器械的使用寿命，且不影响灭菌介质的穿透性和器械的机械性能。此类润滑剂不应用于橡胶和乳胶材质，如麻醉器具、呼吸管路等，因润滑剂会使这些材质发生脆化。

（6）注意事项

①根据 WS 310.1 规定，选用医用清洗剂应符合国家相关标准和规定。根据医用清洗剂的使用说明书以及器械的材质、污染物种类、使用方法等，选择适宜的医用清洗剂。

②部分精密贵重的器械，如牙科手机等器械，制造商会推荐使用指定的医用清洁剂和医用润滑剂。

③医用清洗剂使用中应严格遵循使用说明书正确配制使用，应特别注意稀释比例、溶液温度、清洗用水质量等。

2. 清洗用水及质量

天然水源分为降水、地面水和地下水 3 大类。天然水质中含有的物质可分为溶解性物质、胶体物质和非溶解性物质。溶解性物质包括钙、镁、钠、铁、锰等的盐类或化合物，以及氧、二氧化碳等气体。胶体物质包括硅胶、腐殖酸等。非溶解性物质包括黏土、砂、细菌、藻类及悬浮物质。

水是 CSSD 清洗、消毒、灭菌等技术中最为重要的工作介质，水源有不同的卫生学特征和理化特性，对其应用认知有以下 5 个方面。

（1）水分子的结构特点

水与其他液体化合物相比，其沸点、比热容、汽化热、表面张力等物理性质都表现出特殊性，这与水分子的结构有着密切的关系。

①水分子的极性结构和水分子间的氢键

a. 水分子的极性结构：所谓极性结构是指在分子结构中原子排列不对称，它们的正、负电荷的重心没有重合，这种分子就是极性分子。水分子由 2 个氢原子和 1 个氧原子组成，其 3 个原子核排列成以氢原子核为底、以氧原子核为顶的等腰三角形。由于水分子中电子被引向氧的一端，使水分子的阳电荷重心和阴电荷重心不能重合在一起，所以水是一种极性很强的极性溶剂。

b. 水能形成氢键：水分子中氧原子和氢原子是借共有电子对而结合的化学键（共价键），氢原子只有一个电子，氧原子的电负性大于氢原子，共用电子被强烈地引向氧的一端，使氢原子几乎成为没有核外电子的半径很小的核，因此，氢原子容易被另一个电负性强的原子所吸引，形成第二个键——氢键。通过氢键，使简单的水分子 $H_2O$ 缔合成较复杂的水分子（$H_2O$）$_x$，$x=2$、3、4、5。不仅水分子间，水与其他物质分子之间（醇、脂肪羧酸、胺类）都可以形成氢键结合。在分子间存在氢键时，可以大大加强分子间的相互作用。

②水分子结构对性质的影响

a. 水具有很强的溶解能力：溶质与溶剂的极性越相近，越易互溶。许多非电解质的极性化合物由于与水分子间存在强烈的分子相互吸引作用，或能与水分子形成分子间氢键而结合，也易被溶解分散在水中。

b. 水有很高的表面张力：所有液体表面都存在一种紧缩力，这种向液体内的紧缩力叫表面张力，它使液体有缩小表面并保持表面积最小的倾向。水分子之间的作用力比水分子与其他分子间作用力要强得多，它的表面张力比其他液体物质大得多。

（2）水的优点

①容易得到，价格便宜：作为自然界中存在的物质，成本低。

②水具有很强的溶解力、分散力：水是大多数无机酸、碱、盐的良好的、成本低廉、应用极广的溶剂和清洗介质。

③水具有较大的气化热和比热容：当温度升高 1℃ 或者降低 1℃ 时，水所吸收或放出的热量比同质量的其他溶剂多，因此在清洗过程中，水可以成为传导热量的良好载体。

④水具有适中的凝固点和沸点：在 0～100℃ 之间，水都是小黏度液体，便于用常规的方法控制清洗温度。

⑤水不可燃：水作为清洗溶剂时，不存在火灾的隐患。

⑥水无毒无味：水作为清洗溶剂时，不会对使用者健康造成危害。

（3）水的缺点

①对于非极性的油性污垢难以溶解：单独用水难以清洗油污、非极性高聚物等。

②较大的表面张力导致难以浸润：常温下，水的表面张力高达 72mN/m，仅低于汞，而其他液体表面张力大多数在 20～50mN/m。而且，水的处理过程并不能降低水的表面张力，去离子水和原水的表面张力基本相同。由于水的表面张力过大，所以用水润湿物体表面就较困难。

③水中具有杂质，对器械及清洗效果有影响。

a. 金属阳离子：钙离子、镁离子，属于这一类的有碳酸钙、硫酸钙、碳酸镁等微溶和难溶盐，受热过程中这些盐特别容易形成水垢，水垢会牢固地附着在被清洗物品的表面，而且这些离子也影响清洗剂的性能。铁离子，水中的铁离子包括 $Fe^{2+}$、$Fe^{3+}$ 两种形式。这些铁离子凝聚沉积在金属表面形成难以去除的锈垢，引发金属腐蚀；$Fe^{2+}$ 与磷酸根离子结合形成的磷酸亚铁是黏着性很强的污垢。铜离子，铜离子易被铁、锌、铝等活泼金属还原成金属铜，引发金属电化学腐蚀，造成金属点、蚀而穿孔。铝离子，当清洗液中有磷酸根时，也会生成黏附性很强的磷酸铝附着于被清洗器械的表面。

b. 非金属阴离子：氯离子，易吸附在金属表面，并渗入金属氧化膜保护层内部，造成氧化膜破坏而导致腐蚀发生，包括孔腐蚀、缝隙腐蚀和应力腐蚀等局部腐蚀；二氧化硅，水中溶解少量以硅酸或可溶性硅酸盐形式存在的二氧化硅，对金属的腐蚀有一定的缓蚀作用，但过量、过高时会形成钙、镁的硅酸盐水垢或二氧化硅水垢。这种水垢热阻大，难以去除，危害特别大。

c. 溶解的气体：氧气，在敞开的水处理系统中，含有 6～10mg/L 的溶解氧。水中溶解氧可以引起金属的电化学腐蚀。二氧化碳，溶于水中的 $CO_2$ 一方面对水的 pH 产生影响，含 $CO_2$ 多的水显酸性，会导致金属的腐蚀；另一方面，会造成碳酸盐水垢的产生。氨气，在含氧水中会引起铜和铜合金腐蚀。二氧化硫和硫化氢，溶于水中的二氧化硫和硫化氢都使水显酸性，其中硫化氢的危害更大，硫离子有较强的促进金属腐蚀的作用。

（4）水的硬度

一般从自然界得到的水都含有一定的可溶性钙盐和镁盐，这种含有可溶性钙盐、镁盐较多的水被称为硬水。含有钙、镁离子少的水被称为软水。

根据钙盐、镁盐具体种类的不同，硬水又分为暂时硬水和永久硬水。含有碳酸氢钙和碳酸氢镁的硬水在煮沸过程中会有碳酸盐沉淀析出，所以把这种硬水叫作暂时硬水。而把含钙、镁硫酸盐和氯化物的硬水称为永久硬水，因为它们在煮沸时也不会析出。

水的硬度是反映水中钙、镁盐特性的一个质量指标。把水中含有的碳酸氢钙、碳酸氢镁的量叫作碳酸盐硬度。由于将水煮沸时，这些盐可分解成碳酸盐沉淀析出，故又被称为暂时硬度。把水中含有的钙、镁硫酸盐及氯化物的量叫作非碳酸盐硬度，又称永久硬度。

把上述两类硬度的总和称为总硬度。

很多国家有不同的硬度单位标准，如硬度以 $CaCO_3$ 计，17.9mg/k＝德制 1 度＝英制 1.25 度＝法制 1.79 度。通常把 100 万份水中含有一份碳酸钙作为硬度单位（×10<sup>-6</sup>，即 1kg 水中含有 1mg 的碳酸钙）。水的硬度分级见表 10-2。

表 10-2　水的硬度分级

| 水质 | 硬度 /（CaCO₃ mg/kg） | 水质 | 硬度 /（CaCO₃ mg/kg） |
|---|---|---|---|
| 很软的水 | 0～40 | 较硬的水 | 120～180 |
| 软水 | 40～80 | 硬水 | 180～300 |
| 较软的水 | 80～120 | 很硬的水 | >300 |

3. CSSD 清洗用水质量原则

WS 310.1 明确规定 CSSD 应有自来水、热水、软水、经纯化的水供应；自来水水质应符合 GB 5749 的规定；终末漂洗用水的电导率≤15μS/cm（25℃）。

（1）生活饮用水（自来水）

指通过净化、消毒后生产出来的符合相应标准的生活用水。

①使用范围：自来水是器械、器具和物品清洗的基本用水，作为手工清洗器械的预清洗用水，以及制备软水、纯化水的水源。

②质量标准：自来水是对天然水进行卫生处理，达到生活饮用标准的水。其水质应符合 GB/T 5750.5《生活饮用水标准检验方法　无机非金属指标》和 GB 5749《生活饮用水卫生标准》要求。在 GB 5749 中规定了 35 项水质标准，包括细菌学指标、毒理学指标、感官性状和一般化学指标，以及放射性指标。自来水 pH 为 6.5～8.5；饮水细菌总数（CFU/mL）不超过 100 个，总大肠菌群（MPN/100mL 或 CFU/100mL）不得检出；硬度为 450mg/L。

（2）软水

指含较少可溶性钙、镁化合物的水。

①使用范围：软水用于手工清洗，或机械清洗的预清洗、洗涤、漂洗，以及用于压力蒸汽灭菌器循环泵的冷却。软水是自来水经过离子交换树脂等方法软化处理而成的。由于软水中还存在一定的钙镁离子，因此，水温宜在 60℃以下，防止出现器械、设备表面结垢的现象。

②质量标准：硬度对清洗质量有很大影响，硬度比表示水中钙、镁离子的溶解量，包括溶于水中的钙、镁、盐等的总量，以 $CaCO_3$（mg/L）表示。

（3）经纯化的水或蒸馏水

由过离子交换法、反渗透法或其他适宜的方法生产，水中溶解的正负离子达到较低水平。

①使用范围：清洗过程的终末漂洗；医疗器械、器具和物品采用湿热消毒方法时，应使用经纯化的水或蒸馏水。

②质量标准：WS 310.1 规定终末漂洗用水电导率≤15μS/cm（25℃）。为了保证经纯化的水质，制水设备宜设有水质主要指标的适时显示装置，应定时观测并记录水质指标、电导率、pH。CSSD 用水分类质量标准及使用范围可参考表 10-3，其中《美国消毒供应中心技术手册》建议软水碳酸钙含量不超过 100mg/L；pH 6.5～7.5；氯含量不超过 100mg/L。

表 10-3　消毒供应中心用水分类质量标准及使用范围

| 水质类别 | 质量标准 | 使用范围 |
|---|---|---|
| 生活饮用水<br>自来水 | GB/T 5750.5《生活饮用水标准检验方法　无机非金属指标》<br>GB 5749《生活饮用水卫生标准》<br>其中 pH 6.5～8.5 | 可作为生活用水 |
| 软水 | 碳酸钙含量不超过 100mg/L | 手工清洗过程<br>预冲洗、洗涤、漂洗 |
| | | 机械清洗过程<br>预冲洗、洗涤、漂洗 |
| | | 灭菌器真空泵冷却用水 |
| 纯化的水<br>（去离子水） | 电导率≤15μS/cm（25℃）<br>pH 6.5～7.5 | 清洗过程终末漂洗 |
| | | 湿热消毒用水 |

## （二）清洗设备和设施

遵循 WS 310.1 规定，医疗机构应根据 CSSD 的规模、任务及工作量，合理配置清洗消毒设备及配套设施。设备和设施包括手工清洗池、压力水枪、压力气枪、超声清洗器等机械清洗消毒设备、干燥设备及相应清洗用具，如器械分类操作台、转运车、器械清洗篮筐、清洗架等，医用清洗剂、清洗刷、标识、电脑记录系统等。同时，应有自来水、热水、软水、经纯化的水供应。

1. 清洗设备及使用

（1）清洗水槽

清洗水槽由不锈钢材质制成，用于手工清洗操作时器械物品的浸泡、刷洗和冲洗（图 10-1），宜至少设置为双水槽。

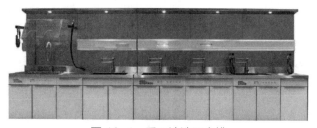

图 10-1　手工清洗双水槽

（2）压力水枪

压力水枪用于手工清洗管腔器械。压力水枪（图 10-2）一端接水源管道，另一端通过压力水枪喷头连接于管腔器械上。压力水枪喷头可增强水流压力，利于清除管腔器械内腔壁上附着的污渍。使用时应选择与管腔器械内径适宜的喷水接头，保证腔内的水流压力。

（3）压力气枪

压力气枪用于手工清洗、干燥管腔器械的处理。压力气枪（图 10-2）一端接于压缩空气管道，另一端通过压力气枪喷头连接于管腔器械上。管道气源压力为

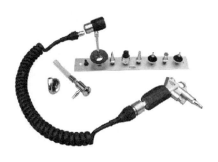

图 10-2　压力水枪和气枪

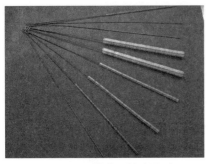

图 10-3　管道器械清洗刷

0.45～0.95MPa，压力气枪工作压力为 0.1～0.3MPa，在压力的气流作用下，清除管腔壁脱落的污染物或水。使用时应选择与管腔器械内径适宜的接头，保证腔内的气流压力。

（4）器械清洗刷

器械清洗刷有多种规格和型号管腔器械清洗刷（图 10-3），主要用于手工清洗操作。

（5）超声波清洗设备

超声波清洗设备主要分为台式和落地式。因设备功能有所不同，有的只具有单一的洗涤功能，多为单槽台式清洗机；有的具有洗涤、漂洗、消毒功能，为单槽或双槽落地式。由于这类设备需要人工完成漂洗、消毒的程序转换，因此又常称该类设备为半自动化设备。

①主要构造：分为台式、单槽落地式和单槽组合落地式。

a. 台式超声波清洗机（图 10-4）一般具备机械清洗的洗涤和湿热消毒的程序和功能。

b. 单槽落地式超声波清洗机一般具备机械清洗的洗涤、漂洗等程序和功能，并具有一定自动化的清洗程序控制、清洗槽盖子启闭、清洗槽升降等功能［图 10-5（a）、图 10-5（b）］。

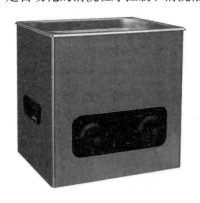

图 10-4　台式超声波清洗机

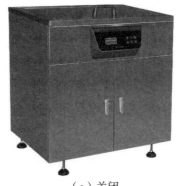

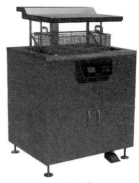

（a）关闭　　　　（b）开启

图 10-5　单槽落地式超声波清洗机

c. 组合落地式超声波清洗机（图 10-6）是将具备冲洗、湿热消毒、干燥程序功能的单槽落地式清洗机进行组合，增强机械化处理能力。

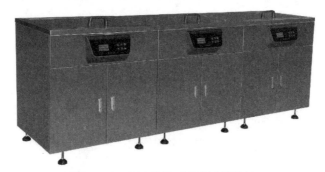

图 10-6　组合落地式超声波清洗机

②使用范围：超声波清洗消毒器适用于金属、玻璃类材质的器械清洗，对其结构复杂的器械，例如有深孔、盲孔、凹凸槽的器械清洗效果较好。一些精密器械应根据产品说明

选择使用。

③主要原理：人耳一般对于每秒震动20～18000次的频率范围有反应（18kHz）。大于20kHz的声波人听不到，称为超声波。超声波清洗作用原理如下。

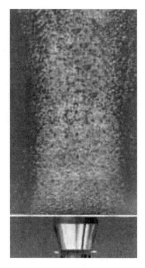

图 10-7　空化效应

a. 空化效应（图10-7）：超声波具有声波的一切特性，可以在固体、液体和气体中传播。超声波清洗是利用超声波发生器所发出的高频振荡信号，通过换能器转换成高频机械振荡而传播到清洗溶液中。超声波在清洗液中疏密相间地向前辐射，在密集状态区液体承受正压力，在稀疏状态区则承受拉力，使液体流动而产生数以万计的微小气泡，这些气泡在负压区形成并扩大，而在正压区迅速闭合，这种现象被称为空化现象。空化现象的过程中，气泡闭合可形成超过1000个气压的瞬间高压，连续不断冲击器械表面，使器械表面及缝隙中的污垢迅速剥落，这种效应称为空化效应，具有很强的清洗作用。

b. 超声波声压强：超声波是一种交变声压，超声波清洗的空化效应与其声压强有关。如果声压强度达不到一定的值，就不能出现空化现象，这个值称为空化阈值。液体中只有交变声压超过静压才能出现负压，负压只有大于液体的强度时（空化阈值）才能产生"空化效应"。声压强度越高，功率密度越大，空化效应也越明显。但是，功率密度过大，有可能造成器械表面的空化腐蚀。

④超声波频率：超声波频率与空化作用有关。超声波频率越高，空化阈值越大，声压强度也越大。超声波频率低时，产生的气泡（空穴）大而数量少，爆破力强；产生频率增强时，气泡（空穴）小而数量多，爆破力小而范围广，适合清洗比较精细的器械。但是频率过高，如接近1000kHz将不再产生空化现象。CSSD使用的超声波清洗器的频率范围多为30kHz～40kHz。也可选用多频率的设备，在同一个清洗舱内通过40kHz、80kHz、100kHz 3种频率的设定转换和自动转换，使器械得到不同程度的洁净效果。

清洗介质（水、医用清洗剂等）不同，其物理性质及空化阈值也不同。清洗介质表面张力越大，空化所需的能量也越大，即空化阈值增加；清洗介质的黏度越大，不易产生空化现象，其空化阈值也大。温度对空化现象产生影响，但温度达到沸点时，将不再产生空化。清洗介质中含有气泡和溶解氧，主要是氧气和氮气，不但没有空化作用，而且会吸收大量的超声能量，降低空化效应。所以，在超声清洗槽中放入水后，不应立刻开始清洗器械，应先除气，即将水静置至少5min，待气体自动析出排除后开始清洗操作。

⑤定期检测超声波空化作用的性能。超声波空化作用受水槽内溶解氧、温度、水质硬度、医用清洗剂的选择等因素影响。超声清洗器的性能监测可选用专用的测试物，或选择使用设备生产厂商推荐的方法。

a. 超声清洗效果测试物：用于超声波空化作用的性能测试。使用时严格遵循生产厂家的使用说明书及指导手册，参照监测点位，根据实际情况使用不同数量的超声清洗效果测试物。使用前，翻转摇动瓶身，将超声清洗效果测试物放置在需监测的位置，运行超声清洗程序。程序结束后，从超声波清洗器内取出测试物，根据对照表分析判读结果。需强调的是：是否对清洗液进行除气处理，会明显影响最终测试结果，新配制清洗液或超声波清洗器新加水在运行清洗程序前，应进行除气。另应确认设备运行时超声的频率、清洗时间和温度。

b. 采用玻璃滑片检测方法：检查的频率依据超声清洗器的使用情况，建议每月检测一次。使用磨砂的显微镜用玻璃滑片（2.0cm×7.5cm）、2B铅笔、民用的普通清洁剂，如液体肥皂。检测步骤：准备一个新鲜的混有民用清洗剂的溶液（浓度为1%）和热水（50～60℃），将溶液倒入清洗器中至操作水位线3/8范围内。打开超声清洗器，进行至少5～10 min的除气。用2B铅笔在玻璃滑片磨砂的一端标上X，将玻璃滑片垂直浸入溶液中央，确认清洗器处于超声清洗程序，启动超声清洗器，超声清洗立刻去除滑片上的铅墨。所有铅墨应该在10s内去掉。若清洗器符合该时间范围，其超声清洗状况是符合要求的。

为了保持测试之间的连贯性，应确保测试条件的一致，即使用相同的溶液浓度、液量、温度、铅笔、除气时间等。如果运转情况不良，应首先按照故障排除方法进行处理。

（6）喷淋式清洗消毒器

多为自动化程度较高的设备，可自动完成器械全部的去污处理，包括冲洗、洗涤、漂洗、终末漂洗、消毒、干燥，并可预设自动添加医用清洗剂程序和选择使用多种清洗程序。

①主要构造：喷淋式清洗消毒器构造及附件（图10-8）分为单仓式和多仓式。

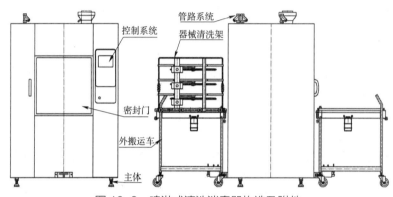

图10-8 喷淋式清洗消毒器构造及附件

②使用范围：可用于耐湿、耐热材质器械的清洗消毒，例如不锈钢、金属类、塑料类、玻璃类器械物品等。通过专用清洗架，进行常规器械、精密器械、管腔器械及结构复杂器械等处理。

③主要原理：喷淋式清洗消毒器是利用大容量的循环泵，使清洗仓内的水形成一定的水流压力，并通过旋转喷淋臂，将水喷淋到器械、器具和物品表面。管腔类器械通过专用清洗架上的插件，使水流对管腔内进行冲洗。

④设备维护：应遵循设备生产厂家的使用说明或指导手册，对清洗消毒器定期进行预防性维护与保养、日常清洁和检查。在首次使用清洗消毒器前，应认真阅读掌握设备厂家的使用说明和维护手册内容，建立设备使用操作规程、日常维护保养方法及注意事项。每年进行设备清洗效能的监测，对自动清洗消毒器的所有输入信号进行完整的测试（水温、pH、硬度等），并记录所有设备（喷水臂、数字显示屏幕等）情况。每天工作结束应进行设备的清洁。清除清洗仓内排水槽底部或过滤器上的杂物，用擦布清洁表面。如果清洗消毒器出现问题，根据维护手册中所列原因排除故障，或联络授权的维修中心进行维修。

（7）喷淋超声波式清洗消毒器

①主要构造：清洗消毒器具有喷淋清洗和超声清洗的功能。此类设备可分为单仓（图10-9）和多仓（图10-10）的型式。

②使用范围：主要适用于各种常规器械、精密器械、结构复杂器械、管腔器械以及深孔、盲孔、凹凸槽器械、器具和物品的清洗。

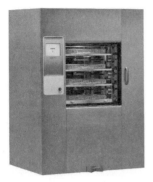

图 10-9　单仓喷淋超声波清洗消毒器

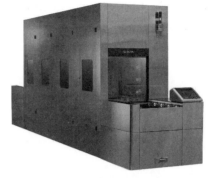

图 10-10　多仓喷淋超声波清洗消毒器

③主要原理：同喷淋清洗消毒器原理和超声波清洗原理。具有多频超声清洗功能的设备，可完成 45kHz、80kHz、100kHz 的 3 种频率自动转换的清洗，减少超声波的盲角和死角，利于器械得到全方位的清洗。

④定期维护：应根据设备厂家的使用说明和维护指导手册，每年对设备进行效能测试，并记录。

2. 制水设备（软水机、纯化水设备）

（1）主要构造

主要构造包括水处理设备、储水槽（图 10-11）。

（2）使用范围

主要用于清洗用水（软水、经纯化的水）制作。制水量与设备功能有关，应根据手工清洗用水量、机械清洗用水量进行选择。蒸馏水是经过蒸馏器，将煮沸的水蒸气经过冷凝器冷凝后制成的水，可作为终末漂洗用水。由于制作过程用水量较大，耗水成本高，不适宜作为 CSSD 制水设备使用。

（3）主要原理

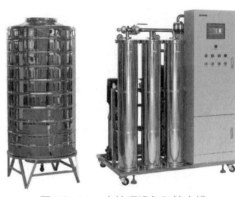

图 10-11　水处理设备和储水槽

CSSD 制水方法主要采用电渗析和树脂交换法。电渗析是指利用半透膜的选择透过性分离不同的溶质粒子（如离子）的方法，称为渗析。在电场作用下进行渗析时，溶液中的带电的溶质粒子（如离子）通过膜而迁移的现象，称为电渗析。利用电渗析进行提纯和分离物质的方法，称为电渗析法。

电渗析可以是一种除盐技术。因为各种不同的水中都有一定量的盐分，而组成这些盐的阴、阳离子，在直流电场的作用下会分别向相反方向的电极移动。如果在一个电渗析器中插入阴、阳离子交换膜各一个，由于离子交换膜具有选择透过性，即阳离子交换膜只允许阳离子自由通过，阴离子交换膜只允许阴离子自由通过，这样在两个膜的中间隔室中，盐的浓度就会因为离子的定向迁移而降低，而靠近电极的两个隔室，则分别为阴、阳离子的浓缩室，最后在中间的淡化室内达到脱盐的目的。图 10-12 为电渗析原理图。

离子交换树脂具有网状结构的骨架，有许多可以电离、交换的基团。交换树脂分为阳离子树脂和阴离子树脂两大类。阴离子树脂与自来水中的阳离子交换，阳离子树脂与自来水中的阴离子交换。自来水经过两种树脂的交换后，可去除大部分钙、镁离子。通常用树脂串柱越多，所得水质越纯。制水设备中的阳离子树脂串柱和阴离子树脂串柱，分别与水中的阳离子、阴离子不断交换，当串柱中的树脂达到饱和时，会"失效"或"老化"，造成水质质量不合格。因此，需要定时对树脂进行再生，通过酸（对阳离子树脂）碱（对阴离子树脂）处理，使树脂恢复其交换能力。

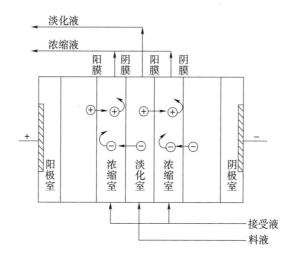

图 10-12　电渗析原理图

CSSD 在选择水处理设备和制作工艺时，应考虑运行成本、节能、环保等因素。

（4）使用注意事项

①每天启用制水设备时，检查并记录水质指标，包括电导率和 pH。

②新树脂在使用前，应由厂家进行预处理。将新树脂用自来水（40℃）浸泡，使其充分溶胀，并清洗为无色透明状，去除杂质，将水沥干。进行树脂的酸碱转化，阳树脂 pH 3～5，阴树脂 pH 8～9。

③制水设备在安装后，应对制水系统、输水系统以及再生制剂等进行检查。设置所有阀门的标识；检查所有仪表，包括压力表、流量表、电导仪测试值显示情况等。检查和试运转合格后，方可使用。

④制水设备的安装地点应有可靠的防冻、防晒措施，避免水处理间室温过高或过低。

⑤按照设备说明书进行定期的再生处理，如定时加盐等。

⑥按照设备说明书，定期进行清洁及维护保养。

### 五、清洗方法

诊疗器械、器具和物品的清洗方法包括手工清洗方法和机械清洗方法。两类清洗方法适用范围不同，一般根据器械不同材质、不同污染程度选择清洗的方法。手工清洗方法是通过水流冲洗、清洗刷刷洗、擦洗和压力水枪等方式清洗去污。机械清洗方法是通过机械作用产生有一定压力的水流，或者利用超声波产生的空化作用等进行清洗。

手工清洗方法适用于器械的清洗预处理，能够针对性地去除器械上湿性、干性的血渍和污渍、锈迹、水垢、化学药剂残留、医用胶残留等情况，也用于不能采用机械清洗方法的精密器械清洗，如电源类器械等。

机械清洗是指利用清洗设备完成清洗去污的方法。机械清洗具有自动化、程序化、标准化和清洗效率高等优点，是医疗器械、器具和物品清洗采用的首选方法。机械清洗适用于耐湿、耐热材质器械物品的清洗。受设备本身自动化程度和功能影响，使用不同类型的清洗设备操作方式和程序有较大区别。自动化程度高的设备完成预清洗、洗涤、漂洗、终末漂洗、消毒、干燥等处理流程时，为自动化的一键式操作，不需要人工辅助操作；而部分自动化程度相对较低的半自动设备，则需要人工辅助操作。

（一）手工清洗及操作

1.基本方法

手工清洗基本方法包括冲洗、浸泡、擦拭、擦洗、刷洗。

（1）冲洗操作方法：应在流动水下进行器械、器具和物品的冲洗（图 10-13），还可使用压力水枪进行管腔内部冲洗（图 10-14）。冲洗操作方法是清洗过程中的重要步骤，在使用清洗剂洗涤器械、器具和物品的前后，都应采用冲洗的方法，去除表面污物和去除清洁剂化学残留。

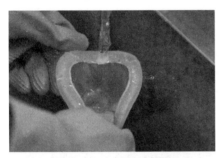 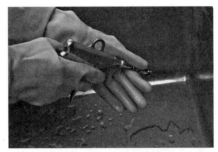

图 10-13　流动水冲洗　　　　　图 10-14　压力水枪冲洗

（2）浸泡操作方法：将污染器械浸泡在水中或含有医用清洗剂液体中，使黏附在器械上的干涸污渍软化、分解。浸泡时器械应完全浸没在水下，如清洗剂浸泡穿刺针的方法见图 10-15，清洗剂浸泡手术器械方法见图 10-16。浸泡手术器械时，管腔器械上的阀门应打开，将管腔的一端缓慢放入液体中，使管腔内充满清洗剂。

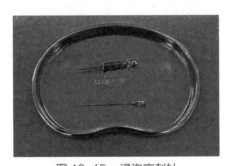 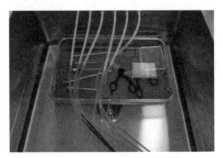

图 10-15　浸泡穿刺针　　　　　图 10-16　浸泡手术器械

（3）擦拭操作方法：适用于不能浸于水中清洗的器械，如不耐水手柄等电源类器械物品的擦拭去污见图 10-17。首先，使用蘸有清洗剂的擦布或海绵等工具，进行器械各部位的擦拭去污；其次，再使用清水擦拭去除清洁剂残留，至少重复擦拭 3 次。使用的清洗工具应不落絮，不损坏器械物品材质的表面。

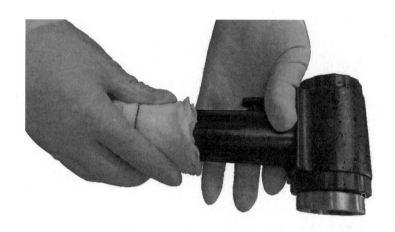

图 10-17　擦拭手柄（不耐水材质）

（4）擦洗操作方法：用于器械物品耐水洗或材质表面不耐摩擦的清洗去污，如进行目镜和器械表面污染较多且难清洗时的去污。擦洗操作应使用软布或海绵，将器械或物品浸于水面下擦洗，操作中防止液体的溅出（图 10-18、图 10-19）。

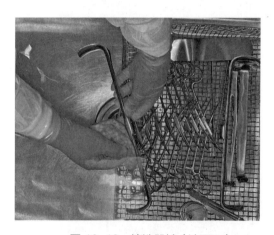

图 10-18　擦洗器械（液面下）

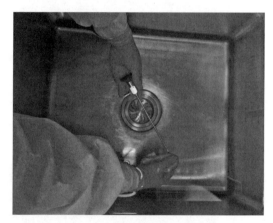

图 10-19　擦洗目镜（液面下）

（5）刷洗操作方法：使用专业清洗刷刷洗器械的方法。污染器械刷洗部位包括器械表面、关节、齿缝、轴节刷洗（图 10-20）；清洗刷的刷洗方向应与器械齿端纹路一致，避免产生清洗死角。器械齿槽刷洗方向见图 10-21。选用适宜的清洗刷型号，确保刷子可以深到空隙、管腔内。刷洗手术吸引头、各类穿刺针等管腔器械时，可交替使用压力水枪和压力气枪进行管腔内的清洗。

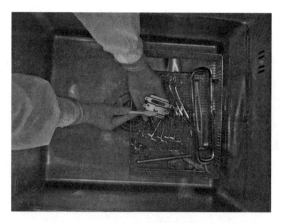

图 10-20　刷洗器械关节、缝隙（液面下）

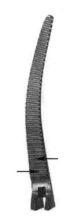

图 10-21　器械齿槽刷洗方向

2. 清洗程序及操作

（1）操作前准备

①人员准备：操作人员个人防护及着装应符合 WS 310.2 中附录 A 的要求。

②环境准备：在 CSSD 污区，应环境整洁，光线充足。

③物品准备：操作台、转运车、器械清洗篮筐、清洗架、医用清洗剂、清洗刷、标识等物品，以及电脑记录系统处于备用状态。

（2）操作步骤

①操作前评估：评估污染分类，制定可遵循清洗技术操作规程，选择清洗方法和操作程序，确认是否可水洗。

②冲洗：将污染器械、器具和物品置于流动水下冲洗，初步去除污染物。手工清洗时水温宜为 15～30℃。

③洗涤：冲洗后，使用酶清洗剂或其他医用清洗剂浸泡，然后用清洗刷刷洗或用清洁的低纤维絮擦布进行擦洗。刷洗动作柔和，不应使用钢丝球类用具和去污粉等用品，避免器械磨损。去除干涸的污渍可先用酶清洗剂浸泡，再刷洗或擦洗。

④漂洗：洗涤后，再用流动水冲洗或刷洗。清除脱落的污渍和医用清洗剂。

⑤终末漂洗：是清洗的最后步骤，应使用纯化的水在流动水下冲洗，根据器械材质需要，选择清洗用水，如动力器械、光学目镜部件使用经纯化的水冲洗，以提高器械清洗的质量。

（3）注意事项

①结构复杂的器械应拆卸后清洗。

②手工清洗后的器械应放置在专用的托盘、推车等清洁处，与污染器械分开放置，并及时传入清洁区，避免清洗、消毒后的二次污染。

③清洗池、清洗用具等应每天清洁与消毒。

（4）表格使用

根据追溯管理需要，手工清洗精密、贵重器械，对外来医疗器械及植入物等应记录。记录清洗器械名称或编号、数量、清洗方法、消毒方法、操作人员等信息，符合 WS 310.3 要求。采用手工清洗方法进行预处理的器械可不记录和追溯。

（二）超声波清洗器清洗及操作

1. 基本方法

（1）遵循生产厂家提供的使用说明和技术操作规程。

（2）不宜将部件或容器直接放在清洗水箱的底部，否则将损坏超声波发生器，并导致保修失效。

（3）使用以水为主的清洗液，不应使用酒精、汽油或者其他可燃性的溶液，否则将致火灾、爆炸。不应采用含氯清洗液进行消毒，防止清洗器损坏并导致保修失效。

（4）不应在无水情况下操作清洗器。清洗用水加热或进行超声波清洗时，不应使溶液液面降到操作线 3/8 处以下，否则将导致超声波发生器或加热器损坏并导致保修失效。

（5）清洗器运转时，不应将手伸入水箱。待运行停止后，方可用手工方式取出清洗器械。

（6）超声清洗时间宜为 3～5min，也可根据器械污染情况适当延长清洗时间，但不宜超过 10min。

（7）具有超声清洗功能的全自动清洗消毒器操作简便，可自动完成冲洗、洗涤、漂洗、终末漂洗和消毒、干燥步骤，应根据说明书或指导手册使用。

（8）台式或双槽落地的超声清洗器一般为半自动化的设备，清洗时程序转换需要手工辅助。在清洗槽中加注水之前应切断电源，根据超声清洗槽标刻的水位线加注水量。一般在放入器械和物品情况下，加注水量到离顶端约 3cm 的位置。应定时更换清洗液；首次加入水后应除气；清洗时应盖好超声清洗器盖子，防止产生气溶胶。工作结束后，关闭电源、水源等阀门，在清空水箱之前一定切断电源。

2.超声波清洗器操作（台式或柜式）

（1）操作前准备

①人员准备：操作人员个人防护及着装应符合 WS 310.2 中附录 A 的要求。

②环境准备：在 CCSD 去污区应环境整洁，光线充足。

③物品准备：超声清洗设备、操作台、器械清洗篮筐、清洗架、医用清洗剂、清洗刷、标识等物品，以及电脑记录系统处于备用状态。

（2）操作步骤

①操作前评估：根据污染分类，选择清洗方法和操作程序，建立可依据的操作规程。对贵重、精密器械等建立可依据的专项操作规程。

②清洗槽内注入适量清水，控制水温在 35～45℃。按配制比例添加医用清洗剂（一般为酶清洗剂）。接通电源，待机指示灯开启。

③手工预洗：手工预清洗的器械参照常规手工清洗操作。

④超声清洗：将器械放在清洗设备专用的篮筐中，浸没在水面下，盖上盖子。设定清洗时间 5～10min，按下启动开关，运行指示灯开启。

⑤漂洗：超声清洗结束，运行指示灯熄灭。机械漂洗：将清洗过的器械、器具和物品放到漂洗槽内自动漂洗，控制水温在 35～45℃，漂洗时间 0.5～1min，漂洗循环 2 次。超声清洗设备未设漂洗功能时，采用手工进行漂洗。将超声清洗过的器械、器具和物品，在流动水下冲洗至器械上无泡沫和污渍。

⑥冲洗后的器械、器具和物品使用自动清洗消毒器或湿热消毒槽消毒，应使用经纯化的水。

⑦进行机械干燥，器械干燥的操作见本章第三节相关内容。

（3）操作注意事项

①设备操作应遵循生产厂家的使用说明书或指导手册。

②超声清洗时间宜为 3～5min，不宜超过 10min。

③不宜清洗塑胶类等软材质的器材。

（4）标识及表格应用

根据器械的分类清洗情况，酌情选用标识和记录。

### （三）清洗消毒器（喷淋式）

1. 基本程序

（1）预清洗：清洗仓内自动进软水，自动加热，水温控制在20~35℃，喷淋预清洗时间为1~3min，自动排污，除去物体表面污渍和可发泡的物质。

（2）洗涤：自动进软水，自动抽取设定的医用清洗剂的剂量，加热（根据医用清洗洁剂使用温度要求），一般水温设定在35~45℃，设定喷淋洗涤时间至少5min。自动排水。

（3）漂洗：自动进软水，自动加热35~45℃（也可用冷水），设定喷淋漂洗时间1~2min。自动排水。

（4）漂洗：自动进软水或纯化水，自动加热35~45℃（也可用冷水），设定喷淋漂洗时间1~2min。自动排水。

（5）终末漂洗、消毒：自动进经纯化的水，加热90℃，根据需要设定消毒时间1min或5min以上。在设定的温度下（一般为70℃）自动抽取医用润滑剂润滑，消毒后自动排水。

（6）热风干燥：自动加热，自动控制设定的干燥温度一般为70~90℃，干燥时间10~20min。自动开启柜门，取出清洗消毒器械。

2. 清洗消毒器操作

（1）操作前准备

①人员准备：操作人员个人防护及着装应符合WS 310.2中附录A的要求。

②环境准备：在CSSD去污区应环境整洁，光线充足。

③物品准备：操作台、器械清洗篮筐、清洗架、医用清洗剂、清洗刷、标识等物品以及电脑记录系统处于备用状态。查看水源接通；查看热源接通；接通电源，待机指示灯开启；清洗设备处于备用状态。

（2）操作步骤

①操作前评估：评估污染分类，制定可遵循的清洗操作规程，确认清洗器械与清洗方法的适宜性，器械装载方式和装载量符合操作流程。

②清洗器运行：选择清洗程序并启动开关，运行指示灯开启。观察预清洗水温，一般不超过45℃，设备舱门处没有水溢出现象，喷淋臂转速正常，且无阻挡，器械可接触水流。自动抽取医用清洗剂时，水温符合使用规定。漂洗阶段喷淋漂洗时间为1~2min，漂洗循环2次。观察排水阶段，排水通畅，没有水溢出和滞留现象。终末漂洗、消毒温度应≥90℃，消毒时间为1~5min。热风干燥，温度为70~90℃，干燥时间为15~20min。

③清洗结束：运行指示灯熄灭。观察打印的程序代码、消毒时间、温度，并做记录。

④开启清洗设备舱门，取出器械清洗架，放置5min后，观察器械的干燥程度。

（3）使用注意事项

①遵循生产厂家提供的使用说明或指导手册，制定技术操作规程。

②不应随意改变清洗消毒器的程序和参数。

③消毒温度、时间应符合WS 310.2有关规定，确认并记录设备每次运行的消毒温度、时间和清洗程序。

④按照操作规程，每天检查喷淋臂转动是否灵活、出水孔是否通畅。

⑤每日清洁设备仓内，可使用医用清洗剂擦拭内壁、滤网以及擦拭设备表面等。对维

护的情况应予记录。

⑥对检查设备发现的问题，均要提醒并由适当的责任人进行处理。

⑦定时观测和检查医用清洗剂的使用情况。检查注入清洗剂的泵是否正常运转以及泵管有无松脱、老化等现象，确保医用清洗剂用量准确。

（4）标识及表格应用

①酌情使用标识，使器械清洗的方法和清洗设备运行情况可追溯。

②进行清洗消毒流程记录。

### （四）清洗消毒器使用（喷淋超声波式）

主要清洗消毒程序包括以下阶段：

1. 预清洗

清洗仓内自动进软水，自动加热，水温控制在20～35℃，喷淋预清洗时间为1～3min。自动排除污水。

2. 超声喷淋洗涤

自动进软水，自动抽取设定的医用清洗剂，自动加热（根据医用清洗剂使用温度要求），一般水温设定在35～45℃，设定超声洗涤时间为5～10min。自动排水。

3. 漂洗

自动进软水，自动加热35～45℃，设定喷淋漂洗时间为1～2min。自动排水。

4. 漂洗

自动进经纯化的水，自动加热35～45℃，设定喷淋漂洗时间为1～2min。自动排水。

5. 终末漂洗和消毒

自动进经纯化的水，自动加热90℃，根据需要设定消毒时间为1min或5min以上。在设定的温度下（一般为70℃）自动抽取医用润滑剂润滑，自动排水。

6. 热风干燥

自动加热，自动控制设定的干燥温度一般为70～90℃，干燥时间为10～20min。自动开启柜门，取出器械架。

喷淋超声波式清洗消毒器操作及注意事项等可参考清洗消毒器、超声清洗机操作内容及要求。

# 第二节　消毒

## 一、器械消毒

器械消毒处理是指对污染器械清洗后进行消毒的过程及方法。器械消毒应达到高水平消毒的质量，即污染器械上自然微生物数量减少90%以上，不得检出病原微生物。根据GB 15982—2012《医疗消毒卫生标准》规定，中度危险性医疗器材的菌落总数应≤20CFU/件（CFU/g 或 CFU/100cm$^2$），不得检出致病性微生物；低度危险性医疗器材的菌落总数应≤200CFU/件（CFU/g 或 CFU/100cm$^2$），不得检出致病性微生物。

### （一）常用消毒方法

常用消毒方法为物理消毒方法和化学消毒方法。物理消毒是利用物理因子杀灭或清除病原微生物的方法。CSSD采用物理方法为湿热消毒法。湿热消毒是利用较高温度的热水（≥90℃）或蒸汽为消毒介质，在维持相应温度和时间的条件下使菌体蛋白变性或凝固。

湿热可使菌体蛋白质变性或凝固酶失去活性，代谢发生障碍，从而使微生物死亡。蛋白质的变性和凝固，需有水分子的存在。湿热处理时在热水或热蒸汽的环境下，湿度愈高，蛋白质的变性和凝固愈快，对微生物的杀灭效果愈好。细菌繁殖体、病毒和真菌等对湿热均较敏感。因此，湿热消毒是器械消毒的首选方法。《世界卫生组织医院感染控制指南》推荐，"如果一种器械经受热力和湿度并且不要求灭菌，选择热力消毒是恰当的。通过热力和一定温度的热水就能杀灭致病性繁殖病因子，这是一种非常有效的消毒方法"。另外，湿热消毒采用高温蒸汽和热水为消毒介质，具有安全、无毒性残留、环保的优点。

WS 310.2 规定耐湿热的器械、器具和物品应首选湿热消毒方法。湿热消毒方法的温度、时间应符合表 10-4 的要求。

表 10-4　湿热消毒的温度与时间

| 湿热消毒方法 | 温度 /℃ | 最短消毒时间 /min |
|---|---|---|
| 消毒后直接使用 | 93 | 2.5 |
| | 90 | 5 |
| 消毒后继续灭菌处理 | 90 | 1 |
| | 80 | 10 |
| | 75 | 30 |
| | 70 | 100 |

依据 WS 310.2 规定，消毒后直接使用的诊疗器械、器具和物品，湿热消毒温度应≥90℃，时间≥5min，或 $A_0$ 值≥3000；消毒后继续灭菌处理的，其湿热消毒温度应≥90℃，时间≥1min，或 $A_0$ 值≥600。

对于不耐湿热的器械材质，可采用化学消毒方法。化学消毒法是利用化学药物杀灭病原微生物的方法。根据消毒剂的杀菌作用可分为高效消毒剂、中效消毒剂、低效消毒剂。由于化学消毒对器械具有一定的腐蚀性，因此器械消毒时需要谨慎选用。选用的消毒剂应取得国家相关部门卫生许可批件的消毒药械或酸性氧化电位水。

**（二）消毒的作用**

消毒是清除或杀灭传播媒介上病原微生物，使其达到无害处的处理，以保证消毒后直接用于病人的器械、器具和物品的安全，并能够在重复使用器械、器具和物品的工作中，避免出现交叉污染，保证操作人员和环境的安全。

**（三）基本原则**

（1）接触皮肤、黏膜的诊疗器械、器具和物品应进行消毒处理。

（2）耐湿、耐热的器械、器具和物品，应首选机械湿热消毒方法。消毒后直接使用的诊疗器械、器具和物品，湿热消毒温度应≥90℃，时间≥5min，或 $A_0$ 值≥3000；消毒后继续灭菌处理的，其湿热消毒温度应≥90℃，时间≥1min，或 $A_0$ 值≥600。

（3）不能耐受湿热消毒的器械、器具和物品，可采用化学消毒方法。

（4）开展消毒质量的日常和定期的监测，监测及结果应符合 WS 310.3 的要求。

（5）应建立清洗消毒过程记录，留存清洗消毒器运行参数打印资料或记录。消毒监测资料和记录的保存期应≥6 个月，消毒记录内容应具有可追溯性，符合 WS 310.3 有关质量追溯的要求。

## 二、消毒设备及方法

### （一）煮沸消毒器

**1. 主要构造**

煮沸消毒器见图 10-22。

**2. 使用范围**

利用煮沸消毒器进行湿热消毒的方法，可用于耐湿、耐热材质的器械、器具和物品的消毒，包括不锈钢等金属类、玻璃类、部分耐高温的塑胶类材质的器械。

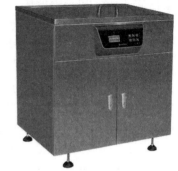

图 10-22　煮沸消毒器

**3. 主要原理**

常用设备为电加热煮沸消毒器。利用加热管将水加热，使水温升至所需消毒温度，并保持一定的时间。时间与温度的设置与所消毒的器械相关，并应遵循和符合 WS 310.2—2016 中的相关规定。煮沸消毒器具有简单、方便、实用、经济、效果可靠等优点。

**4. 使用注意事项**

（1）物品使用后应先清洁，再煮沸消毒。

（2）煮沸物品需用纯化水煮沸，避免物品上有水碱。

（3）进行消毒时间的计时后，如中途添加器械物品应重新开始计算消毒时间。

（4）煮沸器的盖应严密关闭，以保持沸水温度。

（5）煮沸消毒的物品应及时取出，避免生锈。

（6）煮沸消毒玻璃材质类物品应在冷水时放入，防止物品损坏，橡胶类材质物品宜在较高水温时放入，利于减缓材质的老化。

（7）所消毒的物品应全部浸没在水面下，可拆卸的物品应拆开。

（8）每次放入消毒器物品的量不应超过消毒器容量的 3/4。

### （二）自动化清洗消毒器消毒方法

自动化清洗消毒器可以进行湿热消毒，利用旋转喷头臂喷出热水进行喷淋冲洗，在保持一定的温度和时间的条件下，实现器械消毒。使用方法参阅本章相关内容。

**1. 消毒时间**

参阅本章相关内容。

**2. 注意事项**

遵循生产厂家的使用说明或指导手册。

### （三）酸化水消毒（氧化电位水生成机消毒）

**1. 使用范围**

适用于包装前手术器械的消毒、内镜的消毒等。

**2. 主要原理**

氧化电位水生成机是利用有隔膜式电解槽，将混有一定比例氯化钠和经软化处理的自来水电解，在阳极侧生成具有低浓度有效氯、高氧化还原电位的酸性水溶液；同时，在阴极一侧生成负氧化还原电位的碱性水溶液的装置。由氧化电位水生成机生成的酸性氧化电位水是一种具有高氧化还原电位（ORP），低 pH、含低浓度的有效氯的无色透明液体。它的生成原理是将适量低浓度的氯化钠溶液，加入隔膜式电解槽内，通过电解，在阳极侧氯离子生成氯气，氯气与水反应生成次氯酸和盐酸。另外，水在阳极电解，生成氧气和氢离子，使阳极一侧产生液体的 pH 2.0～3.0，氧化还原电位≥1100mV 以上，有效氯含量为 60mg/L±10mg/L，残留氯离子＜1000mg/L。

酸性氧化电位水具有较强的氧化能力，对各种微生物有较强的杀灭作用。杀菌速度快、使用范围广、安全可靠、不留残毒、对环境无污染。但酸性氧化电位水对光敏感，稳定性不高，宜现制备现使用，对铜、铝和碳钢有轻度腐蚀性，杀灭微生物作用受有机物影响大。

3. 使用方法

手工清洗后，用酸性氧化电位水流动冲洗或浸泡消毒 2min，净水冲洗 30s，取出干燥后进行包装、灭菌等处理，具体方法应遵循 WS 310.2 中附录 C。内镜的消毒遵循 WS 507。物体和环境表面消毒、清洁用品的消毒应遵循 WS/T 367。

4. 注意事项

（1）由于酸性氧化电位水生成器在电解过程中会释放少量的氯气和氢气，故应将生成器和储水容器放置在干燥、通风良好，且没有阳光直射的场所。

（2）酸性氧化电位水消毒时只能用原液，宜现用现制备，储存时应选用避光、密闭、硬质聚氯乙烯材质制成的容器，室温下储存不超过 3d。

（3）每次使用前，应在酸性氧化电位水出水口处，分别测定 pH、有效氯浓度、ORP 值。pH 2.0～3.0，有效氯含量为 60mg/L±10mg/L，ORP 值≥1100mV。

（4）对铜、铝等非不锈钢的金属物品有一定的腐蚀作用，应慎用。

（5）使用酸性氧化电位水消毒前，应先彻底清除有机物。

（6）不得将酸性氧化电位水和其他药剂混合使用。

（7）酸性氧化电位水为外用消毒产品，不可直接饮用。

（8）碱性还原电位水不慎入眼内，应立即用大量水冲洗。

（9）酸性氧化电位水长时间排放可造成排水管道的腐蚀，故应每次排放后，再排放少量碱性还原电位水或自来水。

（10）根据设备使用说明或指导手册，定期对电解槽、储盐箱、管路阀门等进行预防性维护与保养。

5. 有效指标的检测

（1）有效氯含量的检测方法

应使用精密有效氯检测试纸，其有效氯范围与酸性氧化电位水的有效氯含量接近，具体使用方法见试纸使用说明书。

（2）pH 检测方法

应使用精密 pH 检测试纸，其 pH 范围与酸性氧化电位水的 pH 接近，具体使用方法见 pH 试纸使用说明书。

（3）氧化还原电位（ORP）的检测方法

取样时开启酸性氧化电位水生成器，等到出水稳定后，用 100mL 小烧杯接取酸性氧化电位水，立即进行检测。氧化还原电位检测可采用铂电极，在酸度计"mV"档上直接检测读数。具体使用方法见使用说明书。

（4）氯离子检测方法

取样时开启酸性氧化电位水生成器，等到出水稳定后，用250mL磨口瓶取酸性氧化电位水至瓶满后，立即盖好瓶盖，送实验室进行检测。采用硝酸银容量法或离子色谱法，详细方法见GB/T 5750.5。

### （四）常用化学消毒剂及使用

1. 含氯消毒剂

（1）作用原理

含氯消毒剂是指在水中能产生具有杀菌活性的次氯酸的消毒剂，可分为无机化合物类和有机化合物类。含氯消毒剂杀菌谱广，能有效杀灭多种微生物和原虫，对金属有腐蚀作用，器械消毒时不宜选用。

（2）使用方法

①对朊毒体、气性坏疽、突发原因不明的传染病病原体污染的诊疗器械、器具和物品的消毒可参阅本书第十六章相关内容。

②对CSSD环境表面的消毒应遵循WS/T 367规定。有明显污染时，随时消毒，采用0.5%过氧乙酸或1000mg/L含氯消毒剂擦拭。

（3）注意事项

①化学粉剂应于阴凉处避光、防潮、密封保存；水剂应于阴凉处避光、密闭保存。所需溶液应现配现用。

②配制化学消毒溶液时，应戴口罩和手套。

2. 醇类（乙醇）消毒剂

（1）作用原理

乙醇能够吸收细菌蛋白的水分，使其脱水变性凝固，从而达到杀灭细菌的目的。75%的乙醇与细菌的渗透压相近，可以在细菌表面蛋白未变性前，逐渐地向菌体内部渗入，使细菌所有蛋白脱水、变性凝固，达到杀死细菌的目的。乙醇为中效消毒剂，能杀灭细菌繁殖体、结核杆菌及大多数真菌和病毒，但不能杀灭细菌芽孢，短时间不能灭活乙肝病毒，具有中效、速效的杀菌作用；无毒、无刺激，对金属无腐蚀性。但对病毒和真菌效果较差，不能杀死细胞芽孢；受有机物影响大；易挥发，易燃烧。

该类消毒剂适用于皮肤、环境表面及医疗器械的消毒，可用于不耐湿热器械的消毒处理。

（2）使用方法

用75%乙醇纱布擦拭器械表面，注意避免毛絮污染。

（3）注意事项

①乙醇易燃，禁忌明火。

②盛装乙醇的容器，用后盖紧，密闭，置于阴凉处保存。

③对乙醇过敏者勿用。

## 三、消毒操作

### （一）基本程序及要求

1. 人员要求

（1）操作人员应经过岗位培训。

（2）操作时，符合去污区人员的职业防护要求。

2. 基本方法

（1）根据 WS 310.2 中 5.4.1 规定，消毒处理方法首选机械湿热消毒，消毒设备主要有清洗消毒器、煮沸消毒器等。

（2）对不耐湿热器材，可采用 75% 乙醇、酸性氧化电位水或取得国家卫生健康行政部门卫生许可批件的消毒药械进行消毒。

（3）应建立消毒质量记录表，湿热消毒记录温度、时间、$A_0$ 值等参数；化学消毒记录消毒剂的名称、浓度、作用时间等参数。

（4）对于不能水洗或不耐受高温的器材，可采用 75% 乙醇擦拭消毒，并在制定的操作流程中加以规定，如带电源器械。

（5）如器械使用说明书或指导手册特别说明的器械材质，接触化学消毒剂或高温水后，会导致器械材质的变性及其功能受损，这类器械在确保清洗质量的情况下，可直接进行检查、包装和灭菌。

3. 操作要点

（1）建立可遵循的技术操作规程，符合先清洗后消毒的原则。

（2）评估器械材质与所采用消毒方法的兼容性，正确使用消毒方法，避免器械的损坏。

（3）消毒时间、温度或浓度等消毒指标参数应符合要求。

（4）填写消毒记录表，复核消毒指标，确保消毒质量。

**（二）煮沸消毒器操作**

1. 操作前准备

（1）人员准备：操作人员个人防护符合 WS 310.2 中附录 A 的要求。

（2）环境准备：在 CSSD 去污区应环境整洁、光线充足。

（3）物品准备：操作台、转运车、器械清洗篮筐、清洗架、煮沸消毒器、标识等物品以及记录表或信息系统处于备用状态。

2. 操作步骤

（1）操作前评估：评估器械已经完成清洗过程。建立完善的可遵循的清洗技术操作规程。评估器械属于耐湿热材质，可采用湿热消毒方法。

（2）消毒槽注水：使用经纯化的水进行湿热消毒。加水量（放入器械后的水位）不应超过最高水位线。

（3）配制医用润滑剂：按照产品说明书使用和配制医用润滑剂。

（4）开启设备：按照操作规程开启设备。

（5）器械消毒：消毒的器械应放在清洗篮筐内，再浸入热水中；橡胶类材质器械物品水沸后放入，以免长时间浸泡于热水中橡胶变软；玻璃类从冷水时放入。消毒的器械应轴节打开，全部浸没在水中，每次的放入量不应超过消毒器容量的 3/4。

（6）将消毒后的器械放在清洁的台面上，及时传送到清洁区进行干燥等处理。清洁处理台面是指专门用于清洗消毒后的器械车或操作台面。

3. 操作注意事项

（1）选择正确的消毒方式。

（2）记录消毒方式及参数。

（3）消毒人员取出消毒器械时，应使用防护手套，避免烫伤。

**（三）酸化水消毒操作**

**1.操作前准备**

（1）人员准备：操作人员个人防护符合 WS 310.2 中附录 A 的要求。

（2）环境准备：在 CSSD 去污区应环境整洁、光线充足。

（3）物品准备：操作台、转运车、器械清洗篮筐、清洗架、标识等物品以及记录表或信息系统处于备用状态。

**2.操作前评估**

（1）评估准备消毒的器械已经过清洗处理。

（2）评估器械属于酸化水消毒范围，有可遵循的技术操作规程。

（3）评估酸性氧化电位水有效指标的检测合格（pH、含氯浓度等）。

**3.操作步骤**

（1）酸化水准备：开启酸化水机阀门，并将酸化水接入容器，容器放在清洗池中。

（2）器械消毒：待水液量完全浸没器械后，开始器械消毒计时，始终保持酸化水阀门开启，使用新鲜的酸化水不断加入容器。消毒的器械应放在清洗篮筐内，再浸入酸化水液中浸泡或直接冲洗消毒器械，消毒时间为 2min。

（3）消毒结束：将消毒后的器械放在专用的消毒台面上，即刻传送到清洁区进行干燥等处理。

（4）酸化水用后处理：消毒结束后，关闭设备。倾倒容器内酸化水消毒液，用清水冲洗清洗水池或打开酸化水碱性阀门，用碱性水冲洗。

**4.操作注意事项**

（1）彻底清除器械、器具和物品上的有机物，再进行消毒处理。

（2）酸性氧化电位水对光敏感，有效氯浓度随时间延长而下降，宜现制备现用。

（3）对铜、铝等非不锈钢的金属器械和物品有一定的腐蚀作用，应慎用。

（4）酸性氧化电位水日常监测要求参阅本书第十五章相关内容。

**（四）化学消毒剂使用及操作**

**1.操作前准备**

（1）人员准备：操作人员个人防护符合 WS 310.2 中附录 A 的要求。

（2）环境准备：在 CSSD 去污区应环境整洁、光线充足。

（3）物品准备：消毒剂、消毒剂配制使用容器、量杯、清洁擦布数块、操作台、转运车、器械清洗篮筐、标识等物品以及记录表或信息系统处于备用状态。

**2.操作步骤**

（1）操作前评估

①评估器械已经过清洗过程，符合清洗质量标准要求。

②评估器械材质属于不耐湿热材质，符合清洗技术操作规程。

③根据消毒剂使用说明书，确认消毒剂使用范围、使用有效期和配比浓度。清洗后器械、物品消毒可使用含氯消毒剂浓度 500mg/L，作用时间 10min 以上。直接进行污染物消毒处理时，使用含氯消毒剂浓度 2000～5000mg/L，作用时间 30min 以上。

（2）消毒剂配制

应在容器或水槽上标注加水线，提示加水量。按照规定的消毒剂浓度和添加量，使用量杯配制。配制后，使用化学测试卡进行浓度测试，测试合格方可使用。消毒剂配制量

（放入器械后的水位）应在容器的 3/4 位置为宜，放入的器械量不超过容积的 3/4。

（3）器械消毒

浸泡消毒将器械放在篮筐中，然后浸泡于消毒剂中，消毒剂应浸没全部消毒的器械，盖上消毒容器的盖子。达到消毒时间后，取出篮筐，不应直接用手拿取器械，避免损伤皮肤。浸泡消毒的器械，需彻底漂洗去除消毒剂的残留。

（4）消毒结束

将清洗消毒后的器械放置于专用清洁台面。

3. 注意事项

（1）严格掌握化学消毒方法的适用范围。

（2）准确配制消毒剂使用浓度和消毒时间。配制的含氯消毒剂应加盖保存，定时更换。

（3）消毒后应彻底漂洗，去除化学消毒剂残留。

（4）记录消毒方式及参数。

# 第三节　干燥

干燥是指经过清洗、消毒的器械，进一步去除消毒后器械物品上残留水分的过程。

## 一、干燥原则

经过清洗消毒的器械表面仍有水，是湿的状态。水是细菌滋生的基本条件，最易发生的是真菌的生长。经过清洗消毒的器械，仍有微生物存在，在水和适宜的室温条件下会使细菌繁殖，从而影响器械清洗后的质量。器械关节或齿槽等缝隙部位存有水分还可以引起器械锈蚀，增加清洗难度，影响使用功能，缩短器械的使用寿命，锈蚀也是器械损坏的主要原因。器械干燥处理的意义是能够防止细菌的污染，确保消毒后直接使用物品的质量，提高器械灭菌质量，例如化学气体灭菌对干燥程度有较高的要求，器械表面过湿会降低消毒剂作用，影响灭菌效果。

WS 310.2 中规定器械的干燥方法，宜首选干燥设备。无干燥设备及不耐热器械、器具和物品可使用消毒的低纤维絮擦布进行手工干燥处理。器械的干燥操作原则应包括以下几个方面。

（1）清洗消毒后的器械，及时进行干燥处理。

（2）不应使用自然干燥方法进行干燥，避免器械和物品重新滋生细菌或被环境污染。

（3）应根据器械的材质选择适宜的干燥温度，金属类干燥温度为 70～90℃；塑胶类干燥温度为 65～75℃。

（4）对穿刺针、手术吸引头等管腔类器械，可在干燥设备处理之后，再用压力气枪进行干燥处理，也可使用专用棉条进行干燥。

（5）应使用干燥设备对呼吸及麻醉管路进行干燥，保证消毒质量和使用安全。

（6）干燥设备应根据厂家说明书进行维护和保养。应保持干燥柜或箱内的清洁，每天进行表面清洁擦拭，每月检查过滤器和密封圈，每季度进行加热装置的检测。

## 二、干燥方法

### （一）手工干燥方法

手工干燥方法，适宜于无干燥设备及不耐热器械、器具和物品。

1. 手工擦拭

操作中应使用消毒的低纤维絮类的擦布，特别注意防止棉絮和微生物的污染，同时应保持操作人员手卫生。在清洁区设压缩空气的气枪，专门用于管腔类器械的干燥，如吸管、穿刺针、针头等。

2. 压力气枪

（1）基本结构

见本章相关内容。

（2）适用范围

吸管、穿刺针、针头等管腔器械辅助干燥的处理。

（3）使用方法

①设备的操作方法和步骤，应依据其操作手册和操作规程使用。

②选择适宜的接头。

③组合器械单件处理，防止混乱。

④使用气枪干燥时，先烘干、再吹干或先擦拭器械表面水渍、再用压力气枪彻底吹干。

（4）注意事项

①操作时，避免压力气枪吹气口处朝向操作人员。

②对穿刺针等锐器进行处理时，应防止人员刺伤。

③对过长的管腔器械，不宜采用压力气枪方法处理。

（5）保养与维护

①应遵循厂商的说明书进行保养和维护，并制定相应的技术规程。

②每天使用后，应悬挂在专用挂钩处。

③应保持压力气枪的清洁。

**（二）干燥设备**

干燥设备具有工作效率高的特点，是器械干燥首选方法。使用干燥设备可以避免手工操作过程中环境或擦布脱屑等可能造成的器械污染，保证器械清洗消毒质量。

1. 基本结构

常用的干燥设备为柜式（图10-23）和台式（图10-24）。干燥设备应配有器械网篮等附件，柜式干燥设备还需配有管路装载附件。

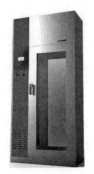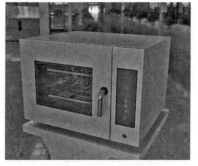

图10-23　柜式干燥设备　　　　图10-24　台式干燥设备

2. 工作原理

医用干燥箱以电阻丝、电热管为发热源，靠风机或水循环热量以保持箱内温度，采用机械触点控温，温度可设定为40～90℃。具有自动控制温度和时间，数字显示并提示超电压、超电流保护指示灯的功能，并需配置器械标准的不锈钢网筛和管腔干燥架。

3. 使用范围

用于耐热材料的器械，包括手术器械、内镜活检钳、注射针头、换药碗、弯盘、呼吸机、麻醉管路等。

4. 基本使用方法

（1）干燥设备的使用，应遵循产品说明书和操作规程。

（2）根据器械耐热的程度选择干燥温度和时间，以确保装载物不会过热（可能造成损坏）。根据 WS 310.2 中 5.5.1 规定，金属类干燥温度为 70～90℃；塑胶类干燥温度为 65～75℃。

（3）器械应放入网篮中干燥，不要堆积，保持一定的空隙，利于干燥。管腔类器械如呼吸管路等应使用专用管腔干燥架（图 10-25），悬垂在干燥柜内，使器械表面和内部彻底干燥。金属器械和橡胶类器械干燥所需的时间不同，因此宜分开进行干燥。

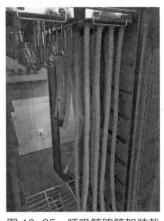

图 10-25　呼吸管路管架装载

（4）干燥结束卸载器械物品时，操作人员应注意防止烫伤，避免用裸手直接接触器械篮筐。

（5）干燥设备运行结束后，及时关闭柜门，使柜门保持关闭状态。

5. 注意事项

（1）根据器械的材质选择适宜的干燥时间，一般金属器械 20min，塑胶类器械 40min。

（2）应注意观察设备运行情况。

6. 设备保养与维护

（1）应遵循厂商的说明书进行保养和维护，并制定相应的技术规程。

（2）每天应进行干燥柜门、仪表的表面擦拭。

（3）每天清理和擦拭柜内至少一次。

（4）每天运行前应检查柜门缝是否平整、完好，无脱出和破损。

（5）根据设备厂商维护手册的建议，定期更换或再生空气过滤器，保证进入柜内的循环空气符合消毒要求。

（6）每年至少一次检查过热保护装置。每年由专业工程人员进行一次维护。

（7）对设备维护情况应记录。

## 三、干燥技能及操作

### （一）干燥柜操作

1. 操作前准备

（1）人员准备：操作人员个人防护符合 WS 310.2 中附录 A 的要求。

（2）环境准备：在 CSSD 清洁区应环境整洁、光线充足。

（3）物品准备：包括干燥柜、操作台、转运车、器械清洗篮筐、清洗架和标识等物品。

2. 操作步骤

（1）操作前评估

①评估干燥方法是否符合器械材质，有可遵循的技术操作规程。

②评估器械是否经过清洗。

③评估设备处于备用状态。

（2）器械装载

使用篮筐装载器械；呼吸机管道、麻醉管道使用专用的干燥架。

（3）程序选择

根据标准要求和材料的适宜性，选择干燥温度、时间。

干燥结束后，卸载器械。

3. 操作注意事项

（1）网篮装载的器械不要过度超过器械篮筐，利于彻底干燥。

（2）装载和卸载均要防止烫伤。

## （二）手工干燥

1. 操作前准备

（1）人员准备：操作人员个人防护符合 WS 310.2 中附录 A 的要求。

（2）环境准备：在 CSSD 清洁区应环境整洁、光线充足。

（3）物品准备：包括消毒的低纤维擦布、压力气枪、操作台、转运车、器械清洗篮筐、标识等物品。

2. 操作步骤

（1）操作前评估

①是否有可遵循的技术操作规程。

②评估干燥方法是否适宜器械材质。

③评估器械清洗质量合格。

（2）操作台准备

擦布擦拭器械，台面应留有适当的用于擦拭操作的空间和摆放干燥器械的空间。

（3）干燥擦拭

擦拭动作轻柔，宜单件处理。容器类物品的擦拭宜先擦拭外面而后擦拭内面。器械擦拭应首先擦拭器械表面的水迹，然后再擦拭关节、齿牙等局部的水迹。管腔器械可使用压力气枪清除腔内的水分，如穿刺针、妇科刮宫吸管、手术吸引管等的干燥。

（4）干燥器械放置

将干燥后的器械分类，有序摆放在台面上，避免再次接触水。

3. 操作注意事项

（1）保持擦布的清洁，擦布过湿影响干燥效果，应及时更换。

（2）操作人员应注意手卫生，在洗手或手消毒后进行器械的手工干燥操作。

# 思 考 题

1. 影响清洗质量的主要因素包括哪些？

2. 清洗质量的重要性及清洗原则是什么？

3. 手工清洗操作方法及适用范围是什么？

4. 机械清洗方法种类及操作注意事项有哪些？

5. 湿热消毒和化学消毒质量要素及操作要点是什么？

6. 清洗剂基本的分类及使用中的注意事项是什么？

7. 机械干燥处理温度、时间参数及操作注意事项有哪些？

8. 清洗消毒和干燥设备的日常维护及保养的主要工作是什么？

# 第十一章  清洗质量的检查与器械保养

【学习目标】
1. 熟悉并理解常规器械的基本分类、器械功能和用途。
2. 熟悉清洗质量检查标准、清洗测试知识和应用原则。
3. 掌握器械功能性检查和保养的基本操作方法。
4. 熟练掌握清洗目测检查的基本操作方法。

## 第一节  清洗质量的检查

清洗是去除医疗器械、器具和物品上污染物的全过程，由冲洗、洗涤、漂洗和终末漂洗程序组成。器械、器具和物品的洁净度是保障灭菌质量的基础，经过清洗、消毒、干燥处理的器械、器具和物品，在进行包装前，应检查其清洗质量，符合清洗质量标准。

### 一、检查的原则

（1）包装前应严格检查每件器械、器具和物品的清洗质量。

（2）定期使用清洗测试物检查和评价清洗质量。通过对残留蛋白质、血红蛋白、生物负载的检测等，评估清洗的效果。清洗测试物的使用方法应遵循产品说明书。

（3）有锈迹器械应除锈，器械功能损毁或锈蚀严重应及时维修或报废。

（4）清洗质量不合格的器械物品不得包装，须重新进行清洗或其他去污处理。

（5）规范人员操作，掌握各类器械、器具和物品清洗检查的方法、重点检查的部位和质量标准。

### 二、清洗质量标准

目测检查器械、器具和物品表面及其关节、锯齿部、锁扣及管腔，应光洁，无血渍、污渍、水垢等残留物质和锈斑。

清洗测试物测试结果符合产品说明书规定的范围和数值，符合国家相关卫生行业的质量标准。

应记录清洗质量检查情况，定期进行清洗合格率、清洗质量问题的分析及改进。

### 三、设备与材料

常用的检查设备、材料有放大镜（带光源或电子放大镜系统）、清洗测试物检测材料（包括隐血测试纸、蛋白质残留测试、生物膜测试块、ATP 生物荧光测试）等。

### 四、检查方法

（一）日常检查方法

清洗质量的检查是基本技能和基础工作，每件器械、器具和物品清洗后都必须采用日常检查方法进行质量的检查，使之符合清洗质量标准。

1. 目测法

在规定的光照度下，直接目测观察。主要用于检查器械、器具和物品容易观察的部位，如检查器械、器具和物品表面各处。

2. 放大镜检查法

借助手持式放大镜、带光源放大镜或电子放大镜等进行检查。主要用于检查结构复杂器械、精密器械，不宜清洗的重点部位，如轴节、齿槽、多关节、孔洞、各类管腔、腔隙、缝隙和螺纹等部位。选择放大镜检查方法应遵循相关器械、器具和物品的产品说明书和相关质量标准。放大镜的使用应遵循产品说明书。

**（二）清洗测试物检查**

清洗测试物检查是通过定量或定性的检测方法，定期评价清洗质量和清洗过程。主要应用范围有设备的清洗效能评价；清洗流程改变时的评价；复杂、精密、较难清洗器械、器具和物品等清洗效果评价和质量控制，如外来器械、植入物手术器械、机器人手术器械、眼内器械等。通过检测的数据，提供更客观和科学的分析，帮助有效改进。

清洗测试物检查方法和日常检查方法必须联合应用。测试物检查方法只有建立在日常检查方法的基础上，才能全面分析清洗质量并加以改进。

应根据产品说明书的使用范围选择测试产品，充分考虑临床各类器械、器具和物品使用中的质量标准、安全要求，工作的效率，检查操作现场的环境条件。清洗测试产品宜选择具有快速、灵敏、精确、稳定、可重复以及干扰物质影响少等特点的产品。

目前，在 CSSD 中普遍使用的清洗测试物检查方法有以下 5 种。

1. 残留血试验法

使用隐血测试纸通过试纸上的过氧化物和显色剂与血污中的血红蛋白、肌红蛋白的作用使显色剂发生色泽变化，可判定微量血污是否存在。

2. 残留蛋白质测试法

（1）茚三酮试验：用水合茚三酮试剂进行器械残余蛋白质检测，是一种高灵敏度的蛋白质和氨基酸检测方法。

（2）缩二脲反应：缩二脲法可以作为半定量方法，用于确定清洗消毒器中清洗过的医疗器械、器具和物品表面是否存在蛋白质残留物。

（3）邻苯二甲醛（OPA）法：改良的邻苯二甲醛（OPA）法是一种确定蛋白质中游离态原始氨基酸群的量化方法。

残留蛋白质测试法特异强、敏感、使用方便，不受器械处理方式的干扰，如消毒剂、高温等的作用。但价格昂贵，不适合于常规检测。

3. 生物膜测试法

模拟的人体体液、血液组成的生物膜测试片（块）与器械、器具和物品同时清洗，观察清洗后的生物膜测试片（块）残留以判断清洗效果。

4. 微生物学检测法

将浸有无菌盐水采样液的棉拭子在被检清洗后的器械、器具和物品各层面及轴节处反复涂抹，剪去手接触部位，将棉拭子放入装有 10mL 采样液的试管内送细菌室检测。

5. ATP 生物荧光检测法

ATP 生物荧光法测定原理是利用荧光素酶在镁离子、ATP、氧的参与下，催化荧光素氧化脱羧，产生激活态的氧化荧光素，放出光子，产生 560nm 的荧光，在裂解液的作用下，细菌裂解后释放的 ATP 参与上述酶促反应，用荧光检测仪可定量测定相对光单位值（RLU），从而获知 ATP 的含量，进而得知细菌含量。ATP 生物荧光法检测作为一种新的检测手段，检测目标全面，可以对包括微生物、体液、组织，以及各种真菌的残留进行全面快速的检测。

## 第二节　器械功能检查

手术器械经过使用和反复清洗、消毒和灭菌后，器械表面会受到磨损、腐蚀，材质出形变性老化，以及功能结构的改变等，甚至丧失功能。因此，每一件器械包装前应进行逐一检查。应根据各类器械设计和使用功能，选择相应的测试方法，检查器械的稳定性、灵活性、闭合性、锐利度和张力等；检查器械部件的完整性、密封性、透光性和绝缘性等，确保医疗器械、器具和物品处于良好状态。本节技术方法包含国内、国际近年相关标准及发展的相关内容。

### 一、常规器械构造及功能

常见的器械类型是各种手持式器械，如医用剪类、钳类、持针器类、镊类、拉钩类、骨凿（及骨刀、骨撬等）、剥离子、探条类等。基本的构造包括颚、套接、柄、锁扣及指环，举例见图 11-1、图 11-2。

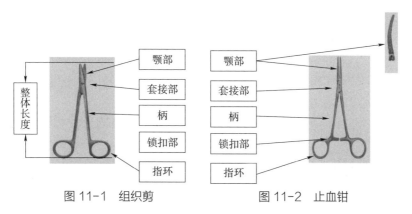

图 11-1　组织剪　　　　　图 11-2　止血钳

颚是功能检查的重要部分，具有夹取的功能和作用。颚表面光滑，咬合面有锯齿形设计，或有沿着颚交叉、纵长、小十字形的沟槽。颚的长度不同，各种长度和设计有助于其发挥功能。由于锯齿和沟槽的存在，器械的咬合面较难清洁，由此也容易受到腐蚀。套接的关节是器械的铰合点，这是器械最难清洁的地方，也是器械最脆弱的部分，容易在此处积聚碎屑与污垢，固定栓周围的接头容易产生裂纹甚至裂缝，发生这种情况时，器械无法修理，必须废弃。柄为颚提供闭合力。锁扣可将器械锁定在关闭的位置，器械的这部分也很难清洁，清洗、检查和保养时必须要解除锁定状态；指环通常是一个完整的椭圆圈，表面光滑，使用者通过指环控制颚的活动。

"组织"或"敷料"镊，其齿可以在远端打开。这类器械是通过手指的压力来打开和关闭的，前端和指压的部分是检查的重点部位。

通过区分器械颚的形状、咬合面齿纹以及长度可以识别不同功能的器械及型号。测定器械长度的方法是从颚的顶端到指环的底部。

手术器械的贵重等级取决于所用材质和设计的精细度。大部分器械为不锈钢材质，不锈钢抗锈，但不完全耐腐蚀。器械制造中，对表面要进行"钝化"处理以提高器械的耐腐性。若使用研磨剂类清洁用品或使用破坏性化学品都会损伤钝化层导致器械被腐蚀。碳化钨是一种非常硬的金属，一些手术器械由碳化钨制成刀刃，锋利耐磨。而有些镀银器械在使用中容易被刮伤或产生缺口。

手术器械只能用于其预期的用途。不要用止血钳抓握布类材料或硬物。若用器械的颚来撬物品更会使器械产生裂缝或影响颚的闭合。要防止器械掉落，若掉落必须仔细检查看是否有毛刺、闭合不准、裂缝或弯曲等问题。若电子、光学器械如内镜等器械掉落，必须由经过培训合格的操作者或专业维修人员对其进行检查，确认器械的完好性。

随着电外科手术器械广泛使用，器械绝缘性能检查尤为必要。电外科手术器械漏电的危险性极大，既有可能造成患者脏器组织的损伤，又可能会导致手术医生、护士在接触器械时被灼伤，严重的会危及生命。据文献记载，在进行日常腹腔镜绝缘器械监测的医院，共有器械 165 件，使用中有 31 件发生绝缘失败，失败率约为 19%。在不进行日常绝缘器械检测的医院，21 件器械中发生绝缘失败的有 7 件，失败率约为 33.3%。又据研究报道，有 27% 的绝缘器械发生绝缘失败，其中 39% 为单极器械，通过建立日常绝缘器械监测之后，发生绝缘器械失败率降至 5.9%。

## 二、检查操作的原则

（1）岗位操作人员应经过常规器械、专科器械、精密贵重器械功能检查培训，熟练掌握操作技能。

（2）包装前或储存前，必须仔细地检查每件器械功能的完好性，进行功能检查或者功能性测试。

（3）应当按照器械、器具和物品产品说明书进行检查、检验、校准、保养、维护并记录，及时进行分析、评估，维持器械功能的良好状态。

（4）选择适宜的测试方法、测试工具和测试材料，保证测试操作有效、可靠、安全，避免器械不应有的损伤。

（5）精密贵重器械应定期由专业维修人员进行功能性的检查、校验、校准等维护并记录。

（6）器械出现功能性损坏应及时维修，需要更新的器械应参考功能性测试及评价结果。

## 三、器械功能性质量标准

（1）器械、器具和物品结构及部件完整，功能良好，即表面无裂缝、缺损，关节活动度良好。器械闭合时齿端对合良好；锁扣固定良好并保持适当的张力；螺丝无松脱；移动部件顺畅。

（2）切割、锐利器械的锋口无卷边、缺口，锐利度良好。

（3）管腔类器械的内芯与外鞘套直径与长度匹配，头端契合；管腔无弯曲，穿刺端口无毛刺。

（4）带电源器械应遵循生产厂家提供的方法仔细检查，电源线绝缘体不允许有破损，电源接头不应有松动。

（5）动力器械电池的外观无膨胀变形、电极处无腐蚀、与器械装配稳固，启动运转正常。

## 四、设备、工具与材料

器械功能性的检查和测试需使用的检查设备、工具与材料包括放大镜（手持、带光源、电子类型）、绝缘检测仪等工具。测试材料包括棉布、医用纱布、合成薄膜（硅胶、塑料）、亚克力棒、测试纸等。

### （一）测试设备和工具

（1）放大镜：用于器械目测检查的辅助工具，包括手持放大镜、带光源放大镜、电子放大镜、硬式内镜等专项检查放大镜等。应根据器械、器具、物品产品说明书，以及器械结构、材质及精密程度等特点选择不同类型的放大镜。

（2）绝缘检查仪：用于绝缘性器械检查，包括检查单极器械、双极器械、连接线、电刀笔等。绝缘检查仪需有导充保护装置，确保操作安全可靠。

（3）牛顿弹簧测量计（0～25N），适用于持针器检查夹持性功能测试。

（4）其他：器械检测维护工具，如螺丝刀、剪、磨石等。

### （二）测试材料

（1）棉布：材料规格为 $130g/m^2$，适用于手术剪刀、敷料剪、线剪和组织剪。

（2）医用纱布：材料规格为 21S×21S（S 是指英制支数），适用于纤维剪刀。

（3）纸板（卡纸）：材料规格为 $120g/m^2$～$250g/m^2$，适用于骨剪、咬骨钳、椎板咬骨钳。材料规格为 $30g/m^2$，适用于无损伤镊。

（4）合成薄膜：材料厚度为 0.05～0.1mm，适用于手术刀、切割型鼻甲切口钳。材料规格为 0.3mm 厚度，适用于非切割型鼻甲切口钳。

（5）合成材料板：材料厚度为 1.0mm，1.5mm，2.0mm，2.5mm，3.0mm，4.0mm，适用于血管钳。

（6）合成材料圆柱体：适用于锐利眼科器械。

（7）塑料圆柱体：适用于骨凿、骨锉、骨刮匙、骨勺等。

（8）钢针：材料直径规格为 0.4mm，0.6mm，0.8mm，1.0mm，适用于持针器。

（9）缝线：材料直径规格为 4/0，6/0，适用于持针器。

（10）润滑油：手工润滑材料，保养器械关节、卡锁和滑动的部件。减低金属之间的摩擦，移动顺滑灵活，可以帮助解决器械关节僵硬问题。

## 五、检查方法

器械功能性检查方法包括性能检查和性能测试。性能检查是器械日常检查的主要方法。性能测试是应用测试设备、工具、材料，针对器械重要的功能性与用途进行检查、评价。主要测试包括切割测试、弹性测试、夹持测试、绝缘性能测试、光源测试等。测试方法的应用遵循器械说明书及要求、临床实际使用要求选择。

器械功能性检查和功能性测试可以综合评价器械质量状况，及时对器械进行校准、保养、维修或报废更新。

### （一）功能性检查

通常采用目测方法检查器械结构和部件的完整性，各部件不应有缺失、变形、损坏等质量问题。还需借助放大镜观察器械材质易发生问题的部位，判断器械材质的完好性，如器械缝隙、铰链、套接等处的腐蚀、磨损、裂缝、断裂、灵活性等状况。具体包括以下 9 个方面。

（1）应仔细检查器械表面和各部位。应打开器械套接部位检查，观测器械颚部的对合与缺损。如检查止血钳类器械的颚，齿端咬合位置应适当，且闭合不错位，整个颚应对合完全。持针器颚的设计易磨损，检查时若磨损明显，需联系器械厂商进行修理或报废。

（2）多个元件组成的器械，在确保其所有元件各就其位、没有部件缺失的情况下，器械滑动元件必须移动顺畅，根据器械状况或要求使用润滑剂保养。

（3）检查剪刀类、钳类器械的具体方法有3种：

①关节和螺丝钉的松紧度：可用双手分别握住指环处，将器械呈平行位置后，双手指上下交叉方向轻微用力，检查器械关节处不应有过度的松弛和晃动，发现螺丝松动应立即调节纠正。

②检查关节灵活度：可将器械一侧打开呈90°（图11-3），然后剪刀柄自然垂落，停止在刀刃1/3处为合格（图11-4）。检查应符合打开闭合顺畅，不应有器械关节僵硬情况。可据器械检查状况及要求使用润滑剂保养。

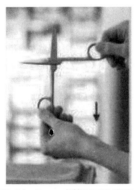 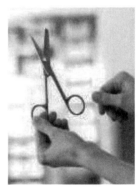

图 11-3　一侧打开呈 90°　　　　图 11-4　垂落 1/3 处合格

③检查钳类器械锁扣的张力：将钳的锁扣关闭在第一个锁止扣处，手握住在手掌心上轻敲，观察器械锁扣是否"自动弹开"，若锁扣打开，则说明器械功能失灵，锁扣不稳固，应停止使用。

（4）对穿刺针类器械应检查是否有弯曲变形。一旦针尖有毛刺或钩，应联系器械厂商进行修理或报废。针套与针芯不配套应报废不能使用。

（5）检查橡胶材质类是否有膨胀、粘连、硬化或断裂等情况，应保持弹性良好和通畅。

（6）玻璃材质类应无水滴、水迹，应清澈透明。

（7）器械上应清晰刻有型号标识、规格标识和测量标识。

（8）内镜器械应检查窥镜视野是否清晰完整。若存在斑点，可使用放大镜来检查工作端上的盖玻片，察看是否有裂痕或碎屑。若有"弧影"但视野清楚，表明窥镜外鞘上有凹痕。若盖玻片上有"雾"，表明密封端有泄漏，或者镜片上有洗涤剂中的表面活化剂残留。若是表面活化剂引起的，可用酒精擦拭镜头清除。窥镜检查方法参阅本书第17章相关内容。

（9）应检查导光束（光缆）透光质量，导光束（光缆）是由数以百计的、导光性非常好，而且极细的特殊玻璃丝成束组成的。对其必须小心处理，不要将光缆弯曲成锐角或使其掉落而打破这些纤维。检查中若出现大量黑点，表明很多纤维都破碎了，透光率已经降低。若透光率已经减少到妨碍医生查看手术视野，就必须进行维修或更换。导光束检查方法参阅本书第17章相关内容。

**（二）功能性测试**

功能性测试方法应遵循器械说明书和器械使用要求选择应用。

（1）切割性能测试：测试切割功能器械的锐利性和锋利度。如医用剪刀、手术刀、骨凿、切割型鼻甲切口钳等。需选择适宜的测试材料，包括棉布、纱布或专用的合成薄膜、亚克力棒等。

（2）弹性性能测试：测试器械闭合紧密度与稳固性能，主要用于血管钳的功能测试。将测试材料放置于血管钳的夹口至少 1/3 处，再将止血钳夹紧到最后一个棘齿，放置于室温中 3h 后观测，要求测试完成材料不能变形或有可观测到的变化。

（3）夹持性能测试：用于持针器类和无损伤钳的测试。应根据器械规格选择不同测试材料和方法，包括钢针、缝线、卡纸等。

（4）绝缘性测试：检查绝缘性器械的绝缘性能，防止发生绝缘失败。绝缘测试的器械包括单极器械、双极器械、连接线、电刀笔等。根据绝缘测试设备说明书提供的方法进行测试。

（5）光源性测试：使用专用光源放大镜（电子）检查内镜，利于发现裂纹、污渍等影响功能性的问题。根据光源放大镜设备说明书提供的方法测试。

以上测试方法及应用参考本章与第 17 章相关介绍。

## 六、常见问题

应及时分析和排除器械质量检查中发现的问题，包括器械材质的变化，如起斑、生锈、腐蚀和孔蚀等。器械材质的变化和问题虽然不能立刻影响器械功能，但却是诱发器械损坏的重要因素。因此在器械质量检查、维护、保养等处理过程中应加以重视和预防。常见的问题及措施包括以下 4 个方面。

（1）器械点蚀即不锈钢器械上出现腐蚀小孔。观察四周有红褐色或其他颜色锈迹，是器械已出现腐蚀的表现。氯化物等离子的污染、有机物污渍残留是造成点蚀的主要原因。可根据厂商建议使用酸性清洁剂溶解锈蚀，严重锈蚀的器械需更换。

（2）表面摩擦腐蚀可以削弱或影响器械功能。其原因可能是关节处润滑不足、湿气和残留污染对器械的腐蚀。因此，器械关节处应确保干燥，使用润滑剂保养维护。摩擦腐蚀严重的器械应废弃。贵重器械由有资质的厂商修理。

（3）不锈钢器械表面有锈色斑点，无腐蚀孔，表面光滑。其原因可能是与有大面积锈迹的器械接触，或者不锈钢器械和有色金属器械混合清洗、灭菌，如铜质材料的器械。器械相互碰撞、摩擦也可引起表面保护层损坏等。对于有锈色斑点的器械应重新清洗并除锈，锈蚀严重的器械应废弃。

（4）橡胶老化可影响器械使用功能。由于清洗去污温度过高、干热，紫外线照射，氧化或臭氧的影响，以及使用石蜡油或不适合的消毒剂等，都会引起橡胶老化。橡胶老化包括膨胀、橡胶表面硬化、有黏性、脆性增强或软化等，如发生以上变化应停止使用。

## 七、新购器械的处理方法

新器械在使用前应遵循产品说明书进行清洗和钝化处理。器械在工厂生产中，表面沉积的工业污渍较难去除，可以选择碱性清洗剂清洗。注意水温应符合清洗剂使用说明书的要求，温度一般为 60～85℃，浸泡时间一般在 10～20min。采用机械清洗时，每次漂洗时间为 2min。

钝化处理可以保护器械，防止器械腐蚀、生锈，新器械进行表面钝化处理是非常必要的。采用的方法是使用纯化的水加入酸性的清洁剂，水温应符合清洗剂使用说明书要求，一般水温在 60～85℃，浸泡 30min 或 60min，再经过 2 次纯化的水漂洗，第一次漂洗的水温为 85℃，每次漂洗时间为 2min，最后进行器械干燥。

新器械在储藏前必须彻底干燥。有锁止扣的器械应将锁扣打开储藏。扣上锁扣会使颚、柄及套接处于持续的张力下，可能会导致器械损坏。

# 第三节 技能操作

## 一、止血钳类

### （一）操作准备

（1）人员准备：着清洁区工作服，戴圆帽（须遮盖全部头发），清洁双手。

（2）环境准备：清洁、无尘，光线明亮。

（3）用物准备：操作台、灯源、放大镜等设备、工具、材料。

### （二）操作步骤

1. 评估方法及要求

（1）器械经过清洗、消毒处理。

（2）有可遵循的操作规程。

2. 检查器械清洁度

器械表面、咬合面、关节面、锁扣、组合连接部干净无污迹，无血渍、锈迹和蚀损斑，无清洗剂、消毒剂等化学剂残留。若不合格应退回去污区重新清洗。

3. 润滑、保养和功能检查

外观完整无缺损、扭曲或变形；咬合面锯齿完整，对合整齐，松紧合适；关节活动顺畅，若关节较紧，可在关节处喷洒水溶性的润滑剂，再活动关节，直至其顺畅；锁扣固定良好，张力适当。

4. 无损伤阻断钳测试

宜采用专用测试材料，测试纸为 $30g/m^2$，将器械颚部夹紧，测试材料见图 11-5，至少保持 2s，打开后取出测试材料观测。测试材料上纵向印痕必须均匀可见，并且没有任何穿孔破损为测试合格，见图 11-6。也可用单层棉纸做测试，见图 11-7，器械闭合时夹口锯齿必须在棉纸上留下完整的齿痕，但不能穿透棉纸。如果夹钳不能留下完整的齿压痕，则表明夹钳没有完全闭合。

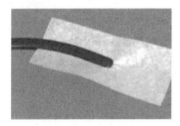 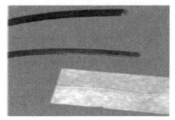 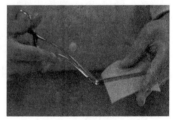

图 11-5 使用测试纸　　　　图 11-6 测试结果合格　　　　图 11-7 使用棉纸测试

### （三）操作注意事项

（1）止血钳的套接关节处应润滑。

（2）有腐蚀现象和功能损害的器械及时处理。

### （四）记录

（1）有污渍、腐蚀等问题器械应记录在清洗质量检查表中。

（2）报废器械应记录相应的表格。

## 二、剪类器械

### （一）操作准备

（1）人员准备：穿着清洁区工作服，戴圆帽（须遮盖全部头发），清洁双手。
（2）环境准备：清洁、无尘，光线明亮。
（3）用物准备：操作台、灯源、放大镜、测试材料及工具等。

### （二）操作步骤

1. 评估方法及要求

（1）器械经过清洗、消毒处理。
（2）有可遵循的操作规程。

2. 检查器械清洁度

器械表面和关节部位干净无污迹，无血渍、锈迹和蚀损斑，无清洗剂消毒剂等化学剂残留。若不合格，应退回去污区重新清洗。

3. 润滑、保养和功能检查

外观完整无缺损、扭曲或变形；刀刃无卷曲、缺口、毛刺；剪刀在闭合时应无空隙；螺丝无松脱；关节应保持适当的张力以便能平滑地切割，测试刀刃的锋利度。

4. 切割性能测试

剪刀锋利度宜选用专用合成薄膜材料。黄色硅胶薄膜，适用于显微手术剪和弹簧剪、精细血管剪和组织剪，见图11-8；红色硅胶薄膜，适用于手术剪、敷料剪、肠剪和骨剪测试，见图11-9；使用棉布、医用纱布进行切割性能测试，显微剪刀应使用一层医用纱布（绷带）测试，见图11-10，组织剪应选用一层棉布测试，见图11-11，敷料剪应选用二层棉布测试，见图11-12。

测试器械的切割部位必须至少是整个器械切割部位的2/3以上，见图11-13。要求医用剪必须达到能平顺切割测试材料，即完整剪切到材料末端，测试割面平整，剪刀闭合后测试材料应被光滑地剪开，不应有拖拽或卡住现象。

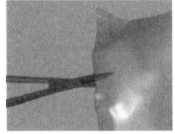 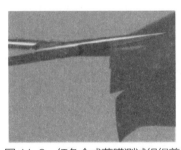 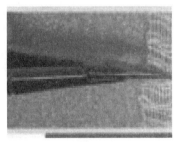

图11-8 黄色合成薄膜测试显微剪　图11-9 红色合成薄膜测试组织剪　图11-10 一层纱布测试显微剪

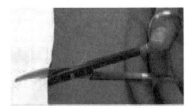 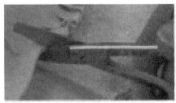 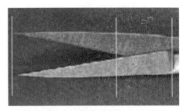

图11-11 一层棉布测试组织剪　图11-12 两层棉布测试敷料剪　图11-13 切割部位2/3以上

**（三）操作注意事项**

（1）套接处关节应润滑，并检查螺钉松紧度。

（2）对有腐蚀现象和功能损害的器械及时处理。

**（四）记录**

（1）对有污渍、腐蚀等问题器械应逐项记录在清洗质量检查表中。

（2）对报废器械应在相应的表格中记录。

### 三、穿刺针

**（一）操作准备**

（1）人员准备：穿着清洁区工作服，戴圆帽（须遮盖全部头发），清洁双手。

（2）环境准备：清洁、无尘，光线明亮。

（3）用物准备：操作台、灯源、放大镜、锐器收集盒等工具。

**（二）操作步骤**

1. 评估方法及要求

（1）器械经过清洗、消毒处理、气枪干燥。

（2）有可遵循的操作规程。

2. 检查器械清洁度

器械表面及管腔内、针梗部位干净无污迹，无血渍、锈迹和蚀损斑，无清洗剂、消毒剂等化学剂残留。若不合格，应退回去污区重新清洗。

3. 评估器械功能状态

外观完整无缺损、扭曲或变形；针芯无弯曲，针头无钩；针套、针芯配套，穿刺针应斜面平整，外套管无卷边；管腔通畅。针尖有毛刺的器械应报废。

**（三）操作注意事项**

（1）操作人员注意防止锐器伤。

（2）丢弃的穿刺针应放置容器中，传递污染区丢于锐器收集盒内。

**（四）记录**

（1）对有污渍、腐蚀等问题器械应逐项记录在清洗质量检查表中。

（2）对报废器械应记录相应的表格。

### 四、电源器械

**（一）操作准备**

（1）人员准备：穿着清洁区工作服，戴圆帽（须遮盖全部头发），清洁双手。

（2）环境准备：清洁、无尘，光线明亮。

（3）用物准备：操作台、灯源、放大镜。

**（二）操作步骤**

1. 评估方法及要求

（1）器械经过清洗、消毒处理。

（2）有可遵循的操作规程。

2.检查器械清洁度

器械及电源连接线干燥无污迹、血迹、锈迹、水垢和蚀损斑。

3.检查器械功能状态

须仔细检查，以确保其绝缘性，根据器械厂商的建议使用绝缘检测仪，对清洗消毒后的器械鉴别器械的绝缘体，以确保其绝缘性。

### （三）操作注意事项

（1）严格执行器械厂商维护保养手册。

（2）对有腐蚀现象和功能损坏的器械及时处理更换。

### （四）记录

（1）对有污渍、腐蚀等问题器械应逐项记录在清洗质量检查表中。

（2）对报废器械应记录。

# 第四节 器械的保养

## 一、保养原则

（1）装有铰链或移动元件的器械都必须在每次使用后进行保养。

（2）应使用医用润滑剂进行器械保养，减少器械关节之间的金属摩擦，减少起斑并帮助器械耐氧化。

（3）精密贵重器械、专科器械应遵循产品说明书的保养方法，选择适宜的医用润滑剂。

## 二、保养方法

医用润滑剂适用于不锈钢手术器械材质。应选择与灭菌处理兼容的水溶性医用润滑剂，不应使用石蜡油等非水溶性的产品作为润滑剂。因为非水溶性的润滑剂可阻碍灭菌蒸汽充分接触器械表面，从而影响灭菌效果。不是所有的器械润滑剂都适用于蒸汽、等离子气体和 EO 灭菌。在使用前一定要仔细阅读产品标签说明并遵循厂商建议的浓度和有效期。可采用机械润滑或手工润滑的方法。

### （一）机械润滑

1.方法及原则

机械润滑是通过清洗消毒器完成器械润滑的方法。清洗消毒器在终末漂洗程序中，机械泵自动加入润滑剂。机械润滑的方法效率高，可以避免润滑操作中的污染。须按照产品说明书使用润滑剂。

2.机械润滑步骤

清洗消毒器进行预洗、洗涤、漂洗、消毒程序时应同时进行润滑、干燥。

3.注意事项

（1）根据器械材质选用润滑剂，塑胶类（如呼吸管路、电源器械电线等）、玻璃类（吸引瓶、湿化罐等）、不锈钢容器（盘、盆、碗等）不需要使用润滑剂。

（2）特殊器械如牙钻等电动器械设备宜使用专用润滑剂和建议的润滑方法。

（3）复杂器械的关节、铰链根据功能检查时的状况和器械使用及保养要求，进行手工润滑。

### （二）手工润滑

1. 方法及原则

采用手工进行器械关节、铰链、移动部件的润滑保养，如医用剪类、钳类、牙钻、手术电钻等。手工润滑可选用喷涂、擦拭或浸泡的操作方法。

（1）手工喷涂、擦拭方法：针对器械关节、铰链和移动等部位进行润滑。宜使用专用气雾喷涂润滑剂，利于达到有效的器械保养。关节铰链处润滑见图11-14，移动部件润滑见图11-15。

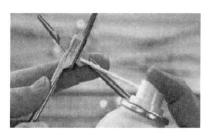

图11-14　关节铰链处润滑

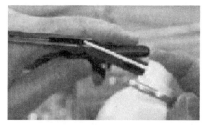

图11-15　器械移动部件润滑

（2）浸泡方法：需将清洗后的器械进行干燥后润滑，以免器械上的水稀释润滑液浓度；使用有孔的容器装载器械，并浸泡于配制好的润滑剂中。浸泡时间根据润滑剂使用说明书的建议；应至少每天更换润滑剂。器械经浸泡润滑之后，应再次进行干燥。首选机械干燥方法，采用手工干燥方法应使用清洁的、低纤维絮的擦布。

2. 操作步骤

在器械清洗、消毒、干燥之后进行手工润滑。一般操作步骤如下：

手工清洗——消毒——机械干燥——手工润滑。

手工清洗——消毒——手工干燥——手工润滑——机械或手工干燥。

3. 注意事项

（1）应按照产品说明书的稀释比例配制润滑剂，稀释用水应使用纯水或蒸馏水。

（2）盛装润滑剂的容器必须清洁，防止润滑剂的污染。

# 思 考 题

1. 清洗质量检查方法及原则是什么？

2. 器械清洗质量检查的质量标准是什么？

3. 钳类器械功能检查与测试的基本方法和要求是什么？

4. 剪类器械功能检查与测试的基本方法和要求是什么？

5. 精密器械功能检查与测试的基本原则是什么？

6. 器械需要润滑保养的部位包括哪些？

7. 电源器械绝缘性能检查的重要性及适用范围是什么？

# 第十二章　包装

【学习目标】

1. 熟悉并理解包装的概念及术语；熟悉包装材料的分类；熟悉包装技术的内涵和质量要求。

2. 掌握灭菌物品包装的重量、体积基本要求；掌握精密器械包装方法及要求。

3. 熟练掌握各类包装材料的包装方法和操作注意事项、封包操作方法及要求、灭菌包装标识的内容及操作要求、硬质容器使用前的检查内容和方法。

## 第一节　包装概念

GB/T 4122.1—2008《包装术语　第1部分：基础》中规定，包装（packaging）是"为在流通过程中保护产品，方便储运，促进销售，按一定技术方法而采用的容器、材料及辅助物等的总体名称。也指为了达到上述目的而采用容器、材料和辅助物的过程中施加一定方法等的操作活动"。

在消毒供应专业中，包装特指待灭菌的医疗器械的包装材料和包装物。包装物包括预成型无菌屏障系统和无菌屏障系统。包装的目的在于建立无菌屏障，确保器械、器具和物品在灭菌后预期的使用、储存寿命、运输和储存等条件中保持产品的无菌性。

### 一、概念及术语

（1）闭合：反复折叠，以形成一弯曲路径，用于关闭包装而没有形成密封的方法。

（2）密封：包装层间连接的结果。如用黏合剂或热熔法将表面连接在一起。

（3）闭合完好性：闭合条件能确保该闭合至少与包装上的其他部分具有相同的阻碍微生物进入的程度。

（4）包装完好性：包装未受到物理损坏的状态。

（5）预成型的无菌屏障系统：纸袋、纸塑袋等各种袋子和硬质容器。

（6）无菌包装质量与事件相关性：无菌物品包装的处理及储藏恰当，许多包装材料都能保持无菌，而不用考虑时间。

### 二、无菌屏障系统

无菌屏障系统是指用包装材料通过闭合方式形成的包，或者用预成型无菌屏障系统通过密封形成的包，是防止微生物进入并能使产品在使用地点无菌使用的最小包装。无菌屏障系统具有抵抗微生物、尘粒和水的作用，并能够提供储存安全期，可以无菌移动，对器械有保护作用，可避免器械在搬运中损坏。建立无菌屏障系统的要素包括包装材料和包装技术。

#### （一）包装材料

包装材料是指用于制造或密封包装系统或初包装的任何材料。包装材料必须能排除空气，使灭菌剂接触器械、器具和物品，可提供微生物屏障，任何待灭菌的器械、器具和物品必须加以包装，以确保其在灭菌后至使用前保持无菌状态。

## （二）包装技术

包装技术包括装配、核对、包装、封包、注明标识等操作方法。没有正确的包装方法难以确保器械、器具和物品达到无菌目的。应选择尺寸合适的包装材料，以能将器械、器具和物品完全包裹为度，包装体积不能过大、包裹不能太紧，以免影响空气的排出和灭菌剂的渗透。应选择适宜的保护装置，以防止锐利器械、器械托盘角损坏包装材料。

# 第二节　包装材料的分类与选择

包装材料应符合 GB/T 19633 或 YY/T 0698—2009 中要求的相关技术指标。医院购进包装材料时，制造厂商应提供检测合格证书，医院感染管理部门和使用管理部门应进行质量审核。消毒供应中心对购进的每批包装材料，应在入库前进行检查，并索要产品监测报告。

## 一、包装材料的分类与质量要求

常用的包装材料有皱纹纸、无纺布、纺织品、纸袋、纸塑袋、硬质容器，还包括普通棉布。根据 WS 310.1 规定，最终灭菌医疗器械包装材料除应符合 GB/T 19633 的要求，皱纹纸、无纺布、纺织品还应符合 YY/T 0698.2 的要求；纸袋还应符合 YY/T 0698.4 的要求；纸塑袋还应符合 YY/T 0698.5 的要求；硬质容器还应符合 YY/T 0698.8 的要求。

### （一）纺织品

纺织品（医用）与普通棉布为两类不同标准的包装材料。纺织品（医用）是根据相关医用包装材料生产的最终灭菌医疗器械包装材料，其质量应符合 GB/T 19633 和 YY/T 0698.2 的要求，医用纺织品重复使用的次数应依据厂商产品说明书确定。

普通棉布是传统使用的灭菌包装材料，其质量要求包括全棉、未漂白、每平方英寸 140 根纱，棉布包装材料应两层厚度使用。普通棉布材料无菌屏障的性能较薄弱，容易被污染，不能充分保证灭菌器械、器具和物品的无菌质量。因此，目前的使用情况在逐步减少和淘汰。

纺织品（医用）与普通棉布在使用中的质量要求是相同的，即新包装材料使用前应清洗；每次使用后应清洗、消毒；应在灯光桌上检查有无破损现象，破损的包装材料不应使用，不可以缝补后使用。

### （二）医用包装纸

医用包装纸包括平纸、皱纹纸。医用包装纸由木浆或纸浆制成，具有良好的通透性，利于灭菌介质和空气的穿透，还具有良好的阻菌性和防潮性。纸袋是用结构性黏合剂黏合的，因此具有抗水、耐高温的性能，同时背封是搭接的，可保证在蒸汽灭菌中，纸与纸的密封处与受力方向垂直，避免因压力的变化造成爆裂开袋，适合于包装较轻的灭菌物品。纸袋使用方法主要有以下 3 种。

1. 闭合型纸袋

装好物品后，采用闭合包装方法，将开口反复折叠两次形成闭合回路达到屏蔽效果。

2. 密封型纸袋

使用封口机热封，达到密封包装要求。

3. 密封闭合型纸袋

先用封口机密封再折叠一次或多次，达到闭合完好。

（三）无纺布

为非织造包装材料，由塑料聚合物、纤维素纤维制成，主要材质是聚丙烯。无纺布的纤维间隙很小且随机排列，显著减少了微生物或尘粒被转移的可能性。常用的有纺粘－溶喷－纺粘（SMS）和水刺布。无纺布是一次性使用材料，不得重复使用。无纺布的标准应遵循 YY/T 0698.2《最终灭菌医疗器械包装材料　第 2 部分：灭菌包裹材料要求和试验方法》要求，其最关键的质量指标是微生物屏障性。在保证阻菌性能和拉伸强度的前提下，透气性好的材料湿包现象会减少。

（四）纸塑复合袋

由一层纸和一层 PET 与 PP 塑料复合膜组合而成，是一种既有透气功能又有可视功能的预成型无菌屏障系统，须采用医用封口机进行密封包装，是医院目前采用较多的产品。因其存在单面透气，一些金属类器械在灭菌过程易产生冷凝水，使用前须对包装物品和灭菌装载进行效果测试和观察，防止湿包。常用的纸塑袋包装材料有以下 3 种类型。

1. 纸塑卷袋

纸塑卷袋分为平面卷袋和立体卷袋。平面卷袋使用应注意包内物品的厚度应适宜，建议平面卷袋一般用于厚度不大于 5cm 的医疗器械、器具和物品的包装，避免灭菌时灭菌包爆袋开裂。而立体卷袋可用于厚度大的医疗器械、器具和物品。纸塑卷袋存储方便，规格齐全，不受长短的限制，需两端封口。

2. 纸塑单袋

纸塑单袋只需一次封口，操作方便。但受尺寸的限制，需存储多种规格。

3. 纸塑自封袋

纸塑自封袋是靠压敏胶密封的无菌屏障系统，不需使用封口机即可完成密封包装，操作方便。适合使用量不大的诊所和小型医院使用。

（五）Tyvek 纸塑袋

Tyvek 是一种透气性材料，其化学成分是聚乙烯，其要求应符合 YY/T 0698.9—2009 要求，其医疗产品的商业牌号有 1073B、1059B 和 2FS 等。采用 Tyvek 具有的透气性材料与特制膜制成的袋子就是 Tyvek 纸塑袋。产品成本较高，目前一般用于过氧化氢等离子灭菌，须采用专用的封口机密封。含天然纤维的材料不能用于过氧化氢等离子灭菌。所以，平纸、皱纹纸、棉布、纸塑袋和全纸袋都不能用于过氧化氢等离子灭菌。Tyvek 中 1073B、1059B 具有较高的微生物屏障性能，2FS 具有更好的穿透性能，可根据这一特点进行选择使用。

（六）硬质容器

可反复使用的刚性无菌屏障系统，由可反复耐受医院灭菌循环的金属或合成聚合材料制成。灭菌盒由底座和相匹配的盖子组成，盖子和底座之间有密封垫圈形成密封；通气系统允许灭菌介质进出灭菌盒，通气系统的设计有滤纸型（图 12-1）或阀门型（图 12-2）；盖子和底座固定后可保持其中器械、器具和物品的无菌性；每个灭菌盒有一个"触动显示"封闭系统，对于硬质容器灭菌后是否曾经被意外打开会有一个清楚的指示。硬质容器每次使用后应清洗、消毒。

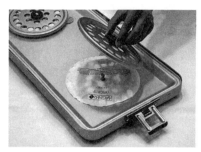
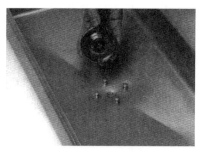

图 12-1　滤纸型　　　　　　　　　图 12-2　阀门型

## 二、各类包装材料质量要求

### （一）医用包装材料质量技术参数

3 种医用包装材料质量技术参数见表 12-1。

表 12-1　3 种医用包装材料质量技术参数表

| 技术参数 | 皱纹纸 | | 无纺布 | | 纺织材料 |
| --- | --- | --- | --- | --- | --- |
| | 纵向 | 横向 | 纵向 | 横向 | |
| 撕裂伸长率 | ≥10% | ≥2% | ≥5% | ≥7% | — |
| 疏盐水性 | ≥20s | | ≥75min | | |
| 最大等效孔径 | ≤50μm | | — | — | — |
| 下垂 | ≤125mm | ≤160mm | — | — | — |
| 抗张强度 | ≥1.33kN/m | ≥0.67kN/m | ≥1.00kN/m | ≥0.65kN/m | ≥300N |
| 湿态抗张强度 | ≥0.33kN/m | ≥0.27kN/m | ≥0.75kN/m | ≥0.50kN/m | — |
| 撕裂度 | — | — | ≥750mN | ≥1000mN | ≥6N |
| 胀破强力 | — | — | — | | ≥100kPa |
| 耐破度干态 湿态 | — | — | ≥130kPa ≥90kPa | | — |
| 透气性 | — | — | — | | ≤20mm/s |
| 抗渗水性 | — | — | — | — | ≥30cm |
| 疏水性 | — | — | — | — | 5级 |
| 悬垂系数 | — | — | ≤90% | — | — |

### （二）医用纸袋质量检查基本项目要求

（1）纸袋的结构质量：正面无纵向接缝的一面；背面有纵向接缝的一面；如无错边，正面和背面的长度相同，正面宜一个 9mm±3mm，深、宽≥15mm 的拇指切；如有错边，背面比正面至少长 10mm 但≤25mm。无折边袋：有纵向边缘处正面和背面相邻；热封口袋：袋口正面、背面和折边处（如有）的内表面有连续的条状热封胶；非热封口：袋口没有条状热封胶。

（2）底封结构：底部应折叠 2 次，每次折叠用结构胶或采用密封方式。每次折叠的整个宽度范围内用"结构胶"粘接，或密封宽度≥6.5mm，然后再折叠一次或多次。

（3）背封结构：袋的背面采用两行纵向"结构胶"密封。采用染色的黏合剂，以便于目测检验两个胶线的连续性。

（4）过程指示物：如果纸袋上印有一个或多个一类指示物，指示物的性能应符合GB 18282.1 的要求，每个指示物的面积应≥100mm²。指示物应不影响密封程序。

（5）密封胶：采用密封胶的袋子，密封胶应连续施加在正面、背面和折边处（如果有）的内表面上；袋宽≤200mm 时，密封胶的宽度宜是 25mm±3mm，袋宽>200mm 时，密封胶的宽度宜是 40mm±3mm。密封胶的上边缘宜离开下错边或拇指切口的底部≥2mm，但不超过 10mm。

（6）标志：纸袋应明显地标有"包装破损禁止使用"或其他等效文字、过程指示物（如果有）、制造商（或供应商）的名称和商标、批号（用于追溯产品生产史的编号）、公称的尺寸和 / 或识别代码等。

（7）制造厂商应向医院提供推荐的密封条的数据，这些参数包括温度范围、压力和时间等信息。

（8）一次性使用的包装材料出库时，应检查有效期。不应使用过期的材料。

# 第三节　包装技术及方法

包装技术流程包括装配、核对、包装、封包、注明标识等步骤。所有的包装材料，无论是织物、无纺布或纸塑复合袋等，都应每次检查是否有缺损和异物。包装材料在使用前，应将其置于室温 20～23℃、相对湿度 30%～60% 的环境中至少 2h，以达到温度和湿度平衡，在灭菌时才能有足够的蒸汽渗透率并避免过热。有经验表明，如果包装材料及物品太干，将会导致过热和生物监测阳性等问题出现。

## 一、包装前的准备

### （一）装配

每套器械都应规范统一，均应建立配置清单，每次器械组合时都应严格按照器械清单配置器械的种类、规格和数量，已拆卸的器械应按照装配技术规程或图示进行组装，以确保其完整性及器械组装次序的正确性。

### （二）摆放

手术器械应放置在篮筐或有孔的托盘中进行配套包装，器械的摆放应平整有序，通常会按照使用的先后顺序，有助于操作的进行和缩短手术时间。盘、盆、碗等器皿，宜单独包装，有盖的器皿应开盖，摆放器皿间应使小器皿放在大器皿里面，嵌套的器皿尺寸应至少相差 3cm 左右，因相同尺寸器皿重叠负压时会使两个平面吸附，影响蒸汽渗透。所有的器皿都应朝向同一个方向，并用吸水布或吸水纸隔开，见图 12-3；同类的器械放在一起；剪刀和血管钳等轴节类器械不应锁扣，可使用 U 型器械整理架，见图 12-4；多元件组合器械应拆开；带阀门的器械应将阀门打开；软性管腔类物品应盘绕放置，保持管腔通畅，有利于灭菌介质充分接触器械的所有表面，见图 12-5；较重的器械应放置篮筐底部或一端，见图 12-6，以免损坏其他器械。

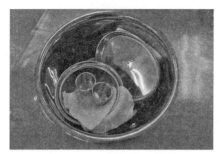

图 12-3　器皿包装摆放

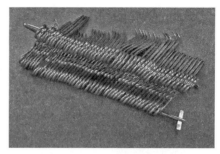

图 12-4　U 型器械整理架

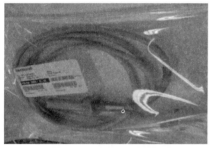

图 12-5　软管性腔类物品摆放

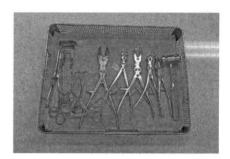

图 12-6　手术器械摆放

## （三）器械保护

器械、器具和物品在装配中应采取保护措施，避免在搬运、储存等操作中器械变形、磨损或损坏。因此，需要根据器械结构和材质特点使用保护装置，见图 12-7；使用无纺布材质器械保护套，保护精密器械或组合成套的器械，防止器械相互碰撞磨损，见图 12-8；精细器械使用有固定架的托盘等。

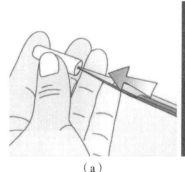

（a）

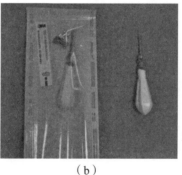

（b）

图 12-7　器械保护套

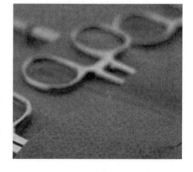

图 12-8　无纺布器械保护套

## （四）装量

灭菌包重量要求：器械包重量不宜超过 7kg，敷料包重量不宜超过 5kg。灭菌包体积要求：下排气压力蒸汽灭菌器不宜超过 30cm×30cm×25cm；脉动预真空压力蒸汽灭菌器不宜超过 30cm×30cm×50cm。灭菌包体积过大会影响蒸汽的穿透和包内冷空气的排除，器械包装超重需要更长的灭菌周期和干燥时间，否则将会影响灭菌质量。延长灭菌时间还会加快器械老化，缩短器械的使用寿命。如果灭菌包体积超大、超重不可避免时，如骨科外来器械，应遵循器械产品说明书提供的参数，消毒供应中心对设定的灭菌参数进行验证，以确保灭菌质量的安全和有效。

（五）核对

器械配置的正确性与完整性直接影响手术的顺利进行，因此在器械配置完成后，必须经过核对检查，包括器械类别名称、规格和数量等，确认无误后，器械准备者应签名或应用追溯系统确认。器械准备人员工号或信息，应在无菌物品包装标识的信息中可追溯。

## 二、包装

### （一）包装设备（医用封口机）

医用封口机适用于密封包装。主要分为脉冲型封口机（图 12-9）和连续型封口机（图 12-10）两种。

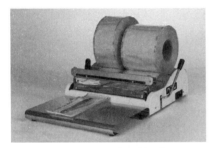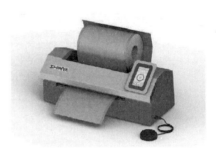

图 12-9　脉冲型封口机　　　　图 12-10　连续型封口机

1. 基本结构

医用封口机的基本结构包括加热元件、压力辊、传递滚轴等。有些封口机还设有温度设定、打印、计数、密码、计算机连接等功能。

2. 功能标准

医用封口机主要功能标准是热密封温度、密封接触压力和时间。

（1）封口温度：通常密封温度设置为 120～200℃。如果温度过低，封口时会出现不完整或不牢固的现象。如果温度过高，则将很难拆开包装，纸纤维可能会散落并污染灭菌物品。

（2）封口压力：通常封口压力设定为 65N。如果设定的压力不正确，就不能确保密封性。

（3）封口速度：通常为 9.8m/min。

3. 设备维护

（1）医用封口机应遵循设备产品说明书使用和维护。

（2）在每日使用前应检查参数设定的情况，并进行密封完好性检查，观察包装材料封口处是否平整、紧密和连续。

（3）定期清洁热封部件，清除包装材料残留痕迹。

### （二）包装方式及封包

灭菌物品包装方式分为闭合式包装和密封式包装。采用纺织品、无纺布、皱纹纸、普通棉布包装方法为闭合式包装。采用预成型的纸袋、纸塑复合袋包装材料包装方法为密封式包装。包装后应在包外设有灭菌化学指示物。高度危险性物品灭菌包内还应放置包内化学指示物。如果透过包装材料可直接观察包内灭菌化学指示物的颜色变化，不必放置包外灭菌化学指示物。

#### 1. 闭合式包装

闭合式包装方法通常是将器械、器具和物品包好之后，将开口反复折叠以形成一弯曲路径，并采用专用材料进行封包。封包材料推荐使用灭菌指示带不但可以安全地进行包装的封包，而且可以通过颜色的变化提供灭菌质量的信息。封包胶带的长度应与灭菌包体积、重量相适宜。胶带闭合封包应松紧适度，封包应严密，保持闭合完好性。可采用两条平行、井字型等封包方式。不能使用别针、绳子封包，因为用别针、回形针或其他锐利物品会刺穿包装材料，造成微生物进入，污染包内物品。若绳子封包，因其缺乏弹性和延展性，包扎过紧容易影响灭菌剂穿透，过松则容易在储存运输中松脱。

#### 2. 密封式包装

密封式包装通常采用热封的方法。医用封口机包装封口处的密封宽度≥6mm；封口处与袋子的边缘应≥2cm，方便使用者撕开包装；应选择合适的包装材料尺寸，包内器械距包装袋封口处≥2.5cm，若物品离封口太近，袋子或封口在灭菌过程中可能会破裂，袋子太大可能会使其中的物品移动而造成包装破裂。袋子常被用来包装重量轻的单个物品，袋子不得用于重型或大件物品包装，容易产生湿包或破损。物品放入袋内，使器械的指环一端朝向包装开启方向，见图12-11。在使用打开时，要使其可抓握住的一端（如器械的指环）首先露出来，见图12-12。

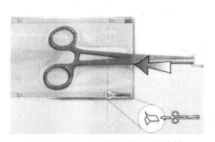 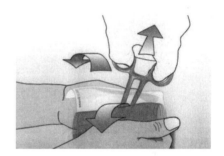

图 12-11　纸塑包装正确装放　　　　图 12-12　纸塑包装正确打开

密封式包装如使用纸袋、纸塑袋等材料，可使用单层纸塑包装，见图12-13。若物品需要双层包装，可将物品先放在一个较小的包装袋中，然后再放在第二个较大的包装袋中，两个包装袋的尺寸应匹配，内层包装袋绝不能折叠，开口方向要一致，且必须是纸面对纸面，塑面对塑面，以便灭菌剂的渗入。双层纸塑包装见图12-14。

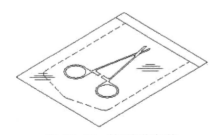 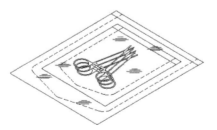

图 12-13　单层纸塑包装　　　　图 12-14　双层纸塑包装

#### 3. 硬质容器

硬质容器由盖子、底座、手柄、灭菌标识卡槽、垫圈和灭菌剂孔组成。盖子有双层的也有单层的；灭菌剂孔可以是阀门系统，也可以是过滤系统。硬质容器应使用与其配套的网篮装灭菌器械，利于排出冷凝水，防止湿包产生。每次使用应检查硬质容器盖子与底座的闭合情况是否紧密吻合。依据 EN 868-8 硬质容器的装载量为：标准容器 10kg、3/4 容器 7kg、1/2 容器 5kg。不同装载量的手术器械盒见图 12-15。每一种硬质容器都应有安全锁闭装置，可避免意外打开而污染其中物品；并且当闭合完好性被破坏时，能提供清晰可见的指示。常见的锁闭装置有热敏锁（图 12-16），是在硬质容器上设有的。有些硬质容器需要使用一次性安全锁（图 12-17）。硬质容器的具体使用与操作应遵循产品说明书或指导手册。开放式的储槽不属于硬质容器，不能作为灭菌物品的包装。

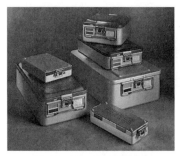　　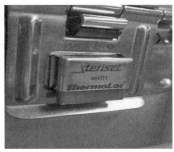　　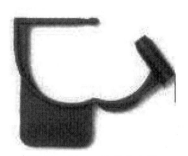

图 12-15　手术器械盒　　　　图 12-16　热敏锁　　　　图 12-17　一次性安全锁

### （三）常用包装操作及要求

闭合式包装方法有信封折叠和方形折叠两种。手术器械通常采用闭合式包装方法，应由两层包装材料分两次连续包装，包装时可两层采用同种包装方法，也可以两层分别采用两种包装方法混合使用。如第一层采用方形折叠法，第二层采用信封折叠法包装，以确保无菌屏障和无菌操作要求。若使用由厂商生产的将两层无纺布边缘黏合在一起的包装材料时，也可采用两层同时包装法。

纸袋、纸塑袋作包装材料时通常使用密封式包装，应用于重量较轻的单件器械和少量敷料的包装。包装操作前应检查包装材料的完好性以及包装材料的尺寸与被包装物的匹配性。选择适当尺寸的包装非常重要。包装必须足够大，一是保证器械包装闭合完好，二是有些手术器械包装材料还要用于创造一个无菌区（手术器械铺台），包装材料尺寸至少要超过操作台四边 30cm。

#### 1. 信封折叠

（1）将方形包装材料按对角线放在操作台上，使其一角指向操作台前方。将被包装的物品与包装的顶角和底角的一条线成直角，放在包装的中央。

（2）将底角折盖住物品，然后折回形成一个折翼。

（3）将包装的左角折盖住物品，然后折回形成一个折翼。

（4）将包装的右角折盖住物品，与先前的折叠交错，然后折回形成一个折翼。

（5）将包装的顶角折盖住物品，将折翼卷进先前的左右折缝里，留下一个可见的小垂片，以便在无菌环境中打开。

（6）以同样的方式包装第二层，用两条灭菌指示带封住包裹。具体包装示意图见图 12-18。

#### 2. 方形折叠

（1）将方形包装材料放于操作台上。将要包装的物品放于包装材料的中心或与边缘平行。

（2）将顶部的包装材料边折下，盖住物品的下半部，然后折回形成一个折翼。

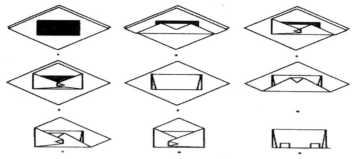

图 12-18 包装示意图——信封折叠方法

（3）将底部的包装边折上，盖住物品的上半部，然后折回形成折翼，与先前的重叠。

（4）将左边包装平整地折盖过包裹，然后折回形成折翼。

（5）将右边包装折盖住包裹，与先前的折叠重合，形成一个平整的包裹。

（6）以同样的方式包装第二层，用灭菌指示带封住包裹。具体包装示意图见图 12-19。

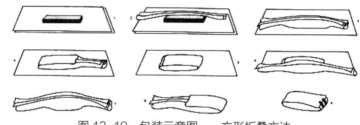

图 12-19 包装示意图——方形折叠方法

3. 同时包装法

应选用两层无纺布边缘黏合在一起的包装产品。

（1）信封折叠：采用第 1 步～第 4 步及第 9 步。包装方法见图 12-18。

（2）方形折叠：采取第 1 步～第 4 步及第 9 步。包装方法见图 12-19。

4. 密封式包装

（1）脉冲型封口机的密封法

①将纸塑包装袋开口端放在密封机封口处。

②到达密封温度后，密封压合。

③打开压封，封口冷却后，观察包装封口情况。

（2）连续型封口机的密封法

①将纸塑包装袋开口端放入封口处，打印面朝下。

②加热装置通过传送带，进行热封压合。

③密封完成之后，应进行检查，确保压合密封完整（无皱褶）且紧闭。整个密封条宽度范围内都没有密封受损，没有通道或者开口，没有刺破或者裂开，没有分层或材料分离。

（3）纸塑自封袋

因其在封口处自带粘胶条，密封时只需折叠袋子末端，将粘胶条盖住开口密封即可。封口时必须小心折叠粘贴，以免出现间隙或皱褶。

5. 硬质容器

通常应用于成套手术器械的包装，硬质容器应根据生产厂商的操作说明，只能用干预真空蒸汽灭菌器。

（1）硬质容器必须一用一洗，清洗方式与器械清洗相同。

（2）应检查盒盖、底座的边缘有无变形，闭锁装置等是否完好。

（3）检查垫圈平整、无脱落，若有破裂或因老化弹性差，应进行更换。

（4）若通气系统使用滤纸和固定架，应检查固定架的稳定性，以防止使用过程中滤纸发生移动而影响灭菌效果，一次性滤纸应每次更换。

（5）若通气系统使用的是阀门，应检查阀门的开合功能。

（6）将准备好的器械放入与容器相匹配的网篮中。

（7）将网篮放在容器底部。

（8）盖上盒盖，并确保盒盖与底座没有错位，对合紧密妥帖。

（9）贴上灭菌标识和灭菌指示带。

（10）若硬质容器没有自带的热敏锁则需扣上外置一次性锁扣。

## 三、操作技能

### （一）诊疗器械包装

1. 操作准备

（1）人员准备：穿着清洁区工作服，戴圆帽（遮盖全部头发），清洁双手。

（2）环境准备：清洁、无尘，光线明亮。

（3）用物准备：包装材料、封包胶带、包内化学指示卡、包装标识、诊疗器械、器械网篮、灭菌篮筐等。

2. 操作步骤

（1）评估方法及要求：器械经过清洗、消毒和检查保养处理，有可遵循的操作规程。

（2）按照器械配置单或卡片摆放器械。应符合先用后放的顺序，利于无菌操作。

（3）器械核对。核对器械的名称、规格和数量等，放置包内化学指示卡。

（4）器械放置在包装材料中心位置；使用两层包装材料，可采用信封折叠法或方形折叠法。符合 WS 310.2 相关规定。

（5）使用专用胶带封包，封包方法参考本书相关章节内容。符合 WS 310.2 相关规定。

（6）在器械包醒目部位贴上包装标识，内容包括名称、包装者、灭菌日期、失效日期、灭菌器编号、灭菌批次。符合 WS 310.2 相关规定。

3. 操作注意事项

（1）应根据手术器械的数量与重量选择合适的包装材料。

（2）成套器械应选择棉布、无纺布、皱纹纸或硬质容器，单件器械可选择纸塑袋或纸袋。

（3）包装松紧适当，体积规格及重量不宜超过标准要求。

（4）不能使用别针、绳子封包。

（5）密封包装时应使用医用封口机。

4. 记录

可使用器械配置单进行核对，操作者签名。

### （二）手术器械

1. 操作准备

（1）人员准备：穿着清洁区工作服，戴圆帽（遮盖全部头发），清洁双手。

（2）环境准备：清洁、无尘，光线明亮。

（3）用物准备：包装材料、封包胶带、包内化学指示卡、包装标识、手术器械、器械网篮、灭菌篮筐等。

2.操作步骤

（1）评估方法及要求：器械经过清洗、消毒和检查保养处理，有可遵循的操作规程。

（2）按照器械配置单或图谱摆放器械。应符合先用后放的顺序，利于无菌操作；器械摆放整齐，可使用U型器械整理架固定器械，减少器械摩擦碰撞受损；应使用器械网篮放置器械，并在底部铺垫吸湿的布巾，利于器械灭菌后的干燥；器械装放量不应超过网篮的高度，防止挤压造成的器械损坏；放置包内化学指示卡，操作符合WS 310.3相关规定。

（3）器械核对。核对器械的名称、规格、数量等。

（4）器械包装。器械放置在包装材料的中心位置；应使用两层包装材料；可采用信封折叠法或方形折叠法。符合WS 310.2相关规定。

（5）使用专用胶带封包，封包方法参考本书相关章节内容。符合WS 310.2相关规定。

（6）在器械包醒目部位贴上包装标识，内容包括器械包名称、包装者、灭菌日期、失效日期、灭菌器编号、灭菌批次。符合WS 310.2相关规定。根据需要设特殊流程标识，如加急、植入物等。可设贵重器械标识（色标），如外来器械、目镜、机器人手术器械等，起到安全操作提示的作用。

3.操作注意事项

（1）应根据手术器械的数量与重量选择合适的包装材料。

（2）成套器械应选择棉布、无纺布、皱纹纸或硬质容器，单件器械可选择纸塑袋或纸袋。

（3）包装松紧适当，大小规格及重量不宜超过标准要求。

（4）不能使用别针、绳子封包。

（5）密封包装时应使用医用封口机。

4.记录

使用器械配置单，利于手术器械交接、清点和核查。

（三）容器

敷料罐、手术盆等容器包装。

1.操作准备

（1）人员准备：穿着清洁区工作服，戴圆帽（遮盖全部头发），清洁双手。

（2）环境准备：清洁、无尘，光线明亮。

（3）用物准备：包装材料、封包胶带、包内化学指示卡、包装标识、器械、器械网篮、灭菌篮筐等。

2.操作步骤

（1）评估方法及要求：器械经过清洗、消毒和检查保养处理，有可遵循的操作规程。

（2）器械包装。器械放置在包装的中心位置，可使用两层包装材料。选择采用信封折叠法或方形折叠法，符合WS 310.2相关规定。包装时应打开容器盖子，见图12-20，包装方法见图12-21，图12-22为辅料罐封包图。盆包装时盆与盆之间应垫布巾，避免产生湿包。

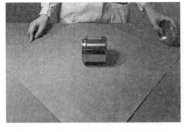 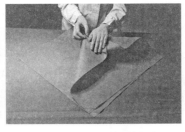 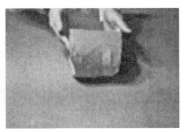

图 12-20 包装时打开容器盖　　　图 12-21 容器包装方法　　　图 12-22 辅料罐封包图

（3）使用专用胶带封包，封包方法参考本书相关章节内容。符合 WS 310.2 相关规定。

（4）在器械包醒目部位贴上包装标识，内容包括名称、包装者、灭菌日期、失效日期、灭菌器编号、灭菌批次。符合 WS 310.2 相关规定。

3. 操作注意事项

（1）容器宜单个包装。

（2）根据被包装容器的大小选择包装材料的尺寸。

（3）封包应选择专用胶带，不能使用别针、绳子封包。

4. 记录

记录包装物品名称、数量。

**（四）精密器械**

主要包括心脏手术器械等。

1. 操作准备

（1）人员准备：穿着清洁区工作服，戴圆帽（遮盖全部头发），清洁双手。

（2）环境准备：清洁、无尘，光线明亮。

（3）用物准备：包装材料、封包胶带、包内化学指示卡、无菌标识、手术器械、器械网篮、灭菌篮筐等。

2. 操作步骤

（1）评估方法及要求：器械经过清洗、消毒和检查保养处理，有可遵循的操作规程。

（2）按照器械配置单或卡片，摆放器械。应符合先用后放的顺序，利于无菌操作。精密器械应放置在设有固定保护装置的专用托盘或容器内，摆放整齐，器械与器械之间应留有空隙，装放量不应超过容器的高度，以防止器械间碰撞损坏。放置包内化学指示卡，符合 WS 310.3 相关规定。

（3）器械核对。核对器械的名称、规格和数量等。

（4）器械包装。器械放置在包装的中心位置，使用两层包装材料，可采用信封折叠法或方形折叠法，符合 WS 310.2 相关规定。

（5）使用专用胶带封包，封包方法参考本书相关章节内容，符合 WS 310.2 相关规定。常用封包方法如盆的包装封包，见图 12-23，手术器械封包见图 12-24。

（6）在器械包醒目部位贴上包装标识，内容包括器械包名称、包装者、灭菌日期、失效日期、灭菌器编号和灭菌批次等，符合 WS 310.2 相关规定。

3. 操作注意事项

（1）应根据手术器械的数量与重量选择合适的包装材料。

（2）成套器械应选择棉布、无纺布、皱纹纸或硬质容器，单件器械可选择纸塑袋或纸袋。

（3）包装松紧适当，大小规格及重量不宜超过标准要求。

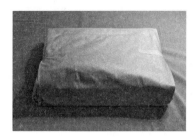
图 12-23　盆的包装封包

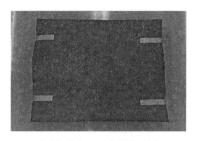
图 12-24　手术器械封包

（4）不能使用别针、绳子封包。

（5）密封包装时应使用医用封口机。

4. 记录

使用器械配置单，利于手术器械交接、清点和核查。

### 四、包外标识设置要求

包外标识的作用是提供包内器械信息，以及灭菌过程和质量保证的信息。包外标识使用可分为两类，第一类是无菌包标识，与无菌质量密切相关，所显示的信息具有法律效力。因此，消毒供应行业明确规定无菌包标识的内容包括物品名称和编码、包装者、灭菌器编号、灭菌批次、灭菌日期和失效日期，无菌标识应具有追溯性、唯一性。第二类是附加的标识，即在无菌包装标识基础上增加的内容。附加的标识主要作用是提高工作效率，增强操作安全性。比如用以抢救、加急处理的物品，应用特殊灭菌方法等，又如用以精密贵重器械，如机器人手术器械、外来器械、目镜等情况的标识。

包外标识中，灭菌日期和失效日期的计算参考本书第十四章相关内容。

包装标识的材质应不会影响包装材料的完整性。标识的墨迹不会因灭菌过程而导致难以辨认，并迁移到器械上造成污染。标识的粘连性应能够达到储存和运输的条件要求。纸塑袋上书写标记时，必须在透明塑料薄膜一面，如在纸面标记可能会损坏包装材料，墨迹会浸入包内污染器械。使用的标记笔笔头端应圆润，使用的墨水宜选用无铅环保的材料。

## 思　考　题

1. 无菌屏障的概念是什么？

2. 建立无菌屏障系统的方法及要求有哪些？

3. WS 310.1 关于无菌包装的术语和定义有哪些？

4. 常用无菌包装材料包括哪些品类？

5. 闭合式包装方法及操作注意事项有哪些？

6. 纸塑包装材料封包方法及操作注意事项有哪些？

7. 硬质容器包装前的检查及操作注意事项有哪些？

8. 无菌包装标识的信息包括哪些？

# 第十三章　灭菌

【学习目标】

1. 熟悉各类灭菌方法的基础知识。
2. 熟悉灭菌设备基本原理、重要安全部件及功能。
3. 掌握灭菌设备的操作方法和技能。
4. 熟悉并掌握灭菌设备常见故障原因和排除故障的方法。
5. 掌握灭菌质量检测方法和操作技能。
6. 掌握灭菌设备日常维护的方法和要求。

## 第一节　概述

灭菌方法和技术能够杀灭传播媒介上所有微生物，包括致病微生物和非致病微生物，达到无菌质量标准。

无菌物品是灭菌处理产生的结果。进入人体组织和无菌组织器官的医疗器械、器具和物品必须进行灭菌并符合无菌质量标准。因此，灭菌是器械处理流程中技术操作的关键环节，也是质量管理的重点部分。

灭菌方法包括物理灭菌和化学灭菌两类。CSSD 使用的灭菌设备主要为压力蒸汽灭菌器、环氧乙烷灭菌器、过氧化氢等离子灭菌器、甲醛蒸汽灭菌器等。

由于无菌质量受到多种因素影响，如灭菌设备的效能、灭菌方法的应用、操作人员的技能水平、灭菌前的清洗去污、制作包装等，所以，灭菌操作人员需要全面了解和掌握质量要求，严格执行灭菌操作规程，进行全面的灭菌过程质量监测和质量追溯，以保证灭菌成功。

### 一、灭菌的定义

灭菌是指杀灭或清除传播媒介上一切微生物，包括对细菌芽孢和非致病微生物的处理。灭菌的概念是绝对的。然而，一些微生物总是以有限的机会得以保留，因此，遵循概率函数的要求，灭菌是指将微生物存活概率降到最低限度。这一概率定义为灭菌保证水平（SAL），即灭菌处理后单位产品上存在活微生物的概率。SAL 通常表示为 $10^{-n}$。如设定 SAL 为 $10^{-6}$，即经灭菌处理后在一百万件物品中最多只允许一件以下物品存在活的微生物。

因此，应严格执行 WS 310.3 的规定，应用物理、化学、生物的监测技术对清洗、消毒和灭菌进行过程评价和终末质量的评定，以确保无菌质量。

### 二、灭菌方法及设备

无菌是灭菌处理的结果。CSSD 常规灭菌方法包括热力灭菌和低温灭菌。

（一）热力灭菌方法

热力灭菌是利用物理因子，如高温蒸汽、辐射热或传导热等作为灭菌介质，故又称热力灭菌为物理灭菌方法。

**1. 热力灭菌的作用**

热力灭菌主要是利用高温使菌体蛋白质变性或凝固、酶失去活性、代谢发生障碍，致细菌死亡。热力灭菌方法包括湿热灭菌法和干热灭菌法。湿热可使菌体蛋白凝固、变性。干热可使菌体蛋白氧化、变性、碳化和使电解质浓缩引起细胞死亡。热力灭菌应用最早，灭菌效果可靠，无毒环保，应用最为广泛，因此是目前 CSSD 使用的主要灭菌方法。金属、纺织品、橡胶、玻璃等耐湿、耐热的医疗器械、器具和物品都可采用湿热灭菌法处理。油、膏、粉剂类采用干热灭菌方法处理。常用设备包括压力蒸汽灭菌、干热灭菌器等。

**2. 湿热与干热灭菌的比较**

湿热与干热灭菌各有特点，主要区别见表 13-1。

表 13-1　湿热与干热灭菌的特点

| 对比项目 | 湿热 | 干热 |
| --- | --- | --- |
| 加热介质 | 蒸汽 | 热空气 |
| 对物品的影响 | 耐湿 | 高温 |
| 适用对象 | 耐热、耐湿物品 | 金属、玻璃等耐高温物品 |
| 作用温度 | 121～135℃ | 160～180℃ |
| 作用时间 | 短 | 长 |

湿热与干热各具特点，相互不能取代，但是湿热比干热消毒的效果更好，因此使用更为普遍。湿热较干热消毒效果好的原因如下：

（1）蛋白质含水愈多，凝固所需温度愈低。蛋白质在水分存在时易于凝固，其主要原因之一是水分子在高温下易使氨基酸的肽键断开，产生变性。以细菌试验比较，也可以看出湿热较干热的杀菌作用更强。

（2）湿热的穿透性较干热好。湿热比干热的穿透速度快、穿透性强，一是水或蒸汽传导热能的效率较空气高。水的比热为 1，空气的比热仅为 0.24。此外，每克蒸汽冷凝为液体时还可释放出 540cal（1cal ≈ 4.18J）的潜伏热。二是蒸汽冷凝时体积缩小的比例大于空气。当 100℃水蒸气冷凝为水时，即使仍为 100℃，其体积可缩小至 1∶1870，即缩小至原体积的 0.05%；而空气由 100℃降至 20℃，体积只缩小至 29.3%。由于体积的突然缩小，可产生负压，有利于蒸汽的穿透。

**（二）低温灭菌方法**

利用化学灭菌剂药物杀灭病原微生物的方法，由于化学药剂所需灭菌处理温度较低，因此通常称为低温灭菌或化学灭菌方法。低温灭菌使用的化学消毒剂应能够杀灭所有微生物，达到灭菌保证水平，这类化学药剂称为灭菌剂，如甲醛、戊二醛、环氧乙烷、过氧乙酸等。

化学灭菌用于不能耐受高温、湿热材质的器械、器具和物品。

目前，低温灭菌主要设备包括低温环氧乙烷灭菌器、过氧化氢等离子灭菌器、甲醛灭菌器等。另外，浸泡灭菌方法主要选用的灭菌剂是戊二醛，不适宜进行器械灭菌处理。

### 三、灭菌原则

目前，热力灭菌方法和低温灭菌方法在医院得到应用，灭菌设备更加趋于自动控制。但是，正确选择灭菌方法和规范灭菌操作仍然十分重要。因此，灭菌设备操作人员必须经过专业的岗位培训，并取得相关部门颁发的"特种设备作业人员证书"。

#### （一）灭菌方法选择

（1）进入人体无菌组织、器官、腔隙或接触人体破损的皮肤、黏膜、组织的诊疗器械、器具和物品应进行灭菌。

（2）耐湿、耐热的器械、器具和物品，应首选压力蒸汽灭菌。

（3）耐热、不耐湿、蒸汽或气体不能穿透的物品，如油脂、粉剂等采用干热灭菌。

（4）不耐热、不耐湿的器械物品应采用低温灭菌方法，如环氧乙烷灭菌、过氧化氢低温等离子体灭菌或低温蒸汽甲醛灭菌等方法。

（5）快速压力蒸汽灭菌程序不应作为常规灭菌方法应用，应在紧急情况下使用，遵循并符合 WS/T 367 的要求。

（6）对灭菌质量采用物理监测法、化学监测法和生物监测法，监测结果应符合 WS 310.3 相关规定。灭菌质量监测资料和记录的保留期应≥3 年，并具有可追溯性。

（7）灭菌器操作、使用及维护保养，应遵循生产厂商的使用说明或指导手册。

（8）灭菌设备操作人员必须经过专业的岗位培训，并取得"特种设备作业人员证书"。

#### （二）各类灭菌设备操作原则

各类灭菌设备的灭菌原理和技术水平虽然有所不同，但是设备使用中有共性的操作程序和规则，包括设备运行前准备、灭菌物品装载、灭菌设备运行操作、无菌物品卸载、灭菌效果检测、灭菌器运行结束停机等。

1. 设备运行前准备

每天在设备运行前应进行安全检查，保证设备使用安全。

（1）确认设备仪表、显示器、打印装置处于完好备用状态。

（2）确认灭菌器柜门密封圈平整无损坏，柜门安全锁扣灵活、安全有效。

（3）确认已具备灭菌设备运行条件，包括电源、水源、蒸汽、压缩空气等。

（4）检查灭菌器柜内清洁、冷凝水排出口清洁。

（5）根据灭菌设备需要进行预热。

（6）根据 WS 310.3 相关规定进行设备运行前测试，如预真空压力蒸气灭菌器应在每日开始灭菌运行前空载进行 B-D 试验。

2. 灭菌物品装载

（1）应使用专用灭菌架或篮筐装载灭菌物品。装载的物品不应触及腔壁和门。

（2）灭菌包之间应留间隙，利于空气、水蒸气等灭菌介质循环以及排出和干燥，不应超载。

（3）宜将同类材质的器械、器具和物品，同批次进行灭菌。因为不同材质的器械和物品灭菌程序有所不同，例如橡胶制品类器械灭菌温度低于金属器械和敷料。又如环氧乙烷气体灭菌后，金属、玻璃类器械化学排残的时间较短，塑胶类材质的器械化学排残的时间较长。所以，将同类材质的器械物品装载在一起，利于选择灭菌程序、提高灭菌工作效率、降低器械的损耗和老化。如果必须将不同的材质放在一起灭菌，选择灭菌程序时应以灭菌时间和程序最长的器械材质为准。

（4）灭菌敷料和器械包混合装载时，敷料类放在上层、竖放。硬质容器放在下层，防止冷凝水对包装的影响。手术器械包、硬质容器应平放，防止器械堆积、磨损；盆、盘、碗类物品应斜放，容器开口朝向一侧；玻璃瓶等底部无孔的器皿类物品应倒立或侧放。

（5）纸袋、纸塑包装应侧放在灭菌篮筐中，包之间应留有间隙，利于蒸汽进入和冷空气排出。

3. 灭菌设备运行操作

灭菌设备运行操作指装载物品后，启动灭菌器至灭菌结束的全过程。这一过程的重点操作是进行物理监测和记录，观察设备运行情况。

（1）操作人员应在运行阶段巡视和观察灭菌器显示屏，仪表的参数、曲线图等，掌握灭菌设备运行状况。

（2）灭菌设备每次运行都应进行物理检测，观察仪表和打印等实时显示的数据，并确认参数的一致性。

（3）应及时处理报警故障等问题，保证灭菌设备运行安全。

4. 无菌物品卸载

无菌物品卸载是指灭菌后器械、器具和物品的卸载操作。

（1）压力蒸汽灭菌的器械、器具和物品应冷却，冷却时间应>30min，待温度降至室温时方可移动。因为灭菌后的物品温度较高，接触冷空气或冷的物体会产生冷凝水造成湿包而被污染。

（2）应避免卸载搬运中无菌物品包装损坏。

（3）应检查有无湿包，湿包不应储存与发放，应分析原因并改进。

（4）无菌包掉落地上或误放到不洁处应视为被污染。

5. 灭菌效果检测

灭菌结束后，灭菌操作人员和质检员进行灭菌质量记录和确认。

6. 灭菌器运行结束停机

（1）灭菌设备程序完成后，应观察仪表归位情况，观察指示灯显示的功能位置，确认设备处于待机或停机状态。

（2）当日灭菌工作结束，遵循设备厂商提供的停机操作程序和操作规程，关闭电源、蒸汽、水源、设备柜门。

（3）根据日常维护制度，清理灭菌器柜内的杂物等。

## 第二节　压力蒸汽灭菌设备

CSSD 常用灭菌设备包括压力蒸汽灭菌器、干热灭菌器、低温环氧乙烷灭菌器、过氧化氢等离子低温灭菌器和甲醛灭菌器等。

### 一、压力蒸汽灭菌器简介

压力蒸汽灭菌器属于压力容器。承受压力的密闭容器称为压力容器或者受压容器。按照压力容器承受压力（$P$）高低，可分为低压、中压、高压和超高压 4 个等级，CSSD 的蒸汽灭菌器归属于低压容器（$0.1MPa \leqslant P < 1.6MPa$），压力容器应符合《特种设备安全监察条

例》《压力容器安全技术监察规程》和 GB 150.1～150.4《压力容器》的规定。

目前，压力蒸汽灭菌器是 CSSD 主要使用的灭菌设备，使用中通常根据灭菌器容积的大小分为大型灭菌器和小型台式灭菌器。根据灭菌器冷空气排除方式，又分为下排气式灭菌器和预真空式灭菌器。

## 二、灭菌原理及适用范围

在一定压力下产生的蒸汽，温度高、穿透力强，能够迅速有效地杀灭微生物，使菌体蛋白质凝固代谢发生障碍，导致细菌死亡。压力蒸汽灭菌器适用于耐湿、耐热材料的器械、器具和物品的灭菌处理，如金属类、玻璃类、橡胶类等。

## 三、压力蒸汽灭菌器的分类

CSSD 选用压力蒸汽灭菌器时，须全面考虑灭菌器的分类和分型，结合自身规模、工作任务以及建筑设施条件进行选择。正确选择灭菌设备关系到使用、效率、设备维护以及灭菌成本问题。

### （一）单门、双门灭菌器

根据灭菌器门结构可分为单门或双门灭菌器。单门的灭菌设备见图 13-1，门设在灭菌室或清洁包装区域一端，在同一处进行灭菌前装载和灭菌后卸载操作。双门的灭菌设备是指在灭菌器两端各有一扇门，门一端用于装载，设在清洁包装区域，另一端门用于卸载，设在无菌储存区域。

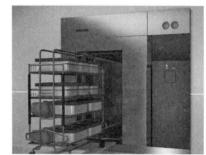

图 13-1　单门灭菌器

### （二）大型、小型灭菌器

按照灭菌器容积分为大型和小型灭菌器。大型灭菌器（图 13-2）是指可以装载一个或者多个灭菌单元（灭菌包体积 = 高度 × 宽度 × 长度），容积大于 60 L 的灭菌器。大型灭菌器多为落地安装。按照 WS 310.2 中 5.7.8，压力蒸汽灭菌包体积要求：下排气压力蒸汽灭菌器不宜超过 30cm × 30cm × 25cm；预真空压力蒸汽灭菌器不宜超过 30cm × 30cm × 50cm。小型灭菌器（图 13-3）不能装载一个灭菌单元，其灭菌室容积≤60L，一般为台式灭菌器，可放置在操作台上。

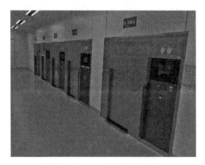

图 13-2　大型灭菌器

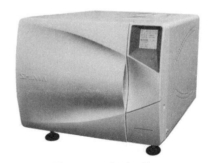

图 13-3　小型灭菌器

小型灭菌器的灭菌周期分为 B、N、S 三种类型。B 型代表包装和无包装的物品都可以处理；N 型代表可以处理无包装物品和非管腔器械；S 型代表可以处理制造商规定的特定的物品。因此，使用小型灭菌器时，必须按照特定灭菌负载（灭菌包）范围和灭菌周期进行选用。表 13-2 是 YY/T 0646《小型蒸汽灭菌器　自动控制型》对小型灭菌器灭菌周期的分类。

表 13-2　小型灭菌器灭菌周期分类

| 类型 | 预期使用的说明 |
| --- | --- |
| B | 至少包括用于有包装的和无包装的实心负载、A 类空腔负载和标准中要求作为检测用的多孔渗透性负载的灭菌周期 |
| N | 只用于无包装的实心负载的灭菌周期 |
| S | 用于制造商规定的特殊灭菌物品，包括无包装实心负载和至少以下一种情况：多孔渗透性物品、小量多孔渗透性混合物、A 类空腔负载、B 类空腔负载、单层包装物品和多层包装物品的灭菌周期 |
| 注 1：无包装负载灭菌后应立即使用或在清洁状态下储存、运输和应用（例如防止交叉感染）。注 2：不同分类的灭菌周期只能应用于指定类型物品的灭菌。对于一个特定的负载，灭菌器的选择，灭菌周期的选择和媒介的提供可能不适合，所以对于特定负载的灭菌过程需要通过验证。 | |

根据小型灭菌器灭菌周期预期使用说明，A 类空腔负载（hollow load A）是指单端开孔负载其长度（$L$）与孔直径（$D$）的比率大于或等于 1，小于或等于 750（$1 \leq L/D \leq 750$），而且长度不大于 1500mm（$L \leq 1500mm$），或者两端开孔负载其长度与孔直径的比率大于或等于 2，小于或等于 1500（$2 \leq L/D \leq 1500$），长度不大于 3000mm（$L \leq 3000mm$），而且不属 B 类空腔负载。

B 类空腔负载（hollow load B）是指单端开孔负载，其长度（$L$）与孔直径（$D$）的比率大于或等于 1，小于或等于 5（$1 \leq L/D \leq 5$），而且孔径不小于 5mm（$D \geq 5mm$），或者两端开孔负载其长度与孔直径的比率大于或等于 2，小于或等于 10（$2 \leq L/D \leq 10$），而且孔径不小于 5mm（$D \geq 5mm$）的物品。

综上所述，小型灭菌器的不同周期，只能应用于指定类型的物品灭菌，并应对特定负载（灭菌包）的灭菌过程进行验证。小型灭菌器具体选用标准应符合 YY/T 0646。

### （三）预真空、下排气灭菌器

根据排除冷空气方式可将灭菌器分为预真空式灭菌器和下排气式灭菌器两类。下排气式灭菌器是利用热蒸汽与冷空气比重不同的原理进行冷空气置换。蒸汽从灭菌器上部通入，使灭菌柜内上部首先充满蒸汽，随着蒸汽的不断进入，冷空气被挤压到下部，从下方排气口排除。由于下排气灭菌器柜内上部物品首先加热，因此柜内上、中、下部易出现温度不均匀的现象并由此产生灭菌失败问题。

预真空式灭菌器是利用机械作用，在通入蒸汽前预先将灭菌器柜内和物品包内约 98% 的冷空气抽出，达到真空状态，再通入蒸汽，使蒸汽与灭菌器室内冷空气置换，如此反复 3 次以上或再进行正压蒸汽脉冲，使冷空气得到彻底排除，蒸汽迅速穿透灭菌的物品并达到灭菌温度。冷空气的存在是造成灭菌失败的主要因素，预真空脉动式灭菌器冷空气排出比较彻底，蒸汽穿透迅速，是目前医院主要采用的蒸汽灭菌器类型。

按照产生蒸汽的方式分为外源蒸汽供给系统和内源蒸汽供给系统。外源蒸汽系统指蒸汽由外部产生和提供，例如锅炉房等。内源蒸汽供给系统指灭菌器中设置的蒸汽发生器，或独立建立的蒸汽发生器（纯蒸汽发生器）。压力蒸汽灭菌器供给水的质量指标应参照 WS 310.1

附录 B 的要求。

### 四、基本结构和部件功能

压力蒸汽灭菌设备主要包括压力容器、管路系统、机械部件和仪表等。

#### （一）压力容器

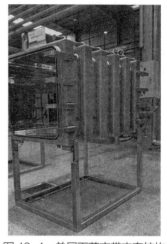

压力蒸汽灭菌器的压力容器部分包括灭菌室、夹套、门和其他所有与灭菌室永久连接的相关部件，采用不锈钢材料，并有保温材料层。

灭菌室是指放置被灭菌物品的空间。夹套则是环绕焊接在灭菌室外表面的不锈钢结构，起机械加固、控制灭菌室温度的作用。单层灭菌室带夹套结构见图 13-4。还有一类灭菌器的灭菌室采用的是双层腔体结构，在内外缸体间的空间也称为夹层，起到控制灭菌室温度的作用。双层灭菌室带夹层结构见图 13-5。

图 13-4 单层灭菌室带夹套结构

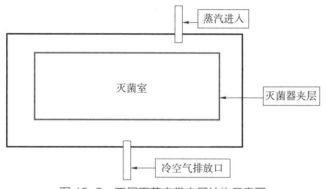

图 13-5 双层灭菌室带夹层结构示意图

#### （二）管路系统

管路系统包括：①进蒸汽管路，与蒸汽源直接相连，将蒸汽送到灭菌室或夹套。②蒸汽疏水管路，将蒸汽冷凝水排出的管道。③灭菌室排放管路，连接灭菌室与排放管路，是灭菌室内气体及冷凝水排出外部的通道。通常在机器排放口处设置温度传感器，作为程序的控制温度点。④给水管路，向灭菌器提供工作水源。⑤回气管路，通过回气管路，使内室与外界大气压平衡。⑥门与灭菌室密封管路，使用压缩空气或蒸汽，实现门与灭菌室的密封。

#### （三）主要部件

1.门

灭菌器的门装有连锁装置，在工作条件下，灭菌器门未锁紧时，蒸汽不能够进入灭菌室内并具有报警功能；灭菌室内压力完全被释放才能打开门，否则不能打开并具报警功能。应保证灭菌器运行中门不能被打开。双门灭菌应具备以下主要功能：除设备维修原因，不能同时打开两个门；灭菌周期结束之前，不能打开卸载门；B-D 测试或真空泄露周期测试后，应不能打开卸载侧门；控制启动灭菌周期的装置应安装在灭菌器的装载侧。其他功能应符合 GB 8599《大型蒸汽灭菌器技术要求 自动控制型》或 YY/T 0646 的要求。

2. 安全阀

安全阀的功能在于当容器的压力超过某一规定值时，会自动开启，迅速排放容器内的压力，并发出声响，警示操作人员采取降压措施。当压力恢复到正常值时，安全阀自动关闭，防止超压酿成爆炸事故，保证压力容器安全使用。

安全阀分为弹簧式或拉杆式两类。安全阀安装在输送蒸汽管路上，减压阀的后面，当输送蒸汽管路压力超过设定的最高压力时，能自动开启排汽减压。另外，在灭菌器的夹层和灭菌室也设置了安全阀，保证灭菌设备运行安全。灭菌器夹层安全阀开启压力一般设定为 0.24MPa，回启压力最小为 0.21MPa。灭菌室安全阀开启压力一般设定为 0.23MPa。

安全阀的选用应符合以下原则：安全阀的制造单位必须是国家定点的厂商和取得制造许可证的单位，产品出厂应有合格证和技术文件。安全阀上应有标牌，标明主要参数，例如开启压力、回启压力等。安全阀的选用应根据压力容器的工艺条件和工作介质的特性，从工作压力范围、介质的物理化学性质等方面考虑。

安全阀的检验必须符合《压力容器安全技术监察规程》的规定，定期检验，每年至少一次。日常应加强蒸汽管道安全阀的维护检查，保持安全阀的清洁，防止阀体弹簧被油污黏滞或被锈蚀。应检查铅封是否完好，是否有蒸汽泄露。为保证安全阀正常工作，可每季度采用手工方法将阀柄略抬起数次，让蒸汽冲出，使各部零件动作灵活，不致阀体因长期不用而失灵。

3. 真空泵

使灭菌室形成真空的设备，一般为双极水环真空泵，应用并安装于预真空压力蒸汽灭菌器上。真空泵工作时通过给水管路连接外部水源，不断将水送给真空泵，用水温度越低达到的极限真空度越高，一般泵的供水温度不宜超过 25℃。

4. 过滤器

灭菌器设有蒸汽过滤器和空气过滤器。在灭菌器夹层蒸汽管路入口处安装有蒸汽过滤器提高蒸汽洁净度，防止蒸汽中携带的颗粒杂质进入灭菌室。灭菌器回空气管路上安装有高效空气滤器，当灭菌周期需要时将外界空气导入灭菌室，平衡室内与外界的压力。导入的空气必须经过滤器滤过后进入，防止已灭菌的物品受到污染。使用的空气滤器滤除直径 0.3μm 以上微粒的滤除效率应不低于 99.5%。过滤器应遵循产品说明书的要求，进行日常和定期的维护和更换。

5. 疏水阀

安装在灭菌器夹层、灭菌室疏水管路上，此阀门用于排出冷凝水，但不会排除气体。

6. 温度表

灭菌器夹层和灭菌室设有温度表。温度是影响灭菌质量重要的控制指标，使用中的温度表精度至少为 ±0.5℃。日常维护应参考压力表的相关要求。如温度表失灵或损坏，则不应使用。

7. 压力表

蒸汽灭菌器压力表用来测量容器内的压力。压力表准确与否直接关系压力容器的安全，因此，当压力表失灵或损坏时，压力容器不应运行使用。

输送蒸汽管路上设有蒸汽源压力表，灭菌设备上设有灭菌器夹层压力表和灭菌室压力表，分别用于显示蒸汽供给压力情况和灭菌器夹层、灭菌室内压力。

压力表的选用应符合《压力容器安全技术监察规程》第 160 条的规定。在绝对真空或大气压力状态下的压力指示为"0"。其量程应和压力容器的工作压力相适应，表的最大量程为容器工作压力的 2 倍，最低不能小于 1.5 倍，最高不能大于 3 倍。压力表在测量工作压力时的精度至少为 ±5kPa。

操作人员应对压力表进行日常维护和检查。保持压力表表盘玻璃的清洁，应能清晰观察表盘针指示的压力值，如果表盘玻璃破碎或表盘刻度模糊应停止使用。不能在表盘的玻璃上随意涂画警戒红线，避免操作人员的错觉。应每日检查压力表指针的转动是否正常。设备运行前或结束后，检查压力表指针应归在"0"位。压力表应定期校验，每年至少一次。压力表校验后应有校验记录、检验合格证并加以铅封。如果在使用中发现压力表指示不正常或有其他问题应立即校验。

8. 其他功能

（1）压力蒸汽灭菌器应可预设多项程序（表 13-3），例如 B-D 测试程序、蒸汽泄露测试程序、器械敷料灭菌程序、快速灭菌程序等；不同的程序，其灭菌程序总时间、设定参数也不相同。

表 13-3　各类常见预设程序简要说明

| 程序 | 说明 |
|---|---|
| B-D 测试 | 预真空灭菌器一般设有自动的 B-D 测试程序。B-D 测试是对多孔负载灭菌的灭菌器是否能成功地去除空气进行的测试。测试结果合格表明柜内蒸汽能够迅速完全渗透到测试包内。导致测试包不合格的原因是包内空气去除不完全，去除空气阶段出现真空泄漏情况，所供蒸汽过程中存在较多非冷凝气体。测试不合格的灭菌器不可使用。B-D 测试包使用多孔材料的标准包，其监测方法及操作应符合 WS 310.3 的相关要求 |
| 泄漏测试 | 真空泄漏测试用于验证真空状态下灭菌室及其管线和部件连接是否有泄漏。真空泄漏测试应在空载条件下进行，当灭菌室压力为 7 kPa 或者以下的时候，关闭所有与灭菌室相连的阀门，停止真空泵。经过 600s 测试时间后，计算测漏时的升压速率，压力上升速度不应超过 0.13 kPa/min。测试结果符合 GB 8599 5.8.3.4 的规定，方法符合 GB 8599 6.8.3.4 的规定 |
| 包装的器械、织物 | 用于器械类、织物类物品包装后进行灭菌的程序。温度为 134℃，4min |
| 热敏物品、橡胶、塑料 | 此程序的灭菌温度为 121℃，16min |
| 特殊物品 | 此程序灭菌温度为 134℃，18min，可用于阮毒体污染器械 |

（2）灭菌设备应设有打印记录系统。记录仪器可为数字式或模拟式，记录应包括整个灭菌周期的所有压力关键转换点的数值。打印的数值应符合预设定值或在允许的工差范围内。一般测量工作压力时，精度至少为 ±5kPa，测量工作温度时精度至少为 ±1℃。时间指示器的误差 5min 之内的精度至少为 ±2.5%，超过 5min 的至少为 ±1%。记录数据的清晰度应在（215±15）lx 的照度下，正常视力人员应能在（250±25）mm 的距离处容易读出计数。走纸的速度为 4mm/min。记录纸的宽度不小于 15 字符 / 行。记录仪记录的数据可长期保存，不可更改。不能使用热敏记录仪。

根据 WS 310.3 压力蒸汽灭菌的物理监测法要求：每次灭菌应连续监测并记录灭菌时的温度、压力和时间等灭菌参数。温度波动范围在 +3℃内，时间满足最低灭菌时间的要求，同时应记录所有临界点的时间、温度与压力值，结果应符合灭菌的要求。因此，所使用的灭菌设备必须配备打印记录系统。

（3）灭菌设备应具备报警功能，具备灵敏度较高的声音报警系统。当灭菌设备的传感器发生故障，灭菌周期的参数变量值超过规定的限度，蒸汽供应故障或者导致设备停止运行时，应能够报警提示，直至灭菌室门连锁装置被灭菌操作人员或使用权限工具的人员打开为止。

（4）灭菌设备应具备可手动选择程序的功能，以供灭菌器日常维护、测试以及紧急情况下使用。应明确指定专人负责使用手动操作权限，保证灭菌设备使用安全。

（5）灭菌设备应设有显示装置（指示灯）。灭菌器显示装置至少可显示以下信息："门已锁定""灭菌周期运行中""周期完成""故障"。可选择灭菌周期的指示信号。应设有灭菌周期计数器，显示灭菌周期的阶段指示信号。当门打开时，提示周期完成的指示信号应消失。

### 五、常用灭菌参数及要求

#### （一）下排气、预真空灭菌器的灭菌参数要求

该类灭菌器的灭菌参数要求见表 13-4。

表 13-4　压力蒸汽灭菌器灭菌参数

| 设备类别 | 物品类别 | 灭菌设定温度 /℃ | 最短灭菌时间 /min | 压力参考范围 /kPa |
| --- | --- | --- | --- | --- |
| 下排气 | 敷料 | 121 | 30 | 102.8～122.9 |
|  | 器械 |  | 20 |  |
| 预真空 | 器械、敷料 | 132 | 4 | 184.4～210.7 |
|  |  | 134 |  | 201.7～229.3 |

#### （二）快速压力蒸汽灭菌参数要求

应遵循厂家产品说明书，根据灭菌设备应用范围以及器械类型选择灭菌程序及参数。灭菌质量监测合格，符合 WS 310.3 要求。

#### （三）超大、超重及硬质容器包装的灭菌参数要求

超大、超重及硬质容器包装应遵循厂家提供的灭菌参数。首次使用时应进行灭菌有效性的测试。

### 六、灭菌质量影响因素

#### （一）蒸汽质量与饱和蒸汽

压力蒸汽灭菌是以蒸汽为工作介质，通过辐射、传导、对流三种方式完成蒸汽的热能交换，达到灭菌要求。

灭菌使用的蒸汽质量应为饱和蒸汽，在不同的压力下将水加热到沸腾时的温度是不同的。例如将容器内定量水加热，定压为 0.98MPa 时水的温度升高至 183℃，并逐渐汽化为蒸汽。在这个定压下容器中的水和蒸汽的温度不会再上升，此时的温度即为 0.98MPa 压力下水的沸点，也称为饱和温度，其蒸汽称为饱和蒸汽。蒸汽质量的饱和程度为 97% 以上，即表示饱和蒸汽中含有的水分和微量杂质（不可冷凝气体）在 3% 以下。

因此，饱和蒸汽温度和压力数值是基本对应并保持恒定的关系。灭菌温度是灭菌质量的要素之一，灭菌不是依靠蒸汽的动能（压力），而是利用蒸汽中的热能（即温度）进行灭菌。

如果对饱和蒸汽继续加热，称为过热蒸汽。过热蒸汽的性能为干热气体，而不是蒸汽，可以影响并降低湿热灭菌的效能。因此，在灭菌过程中应避免出现蒸汽温度过高过热现象。

## （二）潜伏热

蒸汽中的热能称为潜伏热，这是杀菌的最根本的条件。蒸汽储存的热能是指由 100℃ 的水再加热使水变为 100℃ 的蒸汽，虽然温度并没有升高，但是热能潜伏在蒸汽的内部，故称潜伏热。例如将 1000mL 的水从 20℃ 加热到 100℃ 需要 335kJ 热能。如果将 100℃ 的 1000mL 水继续加热，使其变成 100℃ 的蒸汽时，约需要 2260kJ 的热能，虽然在两者之间看不出温度的变化，实际上 100℃ 的蒸汽比 100℃ 的水具有的热能大 6.75 倍。当蒸汽遇到被灭菌物品的冷态表面时，蒸汽立即冷却凝结成水珠，在汽与水之间还原转变时释放出储存在蒸汽中的潜伏热，从而促使物品快速升温，最终达到灭菌温度。蒸汽的温度越高，所潜伏的热能相应越大，这就是湿热蒸汽杀菌力强的原理所在。

综上所述，蒸汽质量是灭菌成功的关键因素之一。影响蒸汽质量的因素主要是产生蒸汽气源用水的水质，一般外源产生蒸汽的用水至少要经过软化处理，产生内源蒸汽的用水使用纯化水，减少蒸汽中不可冷凝气体的含量，有利于发挥潜伏热的效能，压力蒸汽灭菌器蒸汽用水标准参见 WS-310.1 附录 B 的规定，见表 13-5 和表 13-6。此外，影响蒸汽质量的因素还包括蒸汽气源压力不足；设备管线或部件问题，如蒸汽管线过长又未合理地安装疏水器，蒸汽管道没有设保温层、管线、截门失修存在蒸汽泄漏等；管道中留存的冷凝水没有彻底排净，造成蒸汽中水分增加等。

蒸汽质量问题可以反映在温度、压力的变化上。因此，灭菌设备运行中，操作人员应注意观察温度和压力数值变化，如果灭菌温度大于设定数值的 3℃ 以上，可能是出现了超高温的问题；温度小于规定数值，压力没有变化，可能是由于冷空气排除不彻底或泄漏引起冷空气进入灭菌器内；温度、压力均低于规定数值，可能是蒸汽质量中含有过多水分或供给蒸汽气源压力不足，一般供给蒸汽气源压力为 0.3～0.6MPa；也可能是没有满足灭菌器额度工作压力，一般为 0.25MPa。

表 13-5　压力蒸汽灭菌器供给水的质量指标

| 项　目 | 指　标 |
| --- | --- |
| 蒸发残留 | ≤10mg/L |
| 二氧化硅（$SiO_2$） | ≤1mg/L |
| 铁 | ≤0.2mg/L |
| 镉 | ≤0.005mg/L |
| 铅 | ≤0.05mg/L |
| 除铁、镉、铅以外的重金属 | ≤0.1mg/L |
| 氯离子（$Cl^-$） | ≤2mg/L |
| 磷酸盐（$P_2O_5$） | ≤0.5mg/L |
| 电导率（25℃） | ≤5μS/cm |
| pH | 5～7.5 |
| 外观 | 无色、洁净、无沉淀 |
| 硬度（碱性金属离子的总量） | ≤0.02mmol/L |
| 注：应在灭菌器进口处采样。 | |

表 13-6　蒸汽冷凝物的质量指标

| 项　　目 | 指　　标 |
|---|---|
| 二氧化硅（$SiO_2$） | ≤0.1mg/L |
| 铁 | ≤0.1mg/L |
| 镉 | ≤0.005mg/L |
| 铅 | ≤0.05mg/L |
| 除铁、镉、铅以外的重金属 | ≤0.1mg/L |
| 氯离子（$Cl^-$） | ≤0.1mg/L |
| 磷酸盐（$P_2O_5$） | ≤0.1mg/L |
| 电导率（25℃时） | ≤3μS/cm |
| pH | 5～7 |
| 外观 | 无色、洁净、无沉淀 |
| 硬度（碱性金属离子） | ≤0.02mmol/L |
| 注：应在灭菌器进口处采样。 | |

### 七、常规灭菌周期与曲线图观测方法

灭菌周期是指灭菌器预设的程序开始至周期结束。典型的周期循环包括前真空阶段、灭菌阶段和后真空阶段。通过温度与压力变化形成的曲线图，显示了灭菌周期中各阶段的运行状况，灭菌周期示意见图 13-6。

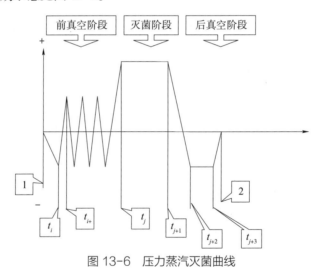

图 13-6　压力蒸汽灭菌曲线

压力蒸汽灭菌各阶段转折的曲线部分是观察和记录的节点，曲线表示的运行阶段和步骤说明如下。

#### （一）前真空脉冲阶段

"1"表示灭菌器运行开始时间，此阶段门已关闭。夹套温度不低于灭菌温度；"$t_i$"表示第 $i$ 次蒸汽注入的开始时间；"$t_{i+}$"表示第 1 次真空脉冲的开始时间，抽真空系统将约 90%的空气抽出到灭菌器腔体外（真空下限压力为 10kPa 时）。如此反复三次排除空气值分别为第一次真空脉冲 10%、第二次真空脉冲 1.0%、第三次真空脉冲 0.1%。

## （二）灭菌阶段

"$t_j$"表示灭菌时间的开始时间。此阶段灭菌室内已经达到预设温度，机器自动排出腔底的冷凝水，并从蒸汽入口不断注入蒸汽，自动保持调节灭菌时间内压力和温度的稳定；"$t_{j+1}$"表示灭菌维持时间的结束时间。

## （三）后真空阶段

"$t_{j+2}$"表示干燥时间的开始。此阶段蒸汽进入停止，主排气阀开始工作，排出腔体内蒸汽，消除腔内的大部分蒸汽压力后，使用抽真空系统达到 90% 的真空，然后仍运行真空系统，计时器开始为干燥期计时。"$t_{j+3}$"表示干燥阶段的结束时间。这段时间，水分从包装中蒸发。干燥阶段结束时，空气通过过滤器进入腔内解除真空，灭菌室恢复到正压状态。"2"表示灭菌器运行结束时间，到达此阶段灭菌周期完成。

## （四）记录仪信息采集

记录仪应能够适时采集信息，采集频率高，能够连续完整地描述灭菌周期中温度、压力、时间等的变化状态并打印记录信息。各类灭菌数据采集信息的信号来自灭菌室温度传感器、温度记录仪传感器、灭菌时间控制传感器，以保证灭菌质量控制的安全性。因此，灭菌器在运行中，操作人员既要观察仪表数据，也要观察和了解打印数据与观察数据的符合性。

灭菌器运行中，操作人员可以通过记录仪适时打印的信息和数据，与灭菌显示器的数据进行对比，全面地掌握灭菌设备运行情况。灭菌结束后，需要复核记录仪打印数据。对重要阶段进行准确的手工记录，应与记录仪器打印数据一致。记录灭菌日期、灭菌运行开始时间、灭菌运行结束时间、灭菌的温度、压力、灭菌设备编号、程序号、灭菌周期号（批次号）等，还应填写被灭菌物品以及规定的其他灭菌检测结果。

记录仪记录的信息是说明灭菌运行质量的客观依据。记录仪记录的内容应符合 GB 8599 和 YY/T 0646 的规定。表 13-7 所示的程序记录内容和方法供参考。

表 13-7　记录仪需要记录和观测的数值

| 程序步骤 | 时间 | 温度 | 压力 | 灭菌程序类型 | 灭菌周期号 | 日期[1]及灭菌器的识别 |
|---|---|---|---|---|---|---|
| 1 启动，灭菌器运行开始时间 | √ + | — | — | √ + | √ + | √ + |
| 第 $i$ 次蒸汽注入的开始时间 $t_i$ | √ | — | √[2] | — | — | — |
| 第 $i+1$ 次真空脉冲的开始时间 $t_{i+1}$ | √ | √ | √[2] | — | — | — |
| 灭菌时间的开始时间 $t_j$ | √ | √ | √ + | — | — | — |
| 灭菌维持时间的结束时间 $t_{j+1}$ | √ + | — | √ | — | — | — |
| 干燥时间的开始时间 $t_{j+2}$ | √ | — | √ | — | — | — |
| 干燥阶段的结束时间 $t_{j+3}$ | √ | — | √ | — | — | — |
| 2 结束，灭菌器运行结束时间 | √ + | — | — | — | — | — |
| 注："√"表示记录仪需要记录；<br>"—"表示不需要记录；<br>"+"表示手工记录的参数；<br>"（1）"表示模拟记录系统可选项；<br>"（2）表示对每一压力转折需记录。 | | | | | | |

## 八、压力蒸汽灭菌器使用要求

### （一）安全操作要求

压力蒸汽灭菌器属于压力容器，超压运行时有爆炸的危险。发生严重的蒸汽泄漏故障时人员容易受到伤害。因此，操作人员应具有安全工作意识，及时处理安全隐患，具体要求如下：

（1）操作人员应坚守工作岗位，灭菌器运行中应认真巡视、观测、记录各参数运行中的变化，防止突发事故。

（2）避免超温、超压事故。落实安全部件（安全阀、压力表、温度表等）日常维护保养制度和措施，避免安全部件失灵或功能损坏。

（3）严禁违章操作。灭菌的温度、压力和时间等参数必须控制在允许范围之内，严禁超压、超高温操作。严禁操作人员随意改变灭菌设备的工艺参数和程序。

（4）平稳操作。在手动开启蒸汽气源阀门时，应平缓操作，防止压力突然升高造成管路或压力容器材料脆性断裂而出现蒸汽泄漏、爆裂等事故。缓慢开启或关闭灭菌器柜门，并在关闭后和开启前确认门已达到规定的位置和状态。

（5）严禁在压力容器运行时进行修理。例如出现蒸汽泄漏现象，不得拆卸设备的螺钉或更换垫片等，避免产生更大的泄漏。停机修理时，关闭供蒸汽源管路的阀门，灭菌器的内室压力应在大气压状态，压力表指针在"0"的位置。

（6）有效处理故障，及时上报灭菌器出现的隐患。根据制定的故障分类级别，明确采取紧急处理的措施和程序并及时上报。

（7）规范故障处理原则：

①分级处理：根据设备厂商维护手册划分故障的级别，一般分为故障和报警提示两类。故障类问题会直接影响设备安全运行或灭菌质量，必须停止使用，立即检修。此类故障应建立预案，操作人员须紧急报告和联系主管人员和工程维护人员，并采取权限规定的处理措施。

一般报警提示时设备仍可运行。经过培训的操作人员可采取权限规定的处理措施；或报告、联系主管人员和工程维护人员及时维护和修理。

②预案及处理：明确规定发生故障问题的处理流程，以利于快速处理解决问题。如制定设备管线蒸汽爆裂或发生较大的蒸汽泄露时的处理流程等。

③记录故障问题和处理结果，以利于设备的维护与保养。

（8）灭菌工作岗位应备有一般维修工具，如扳子、钳子、螺丝刀等。

### （二）维护及检查

压力蒸汽灭菌器的维护及保养是确保设备正常运行的前提，操作人员应认真执行灭菌器维护制度，根据灭菌器厂商提供的使用说明进行设备维护及保养，并建立灭菌器维护修理记录。具体包括以下内容：

（1）每天进行灭菌器门、仪表的表面擦拭和灭菌器设备间地面的清洁至少一次。

（2）每天清理灭菌室内排泄口处滤网的杂质，避免灭菌器运行中杂质进入真空泵。

（3）每天运行前检查灭菌器门封是否平整、完好，应无脱出和破损。

（4）每天应检查仪表指针的准确度，观察灭菌器运行停止后温度仪表、压力仪表指针是否归在"0"位；观察打印记录笔是否完好，并备有足量的打印纸；观察蒸汽、水、压缩空气等介质管路和阀件有无泄漏；观察灭菌器运行指示灯是否完好。一旦发现以上部件出现问题，不应使用灭菌器，应维修检查合格后再使用。

（5）每周进行灭菌室内的清洁擦拭，彻底擦拭清理灭菌架、灭菌室。

（6）每季度进行灭菌设备的清洁，避免积尘。应避免元器件与连线和水接触，一旦湿水应擦干后方可接通电源。

（7）每季度应根据产品说明书建议检查各连线的插座、接头是否松动，松动的应插紧。

（8）每6个月清理安全阀表面，根据厂商建议和提供的方法进行检查。

（9）每周检查清理蒸汽管路过滤器一次，记录结果。

（10）每年对灭菌器进行年检一次，安全阀、压力表、温度表每年校验至少一次，检查结果记录并留存。空气滤器应定期更换，并根据厂商的建议制定相应的更换制度。灭菌设备年检测试遵循 WS 310.3 相关规定和要求。

## 九、压力蒸汽灭菌器操作技能

### （一）灭菌器运行前操作（预真空）

1. 操作前准备

（1）人员准备：操作人员个人防护符合 WS 310.2 附录 A 要求。

（2）环境准备：在 CSSD 清洁区应环境整洁、光线充足。

（3）物品准备：操作台、器械灭菌篮筐、灭菌器装载车架、灭菌记录本和监测用品等。

2. 灭菌器操作步骤

（1）灭菌器安全检查

①接通电源，待机指示灯开启。

②接通供应蒸汽管线阀门或开启自发蒸汽，检查蒸汽管线、阀门有无漏气。

③检查仪表是否完好。总气源的压力表显示蒸汽指标为 0.30～0.50kPa，灭菌器压力表指针在"0"位。

④检查灭菌器门缝是否平整、完好，应无脱出和破损。

⑤灭菌设备处于备用状态。

（2）灭菌预热

①观察仪表变化。

②当夹层压力达到 205.8kPa、温度达到 132～134℃时，预热程序结束。

③B-D 监测及仪表观察。监测结果判定及记录。

### （二）灭菌物品装载操作

1. 操作前准备

（1）人员准备：操作人员个人防护符合 WS 310.2 附录 A 要求。

（2）环境准备：在 CSSD 清洁区应环境整洁、光线充足。

（3）物品准备：操作台、器械灭菌篮筐、灭菌器装载车架、灭菌记录本、监测用品等。

2. 灭菌器操作前评估

（1）评估灭菌器已预热，运行前监测合格。

（2）评估灭菌方法与所装载的物品适用性。

3. 器械装载检查

（1）灭菌装载总量遵循产品说明书的规定，避免超载。

（2）灭菌物品包的装载方法符合 WS 310.2 的规定，灭菌物品包之间应留有空隙，还应与灭菌器的内壁留有一定间隙。

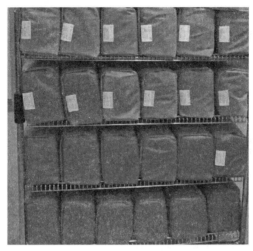

图 13-7　灭菌装载

（3）抽检，包装标签应完整、字迹清晰；包装清洁，闭合完好。填写灭菌记录表相关内容，记录灭菌物品和数量、灭菌锅号等信息。

（4）将物品缓慢推入灭菌器，关闭灭菌器柜门，启动灭菌程序。

4. 操作注意事项

（1）灭菌物品摆放平稳，搬移动作平稳。

（2）避免超载，防止湿包问题。

（3）根据需要，使用标示牌分类物品，以利于灭菌后无菌发放和储存。

（三）灭菌器运行操作

1. 操作前准备

（1）人员准备：操作人员个人防护符合 WS 310.2 附录 A 要求。

（2）环境准备：在 CSSD 清洁区应环境整洁、光线充足。

（3）物品准备：操作台、器械灭菌篮筐、灭菌器装载车架、灭菌记录本、监测用品等。

2. 灭菌器操作前评估

（1）评估灭菌器预热、运行前监测是否合格。

（2）评估灭菌装载量及放置。

（3）评估灭菌柜门关闭是否有警示提示。

3. 操作步骤

（1）根据灭菌物品选择灭菌程序键。

（2）按灭菌器运行键。灭菌器开始运行。

①第一阶段（开始第一次预真空）：抽真空系统将约 90% 的空气抽出。压力达到负压，此时灭菌室压力表达到 8.0kPa，曲线图达到下限。

②第二阶段（准备开始/条件形成）：此时，停止抽气，向柜室内输入饱和蒸汽，使柜室内压力上升，曲线图达到脉动上限，达到 49kPa，温度表指示温度达到 106～112℃，蒸汽阀门关闭。

③第三阶段（准备/第二次预真空）：抽气，再次输入蒸汽，再次抽气，真空系统可去除第一次抽真空剩余空气的 90%。从曲线图中可以看到曲线在脉动上限和下限波动。如此反复 3～4 次。

④第四阶段（灭菌）：最后一次输入蒸汽，使灭菌室内达到预设温度，此时，观察压力、温度，达到设置的参数值时，开始计算灭菌时间，并在预设的灭菌时间内保持温度、压力相对不变。此时，灭菌器通过自动阀门不断排出冷却蒸汽和灭菌室的冷凝水，并从蒸汽入口注入饱和蒸汽，保持灭菌温度和压力。

⑤第五阶段（灭菌完成）：灭菌期结束后，从排气口排出灭菌室内蒸汽。

⑥第六阶段（烘干）：消除灭菌室内的大部分蒸汽压力后，进入物品降温、烘干过程。此时抽真空系统再次达到 90% 的真空，压力曲线降到 8.0kPa。计时器开始烘干期计时。这段时间，通过夹层的蒸汽，灭菌室内壁的干热温度，使多余的水分从包装中排出。烘干阶段结束时，进空气阀打开，空气经高效滤气进入柜室内，解除真空，使灭菌室内与外界大气压力平衡，灭菌周期完成，此时压力表指向"0"位，曲线图结束在大气压限位。

⑦记录灭菌第四阶段达到的灭菌压力和灭菌温度。

**4. 操作注意事项**

（1）防止超热现象。温度不宜超过预设温度的 ±3℃；超过临界温度 2℃时蒸汽不易凝结，穿透力降低，影响灭菌质量。

（2）禁止超压运行，符合安全操作原则。

**（四）灭菌后物品卸载操作**

**1. 操作前准备**

（1）人员准备：操作人员个人防护符合 WS 310.2 附录 A 要求。

（2）环境准备：在 CSSD 清洁区无菌物品储存间应环境整洁、光线充足。

（3）物品准备：操作台、器械灭菌篮筐、灭菌器装载车架、灭菌记录表格等。

**2. 灭菌物品卸载操作前评估**

（1）评估灭菌器运行已结束。

（2）评估灭菌柜门可以打开，没有警示提示，灭菌室内压力表归"0"位。

（3）评估灭菌过程物理监测结果合格。

**3. 操作步骤**

（1）打开灭菌器柜门。如是双门灭菌器，应打开灭菌卸载一侧的柜门，戴防护手套进行卸载。

（2）从灭菌器卸载取出物品，立即关闭灭菌柜门。放置冷却标识牌。冷却时间应＞30min。

（3）如需灭菌批次进行生物监测，应取出监测包及时培养。

（4）确认灭菌器物理监测合格，填写物理监测记录。复检灭菌器打印记录的参数值，并填写灭菌记录表中相关内容，例如灭菌开始时间、灭菌结束时间、灭菌器运行的批次号。

（5）建议快速灭菌物品卸载后冷却的时间至少 10min。

（6）及时进行移植手术器械生物监测，并设置监测中的标识。监测结果合格后，进行卸载、存放或发放。急用移植手术器械，按紧急放行监测要求及时卸载发送物品。应放入清洁的封闭箱中传送到使用部门。

（7）每批次应确认包外、包内化学指示物合格；检查有无湿包现象，防止无菌物品损坏和污染。

（8）卸载冷却后物品时，注意检查每个包上的化学指示带颜色变化、有无湿包，检查包装是否清洁、闭合完好。

4. 注意事项

（1）灭菌后物品在冷却时，应避开空调设施冷风口，避免湿包。

（2）卸载时无菌包掉落地上或误放到不洁处应视为被污染，须重新灭菌。

（3）卸载前清洁洗手，戴防护手套，卸载中避免用手直接接触无菌物品。

（4）灭菌物品必须冷却后才能使用防尘罩（无菌物品保护罩）。

### （五）灭菌器运行观测、记录

1. 操作前准备

（1）人员准备：操作人员个人防护符合 WS 310.2 附录 A 要求。

（2）环境准备：在 CSSD 清洁区灭菌岗应环境整洁、光线充足。

（3）物品准备：灭菌器运行记录表、灭菌打印记录、监测产品、记录笔等。

2. 灭菌物品卸载操作前评估

（1）确认灭菌器运行已结束。

（2）确认灭菌生物、化学、生物监测的标记序号与灭菌器设备序号一致。

（3）确认灭菌监测批次标记号与灭菌器运行批号一致。

3. 操作步骤与记录内容

（1）预热准备阶段

①在灭菌器运行记录表格中填写灭菌日期，灭菌设备号，灭菌程序，灭菌方法，灭菌物品数量，操作人。

②移植物灭菌填写专用灭菌记录单。

（2）灭菌器运行阶段

①进入灭菌阶段时，记录压力和温度，符合 WS 310.2 灭菌参数要求范围。

②灭菌结束后复核物理监测的打印记录，主要复核内容包括：灭菌器脉动真空次数和曲线，脉动真空的高限和低限，灭菌阶段的温度、压力、时间，灭菌干燥时间，灭菌器运行开始和结束的时间。

③对照物理监测打印记录，须在灭菌器运行记录单填写以下信息：灭菌器运行时间，灭菌器运行结束时间，灭菌锅次，灭菌序号，灭菌程序号，灭菌开始时间，灭菌结束时间。

④填写灭菌监测结果，包括（BD）监测，生物监测或化学（PCD）监测结果，由质检员复核并签字。

⑤整理灭菌文档。将每日填写的灭菌器运行记录单、化学（BD）监测结果、生物监测结果（指示物化学标识）或化学（PCD）监测结果记录单、灭菌器运行曲线图表整合并存档。

⑥整理移植物灭菌记录单，填写记录监测结果。

4. 注意事项

（1）字迹工整，记录表整洁。

（2）物理监测打印记录有关信息的填写须准确、无误。

（3）质检员应对检测结果复检并签字。

（4）灭菌物品记录单参照表 13-8。

表 13-8　灭菌物品记录单

| 灭菌日期： | | 灭菌设备号： | | 操作人 / 复检人： | |
| | | 灭菌程序： | | 灭菌器运行数： | |
| 灭菌参数设定： | | | | BD 测试： | |
| 温度 | | 时间 | 压力 | 生物测试： | |
| 灭菌阶段观测： | | | 打印记录观测： | | |
| 温度 | | 压力 | 灭菌开始时间 | 灭菌结束时间 | |
| 物品名称 / 编号 | 数量 | 物品名称 / 编号 | 数量 | 物品名称 / 编号 | 数量 |
| | | | | | |

## 第三节　干热灭菌

干热灭菌的介质为热空气，所需的灭菌温度高，灭菌暴露时间长。WS 310.2 规定，干热灭菌温度范围是：最低灭菌温度为 160℃，最高灭菌温度为 180℃，灭菌时间分别为 2 h 和 30min。干热灭菌周期包括升温阶段，即灭菌器内腔和灭菌物品逐渐升温，直至达到灭菌设定温度的阶段；灭菌阶段，即达到灭菌温度并维持暴露的时间阶段；冷却阶段，即灭菌暴露时间结束后进入物品降温的阶段。

干热灭菌器有两种基本类型，即重力对流灭菌器和机械对流灭菌器。重力对流灭菌器的工作原理是利用热空气和冷空气的相对密度的差异，进行空气的循环流动，随着热空气的不断进入和循环，使干热灭菌器腔内和物品的温度逐步升高，达到灭菌温度。这种类型灭菌器的温度上升较慢，且腔内温度分布不均匀。机械对流灭菌器是利用机械作用推动热空气的循环，能够对空气流动的速度、流动方向以及加热的强度有一定的控制，利于灭菌腔内温度分布均匀，提高灭菌质量。

### 一、作用原理

干热灭菌是通过高温氧化作用致细菌死亡，并能够灭活热原。

### 二、适用范围

干热灭菌适用于耐热、不耐湿、蒸汽或气体不能穿透物品的灭菌，如玻璃、油脂、粉剂等。干热灭菌的高温氧化作用对大部分医疗器械、器具和物品会造成损坏，因此，只能用于特定物品的灭菌。

### 三、灭菌操作

#### （一）灭菌前准备

（1）干热灭菌器操作因其设备设计模式不同而各异，必须依据产品操作手册和规程使用。

（2）设置和检查干热灭菌温度和时间参数，以确保装载物既不会过热可能造成物品损坏，避免设置灭菌温度低造成灭菌失败。干热灭菌参数的选择应符合 WS 310.2 规定，见表 13-9。在使用中还应注意，灭活热源应选择的灭菌温度为 180℃；有机物类物品，如凡士林油纱类等，灭菌温度宜选择小于或等于 170℃，避免材质出现炭化问题。

表 13-9　干热灭菌参数

| 灭菌温度 /℃ | 所需最短灭菌时间 /min |
| --- | --- |
| 160 | 120 |
| 170 | 60 |
| 180 | 30 |

**（二）灭菌装载**

（1）摆放的灭菌物品与灭菌腔内壁应相隔一定距离，使空气能自由流动。

（2）灭菌物品包体积不应超过 10cm × 10cm × 20cm。

（3）油剂、粉剂的厚度不应超过 0.6cm，凡士林纱布条厚度不应超过 1.3cm。

（4）装载高度不应超过灭菌器内腔高度的 2/3，物品间应留有空隙。

**（三）灭菌**

（1）将装填物放入灭菌器后，检查温度计，使其正确地插在腔顶。将调整气流调节器到中间位置，打开部分进气口和排气口。将温度调节装置设定在预期灭菌温度范围，然后开始加热。

（2）温度计显示达到设定灭菌温度时，开始计算灭菌时间。在灭菌暴露期禁止打开门。

（3）灭菌质量监测应符合 WS 310.3 有关灭菌质量监测和追溯的要求，具体操作参见监测操作章节的相关内容。

（4）灭菌周期结束，温度降到 40℃以下再打开灭菌器。卸载时，操作人员应戴防护手套，避免烫伤。

**（四）注意事项**

（1）设置灭菌温度应充分考虑灭菌物品对温度的耐受力。有机物品灭菌时，温度应≤170℃。

（2）遵循厂商说明书使用灭菌器。

（3）由于干热穿透性差，灭菌物品包装不宜过大，以保证灭菌的有效性。

（4）棉织品、合成纤维、塑料制品、橡胶制品、导热性差的物品、不锈钢器械等不能使用干热灭菌器灭菌。

**（五）灭菌器保养与维护**

按照厂商说明书保养干热灭菌器。

**（六）表格记录及使用**

记录项目主要包括设定的灭菌温度和时间，以及灭菌运行中使用测试仪等产品监测的灭菌温度和时间。其他监测项目的记录内容可借鉴干热灭菌物品记录单（表 13-10）。

表 13-10 干热灭菌物品记录单

| 灭菌日期： | 灭菌设备号： | | 操作人 / 复检人： | |
|---|---|---|---|---|
| | 灭菌器运行序号： | | | |
| 灭菌参数设定： | 温度 | | 时间 | |
| 灭菌测试点： | 温度 | | 时间 | |
| 物品名称 / 编号 | 数量 | 物品名称 / 编号 | 数量 | 物品名称 / 编号 | 数量 |
| | | | | | |
| | | | | | |

# 第四节　环氧乙烷灭菌器

医疗机构中最常用的环氧乙烷（简称 EO）灭菌器有两种，即通常使用 100% EO "单次剂量" 药筒的设备或使用混合 EO 罐或缸的设备。EO 灭菌器宜安装在单独房间，隔离灭菌器的目的是尽量减少人员暴露的风险。

## 一、环氧乙烷灭菌的原理

环氧乙烷（EO）是一种无色气体，气味与乙醚相似，但浓度 <500μg/g 时无味。EO 气体通过对微生物的蛋白质、DNA 和 RNA 产生非特异性的烷基化作用，使微生物（包括细菌芽孢）失去新陈代谢所需的基本反应基，而对微生物进行杀灭。

EO 灭菌的优点：气体易于渗透常用包装材料，且能迅速扩散，能穿透并灭菌形状不规则物品，能接触物品的所有表面。EO 对塑料和橡胶无腐蚀性也不会造成损坏。EO 灭菌是一种非常有效的灭菌方法，具有成熟的监测手段，可用于证实灭菌是否有效。

EO 灭菌也有一些缺点，如通风时间和其他低温灭菌器一样，灭菌成本比蒸汽灭菌成本高，这也是提倡日常灭菌首选压力蒸汽灭菌方法的因素之一。纯 EO 易燃易爆。正因如此，医疗机构中选用小筒装的 100%EO，并配合设备自身安全特性，减少易燃易爆的风险。EO 有毒，若长期接触超过急慢性损伤的阈值时间和浓度，可能对人体有害。

## 二、适用范围

EO 灭菌适用于不耐热、不耐湿的诊疗器械、器具和物品的灭菌，如电子仪器、光学仪器、纸质制品、棉纤和化纤制品、塑料制品、木制品、陶瓷及金属制品等，不适用于食品、液体、油脂类、滑石粉等的灭菌，以及器械厂商特别说明不要用 EO 灭菌的物品。

## 三、灭菌操作

CSSD 所用的 EO 灭菌器，必须严格遵守厂商的特定操作说明，以确保灭菌的有效性和工作人员的安全。

### （一）灭菌器运行前检查

（1）检查灭菌设备电源，保持在接通状态。检查压缩空气源的压力值，应达到厂商要求的技术标准。

（2）根据所用设备进行特定的设备检查。

**（二）灭菌物品装载检查**

（1）灭菌物品需彻底清洁和漂洗，清除黏膜、血渍和其他有机物并烘干物品，去除水滴。选用适合 EO 灭菌的包装材料对灭菌物品进行打包。

（2）待灭菌物品应放在灭菌器金属网篮中。金属不吸收 EO，使用金属架或篮能够更安全地将物品从灭菌器移至通风处或直接移动通风的设备。

（3）灭菌物品放置时应留有间隙，物品装载量应依照厂商的推荐。较重的物品不能叠放，纸塑包装袋应竖放。

**（三）运行程序（周期）**

EO 灭菌器的特定周期是由以下阶段组成：准备阶段（预热、预真空、预湿）；灭菌阶段（刺破气罐、灭菌、排气）；通气阶段（灭菌过程完成、通气）。EO 灭菌曲线见图 13-8。

1. 准备阶段

（1）真空。在短期内抽部分真空，从腔内和装填物品包装内去除大部分残留空气，达到真空时，将水蒸气注入腔内，扩散到整个装填物中，开始一段时间的调节期，此期间装填物达到相对湿度和预设温度。

（2）充气。EO 气体或气体混合物作为灭菌剂进入腔内，并达到灭菌浓度等条件。

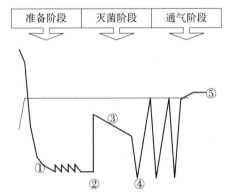

①抽真空；②灭菌剂进入腔体；③灭菌阶段暴露；④通气阶段；⑤运行结束

图 13-8　EO 灭菌曲线

2. 灭菌阶段

灭菌器维持预定时间的暴露期。在此期间，腔内装填物保持灭菌浓度、相对湿度、温度及适当压力。暴露期结束后，进行最终的抽真空（被称为清除周期），从腔内去除气体或气体混合物，并将其排到外部大气中或排到设备中将 EO 转化为无毒化学品。

3. 通气阶段

EO 排空后，灭菌器将新鲜空气经可滤除细菌的空气滤器抽入灭菌室内，置换 EO 的残留气体并重复进行。空气置换持续至少 10min。这时一些机器开始腔内通风换气阶段，不用移动灭菌包到单独的通风腔就可完成通风。

4. 运行结束

在空气清洗或腔内通风期结束时，机器回到大气压。可听见或可看见的指示物发出周期结束的信号。有些灭菌器会在门打开之前一直继续过滤空气过程。

## （四）卸载

（1）EO 灭菌的物品都必须通风解析后使用。典型的通风时间及温度为：50℃，12h；55℃，10h；60℃，8h。解析时设备输入的空气应经过高效过滤（滤除 0.3μm 以上粒子 99.6% 以上）。大部分由 EO 灭菌的物质都会不同程度地吸收气体（除金属及玻璃以外），有些物质会比其他物质吸收和残留更多的 EO。一般来说，通风时间是在给定温度下根据最难通风的物品及包装材料来设定的。即使金属和玻璃材质的器械本身不吸收 EO，因为包装会有残留，也需确认 EO 排除通风时间。在威胁患者生命和肢体的紧急状态时，金属和玻璃材质的器械可采用设备厂商推荐的最短通风时间和程序，经通风排残后即可使用。若在灭菌失败时必须对器械重新灭菌，重新包装时，必须在处理前通风。

（2）每个周期结束时，必须检查灭菌运行打印记录的所有灭菌参数，包括时间、温度、湿度以及通风时间等，并由检查者记录。100% EO 灭菌器的灭菌参数见表 13-11。

表 13-11　环氧乙烷灭菌器灭菌参数

| 环氧乙烷作用浓度 /mg/L | 灭菌温度 /℃ | 相对湿度 /% | 灭菌时间 /h |
| --- | --- | --- | --- |
| 450～1200 | 37～63 | 40～80 | 1～6 |

（3）操作人员应始终依据设备及灭菌器 / 通风装置厂商的说明进行操作。较新型的 EO 灭菌器都可进行腔内通风，解析过程可在环氧乙烷灭菌柜内继续进行，这一步骤是在灭菌周期结果后立即发生的。

（4）使用解析通风装置时，物品之间和物品与箱壁之间都要留出 2.5cm 的空间，利于空气自由循环。操作者应将通风周期的日期及完成时间记录下来。在整个周期完成前不能打开通风装置。

（5）对于使用 100% EO 气筒的灭菌器，每次周期用过的空气筒都必须从灭菌器中取出并在处理前通风。若灭菌物品是在灭菌器室内通风的，则将其留在腔中。通气结束后，气罐可作为非易燃废弃物丢弃。

（6）全部卸载工作完成后，操作人员应洗手，以去除可能残留的 EO。

## （五）监测

（1）EO 灭菌质量监测包括物理监测、化学监测和生物监测。具体操作应符合 WS 310.3 的规定。

（2）灭菌器运行过程中均受到设备自动系统的监控，每次循环结束打印出记录的过程参数及运行状况。打印记录的参数可满足物理监测的要求，证明灭菌装置提供的灭菌保证水平的稳定性。

## （六）注意事项

（1）金属和玻璃材质的器械，灭菌后可立即使用。

（2）残留 EO 排放应遵循厂商的使用说明或指导手册，设置专用的排气系统，并保证足够的时间进行灭菌后的通风换气。

（3）应根据厂商建议定期进行工作环境等残留物测试。在每日 8h 工作中，EO 浓度应不超过 1.82mg/m³。灭菌后应经过解析，物品残留环氧乙烷浓度应≤10μg/g。不应采用自然通风法进行解析，以防止医疗工作者过度暴露于 EO 气体中。

（4）EO 灭菌器及气瓶或气罐应远离火源和静电的环境。气罐不应存放在冰箱中。

（5）EO灭菌设备应安装排气管道系统。灭菌器必须连接在独立的排气管路上；排气管材料应为EO不能通透如铜管等；排气管应导至室外，并于出口处反转向下；距排气口7.6m范围内不应有任何易燃易爆物和建筑物的入风口，如门或窗；排气管的垂直部分长度超过3m时应加装集水器。

（6）吸入EO气体超过暴露时间和浓度会导致健康危险，其中包括可能致癌、致畸、致突变。此外，急性的过度暴露可导致眩晕、呼吸窘迫、恶心、呕吐及头痛。

（7）使用EO气体灭菌应在密闭的EO灭菌器内进行，灭菌器应取得卫生健康行政部门颁发的卫生许可批件。应符合WS 310.1、WS 310.2和WS 310.3以及WS/T 367等的规定。

（8）应对EO工作人员进行专业知识和紧急事故处理的培训。

### （七）表格记录及使用

EO灭菌监测记录主要包括灭菌器设定的温度和灭菌时间，灭菌生物监测、标准测试包中包内卡监测结果，灭菌结束后记录仪打印结果中复核灭菌开始时间和灭菌结束时间。其他记录内容和监测结果存档可参考EO灭菌物品记录单（表13-12）。

表13-12　EO灭菌物品记录单

| 灭菌日期： | | 灭菌设备号： | | 操作人/复检人： | |
| --- | --- | --- | --- | --- | --- |
| | | 灭菌程序： | | 灭菌器运行序号： | |
| 灭菌参数设定： | 温度： | | 时间： | 包内卡监测结果： | |
| 打印记录：<br>灭菌开始时间　　　　　灭菌结束时间 | | | | 生物监测结果： | |
| 物品名称/编号 | 数量 | 物品名称/编号 | 数量 | 物品名称/编号 | 数量 |
| | | | | | |
| | | | | | |

### （八）设备维护及故障排除

（1）设备维护及故障排除参考设备厂商操作、维护手册。

（2）每天进行灭菌设备灭菌室内壁、灭菌室出口处边缘、灭菌器的内表面、灭菌器的外表面、炉门封条清洁擦拭和清理。

（3）压缩空气管道的过滤器每天工作开始之前，除去积存在过滤器集液瓶中的水和油。根据厂商建议更换油水分离器的粗滤芯和细滤芯。不洁净的压缩空气将导致过滤器的滤芯早期失效，并有可能导致灭菌器故障，严重的将有可能造成EO泄漏，使操作人员接触EO气体。

（4）100% EO气体的新型灭菌器配置报警故障显示系统和代码检索表，为操作人员提供灭菌器的状态信息。如果出现报警代码，灭菌器不会中断运行，只是警示操作人员灭菌器处于特殊的状态。如果出现故障代码，灭菌器将中断灭菌过程。

## 第五节　过氧化氢等离子体低温灭菌

### 一、过氧化氢等离子体低温灭菌的原理

过氧化氢等离子体灭菌属于低温灭菌技术，等离子体是某些气体在电磁场作用下形成气体放电及电离而产生的。过氧化氢等离子体低温灭菌装置首先通过氧化氢液体经过弥散

变成气体状态后对物品进行灭菌，然后再通过产生的等离子体进行第二阶段灭菌。等离子过程还可以加快和充分分解过氧化氢气体在物品和包装材料上的残留。

目前，常用的过氧化氢等离子体灭菌器工作温度为 45～55℃，灭菌周期为 28～75min，具有液晶屏显示、报警和打印功能。排放产物为水和氧气。灭菌后物品可以直接使用。

## 二、适用范围

过氧化氢等离子体灭菌可用于金属和非金属器械灭菌处理，包括内窥镜、某些陶瓷和玻璃制品及其他不耐湿热器材的处理，外科使用的电线、电极和电池等。过氧化氢等离子体灭菌管腔器械的内径一般大于 1mm 或参照厂商的要求。过氧化氢等离子体灭菌器尚存一些有待深入研究的问题，如过氧化氢等离子体不能用于处理植物纤维素制品，如棉布、亚麻布、纸；不能处理粉类和液体。待灭菌物品要用推荐的包装材料，包括使用特卫强医用包装灭菌材料或聚丙烯灭菌包装材料、器械盒或硬质灭菌容器等。

灭菌设备的使用应严格遵循产品说明书，根据灭菌器应用范围和灭菌物品对象设置相应的程序。灭菌参数应符合产品说明书的规定，并符合 GB 27955—2020 的技术要求。

过氧化氢等离子体低温灭菌过程关键参数直接影响灭菌的效果，关键参数包括过氧化氢的浓度、灭菌时腔体内的压力、温度和时间。影响灭菌参数的关键因素是过氧化氢注入量的精确度、灭菌器抽真空时间及灭菌周期可控能力。由于有机物在微生物的表面形成一层保护层，妨碍灭菌因子与微生物的接触或延迟其作用，血清、蛋白和盐可使等离子体灭菌器的灭菌效果减弱。因此，有机物存在时，会降低灭菌效果。

## 三、灭菌操作

过氧化氢低温等离子灭菌操作程序包括灭菌器运行前检查、灭菌物品装载、灭菌过程监测及灭菌后卸载等。

### （一）灭菌器运行前检查

（1）电气检查。确保设备的电气连接正常并遵守厂商的要求。正确连接电源，切勿使消毒灭菌装置拔下插头或关闭的时间超过 24h，或按照厂商要求执行。如果关闭消毒灭菌装置长达 24h 以上，那么请致电厂商获取指导。

（2）过氧化氢卡匣或罐装液体检查时，在启动循环前应按照消毒灭菌装置显示器上的信息更换空的或过期的卡匣。如果过氧化氢卡匣外包装上的化学监测指示条是红色的，那么切勿拆除卡匣包装的塑料外包装。红色表示卡匣可能已损坏，为了确认卡匣的质量请致电厂商。切勿从卡匣收集箱上取出用过的卡匣，应根据当地废物处理法规弃置密封的卡匣收集箱。未使用过的过氧化氢卡匣也是危险废物，因此也应依法规弃置。如果需要操作使用过的卡匣，那么应戴乳胶、乙烯基（PVC）或腈纶手套。切勿使手套接触脸或眼睛。对于罐装的过氧化氢液体，要保证过氧化氢储存在适合的环境条件下（有些需冷藏保存），并有足够的过氧化氢量来保证灭菌成功。

（3）灭菌舱检查时，切勿用磨料擦拭灭菌舱门部位。O 型密封圈是保持灭菌舱处于真空状态的关键部件，切勿在门座或灭菌舱组件上使用粗糙的清洁工具，如线刷或钢制毛刷等，这可能会损坏 O 型密封圈真空密封。

### （二）灭菌物品装载

（1）装载前检查：参考厂商说明和推荐以确定物品是否可通过过氧化氢低温等离子灭

菌装置进行灭菌。切勿对不能用该产品灭菌的物品或材料进行灭菌。将所有物品装载到消毒灭菌装置中之前必须彻底清洗、干燥。潮湿会减弱和影响电子和自由基杀灭微生物的作用，装载潮湿的物件可导致灭菌失败或循环取消。应正确准备器械盒、包装袋及器械，最大限度降低或避免由装载相关问题引起的循环取消。推荐选择杜邦特卫强医用包装灭菌专用材料。切勿在器械盒中使用泡沫垫。泡沫垫可能会吸收过氧化氢，影响灭菌过程。进行软式内镜灭菌前，应与内镜制造厂商联系获取正确的清洗、灭菌信息，包括灭菌方式的确认和压力帽、防水盖的正确使用等，并参照灭菌器厂商的说明指引进行正确的灭菌模式选择。金属物品不能与灭菌器腔侧壁接触，否则灭菌过程将受到干扰。

（2）装载：有间隔地排列物品确保过氧化氢的充分扩散。不正确装载灭菌装置可能会使循环取消和/或生物指示剂阳性，灭菌失败。切勿堆叠器械盒。切勿使任何物品接触灭菌舱内壁、门或电极，以及可能会有损消毒灭菌装置或器械。在电极与装载物之间至少提供25mm的空间。

（三）灭菌过程监测

（1）过氧化氢等离子体低温灭菌循环中的监测包括物理监测、化学监测、生物监测。过氧化氢等离子体低温物理监测的参数应依据产品说明书，应确认打印记录的灭菌程序和参数。灭菌器没有的程序应至少包括医疗器械的表面，管腔和软式内镜。应确认打印记录的灭菌参数包括灭菌舱压力，压力的下限应高于制造商的规定，且应不大于80Pa。灭菌舱内壁的温度在准备期不小于45℃，灭菌期灭菌舱内温度应不大于60℃，见表13-13。等离子体电源输出功率、灭菌器维持时间、过氧化氢灭菌浓度应符合制造商规定，可根据设备技术条件确认和记录过氧化氢浓度。

表 13-13　过氧化氢等离子体低温灭菌参数

| 过氧化氢作用浓度 | 灭菌腔壁温度 | 灭菌周期 |
| --- | --- | --- |
| >6mg/L | 45～65℃ | 28～75min |

（2）灭菌器运行过程中均受到监控，每次循环结束后打印出记录的过程参数及运行状况。打印记录的参数可满足物理监测的要求，证明灭菌装置提供的灭菌保证水平的稳定性。

（四）灭菌后卸载

（1）灭菌循环完成后即可打开门，灭菌后的物品不要求通风。确认灭菌监测结果合格后，即可使用灭菌后的物品。

（2）取出装载物后关闭舱门，以利于保持灭菌舱操作温度并使灭菌舱保持清洁。

（五）注意事项

（1）灭菌前物品应彻底清洗、充分干燥。

（2）注意选择推荐灭菌产品种类。过氧化氢等离子体低温灭菌器可用于绝大部分材质产品的灭菌，对管腔类医疗器械的尺寸有要求，具体可见各厂商的说明书。对不符合要求的器械不应采用此种灭菌方法。

（3）不推荐灭菌的材质和产品包括：任何没有完全干燥的器材或者器械；任何液体；任何油剂；任何粉剂；任何液体吸收性材料或者带有液体吸收性材料的器械或者器材；任何植物性纤维材质制造的器械或者器材，如棉布、布、纸、碳、纤维、纱布和棉球类等任何含有木浆材质（纤维素）的物品；任何有内部构件，如封闭性轴承，不能承受真空的器械或者器材。

（4）灭菌物品不能叠放，不应接触灭菌器的内壁。

（5）灭菌器应取得国家相关行政部门颁发的消毒产品卫生许可证批件。

（6）过氧化氢在浓度较高时，具有较大刺激性。按照美国职业健康协会（OSHA）的规定：过氧化氢 8h 时间加权平均暴露浓度≤1μg/g。灭菌后过氧化氢如果没有很彻底地分解和排除而仍然残留在包裹外甚至是器械上，将对医务工作者和患者造成职业暴露和健康的直接危害。

（7）过氧化氢直接接触眼睛可能造成无法治愈的组织损伤。如不慎入眼，应立即用大量的水至少冲洗 15～20min。如佩戴隐形眼镜时，应取下隐形眼镜，冲洗眼睛，然后立即就医。

（8）吸入过氧化氢气溶胶可能使肺部、咽喉和鼻受到严重刺激。如不慎吸入，应将吸入者移到空气新鲜的地方。

（9）过氧化氢直接接触皮肤会造成严重刺激。如发现物品带有水分或液体时，应戴上耐化学药品腐蚀的乳胶、PVC 或腈纶手套。如衣服沾染过氧化氢，应立即脱下并用水彻底冲洗。

## （六）表格记录及使用

见表 13-14。

表 13-14　过氧化氢灭菌物品记录单

| 灭菌日期： | 灭菌设备号： | | 操作人 / 复检人： |
| --- | --- | --- | --- |
| | 灭菌程序： | 灭菌器运行序号： | |
| 灭菌程序设定： | 生物测试： | | |
| 灭菌阶段参数观测： | 打印记录参数观测： | | |
| | 灭菌开始时间： | | 灭菌结束时间： |
| 物品名称 / 编号 | 数量 | 物品名称 / 编号 | 数量 | 物品名称 / 编号 | 数量 |
| | | | | | |
| | | | | | |

## （七）设备维护及故障排除

（1）根据设备厂商提供的操作手册和制度进行设备维护和故障排除。

（2）每天使用清水或中性清洁剂进行灭菌器门、仪表的表面擦拭，注意勿使用研磨剂或粗糙的清洁工具，也勿使用酒精或其他高强度的清洁剂。每天清理灭菌器柜室内杂质。每天进行灭菌器设备间的台面、地面等的环境清洁至少一次。

（3）每月进行灭菌设备柜体的清洁，避免积尘。应避免元器件与连线和水接触，一旦湿水应擦干后方可接通电源。根据厂商建议，检查各连线插座、接头是否松动，松动的应插紧。

（4）每年根据厂商的建议制定相应的元器件更换或再生制度，进行设备的定期维护保养。

（5）使用灭菌系统信息解决消毒灭菌装置故障。通常系统会提供不同的错误信息代码提示在灭菌过程中出现的问题或故障，根据代码可了解到错误信息的大致情况，并根据故障处理权限要求，由专职操作人员、专业工程技术人员或厂商的技术人员解决故障。

# 第六节　低温甲醛蒸汽灭菌

甲醛消毒始于 1909 年。1970 年生产了全球第一台低温蒸汽甲醛灭菌器。

## 一、低温甲醛蒸汽灭菌的原理

甲醛是一种无色有毒的气体，易溶于水，其 35%～40% 溶液也称作福尔马林，为澄清、无色的液体，有强烈刺激性气味，黏膜接触后有烧灼感。甲醛以自然状态存在于自然界中，是生态系统的重要组成部分，并被广泛地应用于不同的材料中。它由甲醇制得，可以在自然环境中被生物降解或溶于水中得以降解，达到对环境无害的水平。

甲醛灭菌原理是：甲醛分子中的醛基可与微生物蛋白质和核酸分子中的氨基、羧基、羟基、巯基等发生反应，生成次甲基衍生物，从而破坏生物分子的活性，致生物死亡。醛基还能够作用于蛋白分子的酰胺结合，形成交链，阻碍细菌的繁殖；与胞壁分子交联或形成侧链，破坏组织结构，降低通透性，干扰代谢，导致死亡。对于 DNA，甲醛与在非卷绕状态下的双股螺旋发生反应，从而影响病毒的复制。甲醛属原浆毒物，急性毒性可使蛋白质变性。

甲醛在空气中只要很低的浓度就可以被人的嗅觉识别，这降低了甲醛意外中毒的风险。0.05μg/g 的浓度就可以被闻到，0.01μg/g～1.2μg/g 的浓度可以刺激眼睛。吸入可引发支气管哮喘、肺水肿和头痛等。眼睛经刺激后可流泪、发炎。慢性中毒症状有黏膜充血、皮炎、皮肤角化、指甲脆弱、甲床指端疼痛等。长期在浓度超标车间工作，可致食欲不振、乏力、持久性头痛、心悸、失眠和自主神经紊乱。由于甲醛在体内可被还原为甲醇，吸入一定量后可产生与甲醇有关毒性。甲醛溶液具有刺激性，致敏性、具致突变和致癌作用。

OSHA 规范甲醛的环保及安全性要求：2μg/g，15min；0.75μg/g，8h。EN 14180 规范甲醛的环保及安全性要求：1μg/g，15min；0.5μg/g，8h。检查的灭菌残留样品中任何单独取样的峰值不得超过 250μg。

## 二、适用范围

甲醛适用于不耐热诊疗器械、器具和物品的灭菌，如电子仪器、光学仪器、管腔器械、金属器械、玻璃器皿、合成材料物品等。一些精密贵重器械在灭菌前应认真阅读厂商关于适用灭菌方法的说明。

## 三、灭菌操作

低温甲醛蒸汽灭菌器以甲醛为灭菌介质，在特定的全自动预真空压力蒸汽灭菌器中，借助蒸汽的穿透作用进行灭菌。遵循厂商的使用说明或指导手册进行操作。

（一）灭菌装载

装载时，灭菌物品放置应留有一定的缝隙，以便甲醛气体有效地接触物体表面。

（二）灭菌程序

低温甲醛蒸汽灭菌器灭菌程序主要包括测漏、预真空、灭菌介质注入、灭菌、后处理、压力平衡。

（1）灭菌前应首先进行测漏程序。

（2）去除空气（预真空）、湿化，达到预热、空气移除、物品湿化的效果。

（3）灭菌介质注入：反复脉冲，甲醛注入，灭菌介质进入灭菌舱，进入管腔器械内。灭菌介质浓度达到平衡。根据低温蒸汽甲醛灭菌器的要求，采用2%复方甲醛溶液或福尔马林溶液（35%～40%甲醛）进行灭菌，每个循环的2%复方甲醛溶液或福尔马林溶液（35%～40%甲醛）用量根据装载量不同而异。常用气体甲醛作用浓度3～11mg/L，灭菌温度55～80℃，相对湿度80%～90%，灭菌时间30～60min。具体内容详见低温甲醛蒸汽灭菌参数表（表13-15）。

表 13-15　低温甲醛蒸汽灭菌参数表

| 气体甲醛作用浓度 /（mg/L） | 灭菌温度 /℃ | 相对湿度 /% | 灭菌时间 /min |
|---|---|---|---|
| 3～11 | 50～80 | 80～90 | 30～60 |

（4）灭菌（灭菌介质平衡及维持）：维持一定时间，杀灭微生物。

（5）后处理（甲醛无害化处理）：反复真空及蒸汽注入，去除灭菌舱内及物品表面（包括管腔内）的甲醛。再次反复真空，过滤空气注入，彻底去除残留的甲醛，冷却并干燥物品。

（6）压力平衡：进行压力平衡使灭菌舱内与外界压力一致后开门，取出灭菌物品。

### （三）灭菌后卸载

（1）经过甲醛残留处理的灭菌物品，取出后可直接使用。

（2）灭菌循环应保证物品卸载时干燥。

（3）灭菌质量监测应符合 WS 310.3 的规定。

### （四）注意事项

（1）应使用获得国家相关部门卫生许可批件的甲醛灭菌器进行灭菌，不应采用自然挥发的灭菌方法。

（2）使用有效期内的灭菌剂，并应使用厂商配套或推荐的灭菌药剂和承载容器。

（3）灭菌包装材料应使用专用纸塑包装，不应使用可吸附甲醛或甲醛不易穿透的材料，如布类、纸类、聚乙烯膜和玻璃纸等，因为棉织物等多孔材料可吸附甲醛，降低灭菌剂的浓度水平。

（4）甲醛有一定的毒性，采用自然挥发的灭菌方法对环境和人体都会有一定影响。甲醛残留气体排放应遵循厂商的使用说明或指导手册，设置专用的排气系统。此系统可以将排出的蒸汽、冷凝水中的甲醛浓度降到对人员和环境无害的水平。当使用真空系统时，厂商应该说明能满足检查要求的最低真空度。灭菌器运行时工作环境甲醛浓度应<0.4μg/g，排水内的甲醛浓度应<0.5～20g/L，灭菌物品上的甲醛残留均值≤4.5μg/cm²。

（5）低温蒸汽甲醛灭菌器操作者应培训上岗，并具有相应的职业防护知识和技能。

### （五）表格记录及使用

低温甲醛蒸汽灭菌主要记录设定的灭菌温度、时间、压力以及记录仪打印的灭菌阶段温度、时间、压力数值。其他记录的项目和监测结果记录内容、存档要求与压力蒸汽灭菌相同，可参考表13-16。

表 13-16　甲醛灭菌物品记录单

| 灭菌日期： | 灭菌设备号： | | | 操作人 / 复检人： | |
| --- | --- | --- | --- | --- | --- |
| | 灭菌程序： | | 灭菌器运行序号： | | |
| 灭菌参数设定： | | B-D 测试： | | | |
| | | 生物测试： | | | |
| 灭菌阶段参数观测： | | 打印记录参数观测： | | | |
| | | 灭菌开始时间： | | 灭菌结束时间： | |
| 物品名称 / 编号 | 数量 | 物品名称 / 编号 | 数量 | 物品名称 / 编号 | 数量 |
| | | | | | |
| | | | | | |

### （六）灭菌器设备维护

（1）灭菌设备维护参考产品说明书和维护手册。

（2）灭菌设备的日常维护、定期维护也可参考压力蒸汽灭菌设备的要求。

# 思 考 题

1. 简述 CSSD 灭菌方法及分类。

2. 简述压力蒸汽灭菌的参数及要求。

3. 简述压力蒸汽灭菌设备重要部件的功能。

4. 低温灭菌常用程序和参数有哪些？

5. 简述小型压力蒸汽灭菌器的分型及使用范围。

6. 灭菌设备日常维护的内容有哪些？

# 第十四章 储存与发放

【学习目标】

1. 了解无菌物品储存的原则；了解灭菌物品储存前的质量检查内容及要求；了解消毒隔离措施及要求。

2. 熟悉无菌物品、消毒物品存储原则及方法；熟悉常规无菌物品和外来器械、植入物的发放核对、记录要求，以及召回物品的操作流程和记录要求。

3. 掌握灭菌后物品冷却的方法及要求。

## 第一节 储存

储存是指对由 CSSD 消毒、灭菌的重复使用医疗器械、器具和物品进行储存、保管和供应的工作内容。储存工作必须满足医疗护理工作的需要，合理规划储备量，确保及时的供应。消毒、灭菌器械、器具和物品在储存中的质量要求不同于一般医疗物资，必须严格消毒隔离的管理，采取控制交叉污染的措施，确保消毒、灭菌质量合格，患者使用安全。

### 一、储存原则

无菌储存区储存保管的无菌物品包括由 CSSD 处理的重复使用无菌医疗器械、器具，部分一次性使用无菌器械等物品。无菌物品储存原则如下：

（1）严格手卫生措施。接触无菌物品前应洗手或手消毒。

（2）质量验收和记录。无菌物品进入存放区应确认灭菌质量监测合格，并记录物品名称和数量等。每日复核备用无菌物品的有效期，杜绝出现过期物品。

（3）按照"先进先出"的原则摆放物品。

（4）建立基数。根据临床工作量建立各类无菌物品、抢救物品名目和数量。各类无菌物品每日清点、及时补充，保证储备充足。重复使用器械的备量不低于 1∶2。一次性物品采购流程的工作周期较长，一般储量不低于 10d。急救物品的储备根据医院规模和承担急救任务量定额。

（5）固定位置放置物品。物品摆放位置标准化，存取方便。可设柜（架）号、层次号和位置号。依据物品分类目录、储备量定额以及物品物理、化学等自然属性放置。例如，手术器械、手术敷料、常规诊疗器械、各类一次性诊疗器械、贵重器械等具有物理和化学属性不同的特点。还可根据备用性质进行位置的规划，例如，专科使用器械、急救物品器械等，通过固定位置利于存取方便。

（6）物品分类放置。灭菌后物品应分类、分架存放在无菌物品存放区，不应堆放或混放。通常灭菌包应分为手术器械包类、手术辅料包类、病区通用的无菌包类、专科无菌包类、低温灭菌包类、紧急突发事件和抢救用无菌包类、一次性无菌物品类或贵重物品类等。手术器械包摆放一般不超过两层，同类名称的器械宜放置同一层架上或同一灭菌篮筐内；手术辅料包应和手术器械包分开层架码放。病区普通诊疗包应分类放置在同一层架上或同一灭菌篮筐内。较小、不规则的无菌包应分类放置在固定的容器中储存。

（7）一次性无菌用品，拆除外包装后，方可进入无菌物品储存区。各类无菌包按照灭菌日期先后顺序排放，按照先进先出的原则发放。一次性使用无菌器材应去除外包装后，再存放于无菌物品存放区，避免外包装污染储存环境。中包装存放的物品，储存时间不宜过长，以免包装外面有积尘的污染。

（8）消毒物品储存。消毒物品在清洁区储存保管。消毒物品应设专架存放，并设置标识，标识应醒目清楚。消毒用物品应保证干燥彻底，须包装后储存。避免细菌繁殖或受到霉菌污染。

（9）安全管理措施。认真执行灭菌物品卸载、存放的操作流程。储存中应保护无菌物品不受污染和损坏，周转使用率低和急救物品有防尘措施。搬运无菌物品须借助专用的篮筐、车。无菌物品放在不洁的位置或掉落地上应视为污染包，不得使用。

## 二、环境与设施

### （一）一般环境要求

无菌物品存放区温度低于 24℃，相对湿度小于 70%。无菌物品储存环境保持清洁整齐，内部通风，采光良好，无可见的灰尘。每日定时清洁整理地面、台面 2～3 次。清洁专用无菌电梯至少 1 次。定时进行天花板、墙面等的清洁工作，至少每月 1 次以上。

### （二）储存设施

CSSD 进行无菌物品储存、运输时必须借助专用的设施，包括储物架（柜）、车、塑料封闭箱等。禁止将无菌物品放置在规定区域或专用设施以外的地方。以防止污染，保证安全。

无菌物品储备设施宜选用耐腐蚀、表面光滑、耐磨的材质，如不锈钢等材料。无菌物品存放柜（架）距地面高度应≥20cm。与地面保持一定的高度，可降低灰尘污染率，易于清洁整理。距离墙≥5cm，避免无菌物品接触墙被污染。距离天花板应≥50cm。

无菌物品存放可使用开放式或封闭式的架子。开放式的架子是常用的方法，易于保持清洁，便于取物。使用带轮子的活动车架储存，其具有储存和运送物品的功能。使用中可覆盖防尘罩防止无菌物品的污染。防尘罩的厚度应＞2～3mm。使用封闭的柜子或容器，易于储存使用周转较慢的无菌物品。无论采用以上哪种方式储存物品，都须关注储存期间影响无菌有效期的相关事件，避免无菌包被环境中的水、潮气、尘粒污染，以及不适当的搬运方法造成包装破损所致的污染。

### （三）标识种类及用途

标识利于物品分类、固定放置，便于快速、准确拿取无菌物品。根据无菌物品储存情况，一般可设柜（架）号、层次号、位置号和无菌物品标识。

（1）柜架号标示牌：设置固定的储存架或柜标示牌，限定物品存放的柜（架）。

（2）层次号标示牌：设置固定的储存架或柜标示牌，限定物品存放柜（架）的层次。

（3）位置号或物品名称标示牌：设置固定的标示牌，限定物品放置的位置。

（4）无菌物品名称标示牌：固定在储存无菌物品的容器（封闭箱）的表面，较为醒目的位置。也可使用活动的标示牌放置在储存无菌物品的灭菌篮筐处。无菌物品的放置应与柜（架）号、层次号、位置号相对应。

### 三、灭菌物品质量及要求

#### （一）无菌物品储存有效期

①环境温度、湿度达到 WS 310.1 的规定时，使用普通棉布材料包装的无菌物品有效期为 14d；未达到标准，有效期宜为 7d。②医用一次性纸袋包装的无菌物品，有效期宜为 30d。③使用一次性医用皱纹包装纸、医用无纺布包装的无菌物品，有效期宜为 180d。④使用一次性纸塑袋包装的无菌物品，有效期宜为 180d。⑤具有密封性能的硬质容器包装无菌物品，有效期宜为 180d。

#### （二）无菌物品质量检查及要求

无菌物品储存时应进行监测，监测结果应符合 WS 310.3 灭菌质量要求。应进行包装完好性、湿包等质量检查。对不符合标准的物品应分析原因，重新处理和灭菌。

质量检查主要包括以下原则：

（1）确认灭菌质量监测结果合格。物理监测质量不合格的，同批次灭菌的物品不得储存和发放。应分析原因并改进，直至监测结果符合要求。包外化学监测变色不合格的灭菌物品包，不得储存和发放。灭菌植入物及手术器械应每批次进行生物监测，生物监测合格后，无菌物品方可储存或发放，紧急情况时，可在生物 PCD 中加用 5 类化学指示物，5 类化学指示物合格可作为提前放行的标志，生物监测的结果应及时通报使用部门。

（2）确认无菌包包装完好。要求包装清洁、无污渍；包装完好、无破损；闭合完好、包装松紧适宜。

（3）确认无菌物品标签合格。要求无菌物品包有无菌物品标签，粘贴牢固；标签项目完整；无菌有效期准确；字迹清晰。

（4）确认无菌物品没有湿包问题。湿包不能作为无菌包储存。

#### （三）湿包的判定方法

湿包是指无菌物品包裹表面或包裹内出现潮湿、水滴和水迹等。湿包不能进行无菌储存，因为水分子能够成为微生物的载体，破坏无菌包装的生物屏障作用，造成无菌器械污染。判定湿包的方法：灭菌后的物品放置于远离空调或冷空气入口的地方，待冷却 30min 后，从搁架上取下进行湿包判定等质量检查。

#### （四）储存工作常用表格

根据无菌物品储存情况，可选用以下表格：

（1）各类无菌物品基数的清点记录：每日清点。表格项目主要包括日期、物品名称、数量、操作员签名。

（2）手术器械灭菌物品记录：灭菌器每批次物品的记录。表格项目主要包括日期、灭菌器编号、批次号、物品名称、数量、灭菌效期、主要操作员（包装、灭菌、发放等岗位人员）签名、接受物品科室人员确认或签字等。

（3）手术辅料灭菌物品记录：灭菌器每批次物品的记录。内容同上。

（4）专科、贵重器械灭菌物品记录：灭菌器每批次物品的记录。表格项目主要包括日期、灭菌器编号、批次号、物品名称、灭菌效期、数量、主要操作员（包装、灭菌、发放等岗位人员）签名、接受物品科室、发放和接受人员观察器械完好的确认或签字等。

（5）植入物及手术器械和外来器械记录：需生物检测合格后填写记录。紧急情况下按照紧急放行填写记录。表格项目主要包括日期、灭菌器编号、批次号、物品名称、灭菌效期、数量、主要操作员（包装、灭菌、发放等岗位人员）签名、接受物品科室、手术间、病人名称和手术名称等、发放和接受人员确认或签字等。

### 四、无菌物品储存操作

#### （一）操作前准备

（1）环境准备。储物架（柜）等保持清洁、干燥，无杂物，术前半小时前停止清扫。

（2）人员准备。换鞋，戴帽，着专用服装，洗手。

（3）物品准备。根据无菌包的多少准备合适的卸载车、篮筐、储物架（柜）、消毒干手液、防烫手套或用具等。

#### （二）操作步骤

（1）评估灭菌器运行停止。

（2）有可遵循的操作规程。

#### （三）灭菌物品冷却

从灭菌器中拉出灭菌器物品装载架，放于无菌储存区进行冷却并设置"冷却"字样的标示牌，冷却时间应＞30min。

#### （四）确认灭菌质量

从灭菌器装载架上取下已冷却物品时，进行灭菌质量确认。检查物理参数是否合格；检查包外化学指示物变色是否合格；检查无菌标识；检查有无湿包；检查包装完好性和闭合性。

#### （五）物品储存放置

无菌物品按照名称、编号、灭菌日期的先后顺序放置在固定位置。同时依据灭菌物品记录清点储存物品的名称、数量并记录。

#### （六）操作注意事项

（1）注意手的卫生，取放无菌物品前后应洗手，手部不佩戴戒指等饰物，防止划破外包装纸。

（2）保证足够的冷却时间，防止产生湿包。

（3）无菌包潮湿、包装破损、字迹不清、误放不洁处或掉落地面，应视为污染，须重新处理和灭菌。

（4）发现存在的灭菌质量问题及时反馈灭菌人员和相关负责人。

（5）手术器械、辅料包的搬运应使用器械车。器械篮筐或手术器械箱搬运中应平移，防止器械碰撞和磨损。

#### （七）操作记录表格

（1）各类无菌物品储存基数清点记录。

（2）手术器械灭菌物品储存记录。

（3）手术辅料灭菌物品储存记录。

（4）专科器械灭菌物品储存记录。

（5）贵重器械灭菌物品储存记录。

# 第二节　无菌物品发放

无菌物品发放是指将储存的无菌物品发放至临床使用部门时，进行的无菌物品质量确认检查、配装、运送等操作。

## 一、发放原则

无菌物品发放是实施无菌物品供应和服务的过程。在这个过程中，一是要把好无菌物品质量关，保证发放使用的安全；二是要及时、准确、完好地将无菌物品发送至临床，满足医疗、护理工作的顺利开展，为病人抢救和突发事件提供无菌器械、器具和物品的基本保障。因此，无菌物品发放应遵循以下原则：

（1）无菌物品发放时，应遵循先进先出的原则，先储存的物品先进行发放使用。避免产生过期物品。

（2）建立严格的查对制度，发放时应确认无菌物品的有效性。植入物及植入性手术器械应在生物监测合格后方可发放。

（3）建立无菌物品下送服务制度，及时供应无菌物品。根据临床无菌物品需求，建立通用物品（如一次性无菌物品）、专科物品（如手术器械等）、急救物品、突发事件所需物品等供应服务方式。通过预约申请单、紧急请领单、网络申请单、污染回收清点单等方式，准备临床需要的无菌物品。

（4）各类物品发放记录应具有可追溯性。一次性使用无菌物品应记录出库日期、名称、规格、数量、厂商、生产批号、灭菌日期、失效日期等。

（5）建立临床无菌物品质量问题反馈制度，持续改进工作质量。

（6）运送无菌物品的器具应清洁、干燥并符合封闭的要求。

## 二、发放的准备及要求

### （一）发放用品准备

无菌物品发放、运输应采用封闭方式，即使用封闭的车或转运箱。

1. 转运箱

发放前认真检查盛装无菌物品的容器是否严密、清洁，有无破损、污渍、霉变、潮湿。严禁将无菌物品和非无菌物品混放。转运箱应标明接受物品的部门信息，防止错发；运送中转运箱应保持关闭状态，防止污染。盛装无菌物品的容器每天清洗一次，干燥备用。视污染情况进行消毒，可选用物理消毒或化学消毒。

2. 转运车

无菌物品可直接装入专用转运车，也可将无菌物品装放在转运箱中，再放入转运车内发放运送。转运车应有编号等标示。转运中车门应保持关闭。转运车每次用后彻底清洗一次，干燥备用。视污染情况进行消毒，可选用物理消毒或化学消毒。

3. 专用电梯

CSSD 和手术室可使用专用电梯发放、运输无菌物品。

4. 传递窗

临时或特殊情况下，可在无菌物品储存区传递窗口直接发放无菌物品。无菌物品应放入大小适宜的转运箱中，封闭后传送。

（二）供应工作准备

CSSD 无菌物品供应方式主要有两种，即按需分配方式和按基数标准分配方式。无论哪一种方式都应提供无菌物品送至临床的服务。

1. 按需分配方式

该方式根据临床不同形式的申请或依据用后器械回收量进行供应。

（1）根据回收物品记录或污染区器械回收清点核查，生成无菌物品申请单，然后传至无菌储存区的人员，进行分配和发放。

（2）根据使用部门临时预约申请单分配和发放无菌物品，侧重无菌物品的借用或急救物资的供应，也可通过网络传送申请表或由使用部门直接到 CSSD 领取。

（3）根据手术室手术通知单制定无菌手术器械、敷料等器材的申请单。通常申请单在使用的前一天递交至 CSSD。CSSD 可采用个案车准备物品，即每台手术需要的器械、敷料等无菌器材集中装放在一个转运车上，并注明手术房间和手术名称等信息，通过专用电梯或物梯运送到手术室。

2. 按基数标准分配方式

适用于网络化无菌物品供应及管理。在使用部门建立无菌物品基数，通过网络 CSSD 可查询使用部门基数的变化，进行物品的补充。

（三）发放物品的查对及准备

物品发放时应严格执行查对制度，确保发放准确。基本要求是三查，即物品储存时查、发放时查、发放后查。依据领物申请单或发放单核对发放物品。要求六对，即对物品名称、对灭菌效期、对灭菌标识、对签名、对数量、对科室。

（1）核对无菌物品的名称，要求标示字迹清楚、容易识别。

（2）核对包装质量：检查包装封口胶带长度、变色情况、闭合是否良好，纸塑包装的封口处是否平整，压封是否紧密和连续，硬质容器的锁扣是否连接紧密、热敏锁是否弹开等。

（3）灭菌质量再确认：检查化学指示剂变色情况。

（4）根据发放清单检查所发物品的数量是否准确。

（5）外来器械发放前应检查公司名称和器械名称是否吻合，发放的使用部门及地点、运送要求及方式等。

（6）无菌效期：核对灭菌日期和失效日期。

（7）填写发放记录单：要求填写项目完整，主要内容包括日期、灭菌器编号、批次号、物品名称、灭菌效期、主要操作员签名（包装、灭菌、发放等岗位人员）、数量、接受物品科室等。

（四）无菌物品发放记录及表格

无菌物品发放表格和申领表格可以联合使用或分开使用。无菌物品发放和接受人员应确认或签字认可。表格填写项目应完整，字迹工整。表格应具有可追溯性，保存 3 个月以上时间备查。一般无菌发放工作应用以下表格：

（1）各类无菌物品发放记录。

（2）无菌手术器械发放记录。

（3）无菌手术辅料发放记录。

（4）无菌专科、贵重器械发放记录。

（5）植入物及手术器械和外来器械记录。

（6）召回物品记录，即用于不合格物品召回的记录。各类物品回收记录与方法记录项目应对应。另外，应特别标明发放量、已使用量、回收量，以便根据使用情况进行病人的观察。

## 三、发放操作

### （一）常规无菌物品发放

常规无菌物品主要指临床科室常用的器械，如缝合包、清创包、腰穿包、骨穿包等。

1. 操作前准备

（1）环境准备：发放台、转运车、转运箱、传递窗保持清洁、干燥，无杂物。

（2）人员准备：工作人员须换鞋，着装符合要求，洗手或手消毒。

（3）物品准备：转运车、转运箱、各类物品申领单、消毒干手液等。

2. 操作步骤

（1）操作前评估：有可遵循的操作规程，确认有无菌物品使用科室申请单。

（2）按规范着装，洗手，根据用物多少，准备合适转运车和转运箱。

（3）接收使用科室申领清单。无菌包外标识应清晰、完整（有包名、操作者、灭菌器编号、锅次、灭菌日期和失效日期）。检查消毒后直接使用物品的失效期。根据科室申领计划清单发放分装无菌物品。按无菌有效日期在前先发的原则发放。检查包外指示胶带变色情况。检查有无湿包等。

（4）进行无菌物品分装后的核查。核对发放登记、科室申领清单、回收清单是否一致。

3. 操作注意事项

（1）每日实行专人专车负责制，发放时应确认无菌物品的灭菌质量和有效期。无菌物品运送使用的车和容器使用后应彻底清洗或消毒，车和容器存放在专设的清洁区域，保持清洁、干燥。

（2）严格按消毒隔离技术操作原则执行。凡发出的无菌物品，即使未使用过，一律不得返回无菌物品存放区。

（3）无菌物品与消毒后的物品一同发放时，应有明确的标识，利于使用者辨识。消毒物品发放和分装时检查失效期。注意手卫生，取放无菌物品前后应洗手，禁戴首饰。

4. 操作记录表

无菌物品发放记录及表格。

### （二）常规手术器械发放

常规手术器械指手术室常用手术器械，如剖腹、清创等器械、骨科器械、眼科器械、肝移植器械、肾脏科器械等。

1. 操作前准备

（1）环境准备：发放台、转运车、转运箱、传递窗保持清洁、干燥，无杂物。

（2）人员准备：工作人员须换鞋，着装符合要求，洗手或手消毒。

（3）物品准备：转运车、转运箱、各类物品申领单、消毒干手液等。

2. 操作步骤

（1）操作前评估：有可遵循的操作规程，确认无菌物品使用科室申请单。

（2）按规范着装、洗手，根据用物多少准备合适车辆和篮筐。

（3）接受手术室预约配置清单。

①根据手术室配送清单分装无菌物品。

②分装无菌物品时应重点检查包外标识（如包名、操作者、灭菌器编号、锅次、灭菌日期和失效日期等）。检查包外指示胶带变色情况。检查有无湿包等。

③再次核对清单和分装物品是否一致，准确记录发放物品数量并确认签名。

④用封闭转运车或转运箱装放无菌物品，手术室人员确认签名。

⑤无菌储存区人员收集整理手术室发放清单，备查。特殊情况需列入交班内容。

3. 操作注意事项

（1）严格质量检查，凡发出的无菌手术器械、辅料包，即使未使用，也不能再返回无菌物品存放区。

（2）分装、搬运手术器械时应平稳，防止器械损坏。手术器械包分装搬运时应双手托住器械两端的底部，移动和搬运或借助车移动。禁止用推、拉、托的方式移动无菌包，造成包装破损，尤其是造成一次性无菌包装材料的破损。

4. 操作记录表格

（1）无菌手术器械发放记录。

（2）无菌手术辅料发放记录。

# 思　考　题

1. 无菌物品储存环境管理措施和原则是什么？

2. 灭菌后湿包的判定方法是什么？

3. 植入物手术器械灭菌监测质量确认内容及发放程序是什么？

4. 实施召回时，无菌储存岗位的操作原则及要求是什么？

# 第十五章 质量监测及追溯

**【学习目标】**

1. 了解 CSSD 清洗、消毒、灭菌监测的基本要求和目的；了解无菌物品质量追溯的概念及意义。

2. 熟悉清洗、消毒、灭菌的日常、定期监测和年度检测的方法及应用要求；熟悉监测结果合格的判断标准和监测结果不合格的处理原则。

3. 掌握清洗、消毒、灭菌质量监测操作方法；掌握监测结果判断方法；掌握监测记录、存档方法，以及灭菌失败的召回操作原则和流程。

## 第一节 质量监测技术

通过监测的数据和信息，可以客观地反映质量水平，综合评价工作流程稳定性，促进质量持续改进和质量标准的落实。

WS 310.3《医院消毒供应中心 第 3 部分：清洗消毒及灭菌效果监测标准》、WS 310.1《医院消毒供应中心 第 1 部分：管理规范》和 WS 310.2《医院消毒供应中心 第 2 部分：清洗消毒及灭菌技术操作规范》共同构成 CSSD 监测技术的管理、技术操作和监测标准及要求。

### 一、质量监测概念

质量监测是开展质量管理的重要工具。质量监测技术包括监测方法、监测对象、监测频次、采样操作及培养、监测结果判定和处理、记录等相关知识和技能。建立 CSSD 完善的质量监测管理源自我们对质量监测概念和内涵的理解。

（一）过程监测与终末监测

随着 CSSD 的发展，质量监测的认识也发生了相应的变化，监测对象更加全面，从单纯灭菌的终末质量监测，扩展到与灭菌质量相关的再处理全过程的控制，包括回收、分类、清洗、消毒、干燥、器械检查与保养、包装、灭菌、储存、无菌物品发放 10 个流程。

根据 WS 310.3 的规定，应开展清洗、消毒、灭菌环节的日常和定期质量监测，并对影响灭菌过程和结果的关键要素进行记录，保存备查并实现信息可追踪。

过程质量与终末质量监测管理有所不同。过程质量是通过全部工作流程的环节质量标准控制，保证和实现终末质量标准。因此，过程质量监测是针对影响质量因素的过程控制。过程监测包含影响终末质量的重要因素。例如，清洗消毒中的程序选择、清洗时间、清洗水的温度、清洗水的质量和清洗剂等；又如，灭菌过程中灭菌物品装载、灭菌设备运行、灭菌程序的温度、压力、时间以及蒸汽质量等。

终末质量监测管理着眼点是确保最终质量合格，认为最终质量的合格是对整个过程质量有效的确认和评价。CSSD 终末质量监测控制的重点是灭菌质量，而灭菌是一种非常特殊的过程，目前仍然不能以简单、直接的技术手段对其质量进行判断，要通过开展过程质量和终末质量的监测方法，最终确保灭菌合格。

## （二）质量可追溯定义

根据 WS 310.3 的定义，质量可追溯是指对影响灭菌过程和结果的关键要素进行记录，保存备查，实现可追踪。因此，建立手工或电子化的质量追溯记录是开展质量追溯的基本方法。

建立质量可追溯的重要意义是实现质量持续改进。因此，可追溯是建立全面质量控制的条件之一，它需要与质量标准、操作规程、召回制度等其他质量控制管理工作相呼应。

记录是重现过程的方式。通过记录清洗、消毒、灭菌过程中的方法、设备、程序、参数以及监测结果等，能够及时发现和排查问题、定期统计和分析质量情况，促进质量稳定和持续改进。因此，记录内容必须详细、准确、适时、符合真实情况。

### 二、质量监测原则及要求

CSSD 应建立清洗、消毒、灭菌效果的监测制度并应符合 WS 310.3 规定，主要包括：

（1）CSSD 应安排专人负责清洗、消毒、检查与包装、灭菌等全过程的质量监测工作，主要内容包括：日常监测质量的复核；承担各项定期监测工作，结合日常监测的情况进行综合分析，总结并汇报主管领导；参与质量控制和管理，进行问题的分析和排除。质检人员应具备较高的专业知识与技能，满足质量监测工作的需要。

（2）开展器械清洗质量和清洗消毒设备性能、清洗用水的日常监测和定期监测，符合 WS 310.3 中 4.2 的相关规定。主要内容包括：每件器械清洗质量的目测检查；设备每次运行后物理参数打印记录复核和记录存档；每月抽查器械清洗质量并结合日常监测综合分析评价；定期采用定量检测的方法，对诊疗器械、器具和物品的清洗效果进行评价。

（3）开展器械消毒效果、消毒剂、消毒设备效能的监测，应符合 WS 310.3 中 4.3 的相关规定。主要内容包括：湿热消毒监测、记录消毒的温度与时间或 $A_0$ 值，每年检测清洗消毒器的温度、时间等主要性能参数；化学消毒监测消毒剂的浓度、消毒时间和消毒时的温度并记录，结果应符合该消毒剂的规定；消毒后直接使用的物品每季度进行监测。

（4）开展器械灭菌效果、灭菌设备效能监测，应符合 WS 310.3 中 4.4 的相关规定。主要内容包括：采用物理监测法、化学监测法和生物监测法，进行压力蒸汽灭菌的监测；干热灭菌的监测；环氧乙烷灭菌的监测；过氧化氢低温等离子灭菌的监测；低温蒸汽甲醛灭菌的监测。

（5）清洗、灭菌设备在新安装或移位、大修后应进行质量检测和校验，符合 WS 310.3 的相关规定。监测设备所有程序的温度、时间或压力等关键参数，以及物品装载量及效果。

（6）清洗、消毒和灭菌设备应进行年检和校验，并符合 WS 310.3 相关规定。

（7）应建立清洗、消毒、灭菌操作的过程记录并存档，符合质量控制过程的可追溯要求，并符合 WS 310.3 的相关规定。

（8）应进行监测材料卫生安全评价报告及有效期等的检查，检查结果应符合要求。自制测试标准包应符合 WS/T 367 的有关要求。

## 第二节　清洗质量监测

清洗质量直接影响后续的消毒、灭菌过程。大量研究证实，没有可靠有效的清洗质量，消毒或灭菌工作可能失败，残留在器械上的生物污染、化学污染可引起手术后的感染。因此，清洗质量直接影响后续的消毒、灭菌过程。

## 一、清洗监测对象

根据 WS 310.3 的规定，清洗监测的对象包括：清洗后的器械、器具和物品；清洗消毒设备；清洗用水质量等。监测的目标：评价器械清洗装载适宜性；评价清洗消毒设备运行状况和性能，包括清洗程序、时间、温度、消毒时间和温度；评价消毒质量；评价清洗用水的质量等。

## 二、清洗监测方法

### （一）目测法

器械清洗质量日常监测方法为目测法，是指直接使用肉眼或借助放大镜对清洗消毒后的每件器械进行检查，并记录不合格的问题。定期监测也应结合目测监测的结果进行综合分析。

### （二）物理监测

物理监测通过观测设备自带的控制系统，包括显示屏、记录仪进行参数监测，清洗设备每一次循环都应观测程序步骤、清洗温度、时间等参数并记录留存。设备年检还可采用电子记录仪方法。

清洗设备安装、移位或大修后的效验内容和设计指标依据厂商说明书，依照 YY/T 0734.1 相关的要求选择测试项目，也可参考 ISO/EN 15883 中清洗消毒设备测试程序摘要选择，见表 15-1。

表 15-1　清洗消毒器测试程序的摘要

| 测试描述摘要 | 要求条款 | 测试条款 | 类型测试 | 工作状态测试 | 运行测试 | 性能测试 | 常规测试 |
|---|---|---|---|---|---|---|---|
| 1 清洗功效 | | | | | | | |
| 1.1 消毒室 | 4.2.1.1 | 6.10.2 | X | B | X | B | B |
| 1.2 物品架 | 5.1.10 | 6.10.2 | X | B | X | B | B |
| 1.3 装载物 | 4.2.1.1 | 6.10.2 | X | B | X | B | X（Q） |
| | | 6.10.3（visual） | B | B | B | X | X（D） |
| | | 6.10.3（Ann E） | | | O | X | O |
| 2 测温 | | | | | | | |
| 2.1 热力消毒 | | | | | | | |
| 消毒室壁 | 4.3.1.2 | 6.8.3 | X | X | O | X | O |
| | 4.3.1.3 | | | | | | |
| | 4.3.3.2 | | | | | | |
| | 5.9.2 | | | | | | |
| 物品架 | 4.3.1.2 | 6.8.2 | X | X | X | B | O |
| | 4.3.1.3 | | | | | | |
| 最终冲洗水的水箱 | 5.3.2.5 | 6.8.4 | X | B | X | B | O |

续表

| 测试描述摘要 | 要求条款 | 测试条款 | 类型测试 | 工作状态测试 | 运行测试 | 性能测试 | 常规测试 |
|---|---|---|---|---|---|---|---|
| 装载物 | 4.3.1.1 | 6.8.2 | X | X | X | X | X（Q） |
| | 4.3.1.3 | | | | | | |
| | 4.3.3.1 | | | | | | |
| | 5.9.1 | | | | | | |
| 2.2 温度控制 | | | | | | | |
| 增加率 | 4.1.4 | 6.8.2 | X | B | X | B | X（Q） |
| | | 6.13.3 | | | | | |
| 冲洗阶段 | 4.2.2 | 6.8.2 | X | B | X | B | X（Q） |
| | | 6.13.3 | | | | | |
| 洗涤阶段 | 4.2.3 | 6.8.2 | X | B | X | B | X（Q） |
| | | 6.13.3 | | | | | |
| 2.3 超温度断开装置 | 5.8.3 | 6.8.5 | X | X | X | B | B |
| 2.4 化学消毒ª | | | | | | | |
| 消毒室壁＋物品架 | 4.3.2，4.3.3 | 6.8.2 | X | X | B | X | O |
| 加热器和水箱 | 5.3.2.3 | 6.8.4 | X | X | B | X | X（Q） |
| 装载物 | 4.3.2，4.3.3 | 6.8.3 | X | X | B | X | X（Q） |
| 3 微生物 | | | | | | | |
| 3.1 消毒 | | | | | | | |
| 消毒室壁和装载物 | 4.3.3.1 | 6.8.2 | X[b] | B | B | X/O[b] | O |
| 加热器和水箱 | 5.3.3.1 | 6.8.2 | X[b] | B | B | X/O[b] | O |
| 装载物 | 4.3.3.1 | 6.8.2 | X[b] | B | B | X/O[b] | O |
| 4 装载物干燥 | 4.5.1/4.5.2 | 6.12 | X | X | O | X | O |
| 5 液体注入 | | | | | | | |
| 消毒室的密封性 | 5.1.7/5.1.8 | 6.5.3 | X | X | X | B | B |
| 6 通道和联动装置 | | | | | | | |
| 6.1 循环 | 5.4.1.8 | 6.3.1 | X | X | X | B | X（Q） |
| 6.2 装载／卸载 | 5.4.3.1 | 6.3.4 | X | X | X | B | X（Q） |
| | 5.4.3.3 | 6.3.3 | X | X | X | B | X（Q） |
| | 5.4.1.4 | 6.3.4 | X | X | X | B | X（Q） |
| | | 6.3.7 | | | | | |
| 6.4 关于故障条件 | 5.4.1.5 | 6.3.5 | X | B | X | B | O |
| | 5.22 | 6.3.6 | X | B | X | B | O |
| 通道联动装置 | 5.4.3.2 | 6.3.7 | X | B | X | B | O |
| 8 剩余过程 | 4.4.1 | 6.10.4 | X | B | B | X | B |
| | 4.4.2 | | | | | | |

| 测试描述摘要 | 要求条款 | 测试条款 | 类型测试 | 工作状态测试 | 运行测试 | 性能测试 | 常规测试 |
|---|---|---|---|---|---|---|---|
| 9 试剂的定量添加 | | | | | | | |
| 9.1 精确性和反复性 | 5.7.6 | 6.9.1 | X | X | X | B | X（Q） |
| 9.2 低液面指示器 | 5.7.7 | 6.9.2 | X | X | X | B | X（Q） |
| 10 水质 | | | | | | | |
| 10.1 漂洗水 | 4.4.1 | 6.4.2 | X | B | X$^c$ | B | O |
| | 4.4.2；4.4.3 | 6.4.2 | X | B | X | B | O |
| 10.2 相关类型测试 | 4.2.1.2 | 6.4.3 | X | B | B | B | B |
| 10.3 每个阶段的水量 | 8.2 b） | 6.4.4 | X | B | O | B | B |
| 11 空气质量 | 4.5.3/4.5.4 | 6.11 | X | X | X | B | O |
| 12 管道系统 | | | | | | | |
| 12.1 不流动的水量 | 5.5.1.2 | 6.5.16 | X | B | O | B | B |
| 12.2 自由流动的水量 | 4.1.7 | 6.5.2 | X | B | O | B | B |
| | 5.1.10 | 6.5.2 | X | B | O | B | B |
| | 5.3.1.1a） | 6.5.4 | X | B | O | B | B |
| | 5.5.1.1 | 6.5.4 | X | O | O | B | B |
| | | 6.5.5 | X | B | X | B | B |
| 12.3 排水系统 | 5.24.2 | 6.5.6 | X | B | O | B | B |
| | 5.8.4/5.24.6 | 6.5.7 | X | B | X | B | B |
| 13 器械 | | | | | | | |
| 13.1 清晰度 | 5.10.2 | 6.6.2 | X | B | B | B | B |
| | 5.11.7 | 6.6.2 | X | B | B | B | B |
| 13.2 刻度 | 5.11 | 6.6.1 | X | X | V | B | V（Q） |
| | 5.14 5.15 | | X | X | V | B | V（Q） |
| 14 物品架 内部使用 | | | | | | | |
| 14.1 稳定性 | 5.27.1 a），b） | 6.7.1 | X | B | B | B | B |
| 14.2 排列 | 5.27.4 | 6.7.1 | X | B | B | B | B |
| | 5.1.10 | 6.7.1 | X | B | B | X | B |
| 14.3 装置 | 5.27.5 | 6.7.1 | X | B | B | B | B |
| 14.4 强制移去 | 5.27.1 b） | 6.7.1 | X | B | B | B | B |
| 15 手推车 | | | | | | | |
| 15.2 排列 | 5.28.1 | 6.7.2 | X | B | B | B | B |
| 16 操作周期 | | | | | | | |

续表

| 测试描述摘要 | 要求条款 | 测试条款 | 类型测试 | 工作状态测试 | 运行测试 | 性能测试 | 常规测试 |
|---|---|---|---|---|---|---|---|
| 16.1 喷雾系统 | 5.6 | 6.10 | X | X | X | X | X |
| | 5.6.4 | verified by 1，2.1 and 2.2 of table D.1 | X | B | B | B | B |
| 16.2 重复性 | 5.11.10 | 6.14 | X | X | X | O | O |
| 16.3 故障指示器 | 5.11.11 | 6.3.5 | X | X | X | B | O |
| | 5.4.1.4 | 6.3.7 | X | B | B | B | B |
| | 5.4.1.5 | 6.3.2 | X | B | B | B | B |

**说明：**

X recommended 推荐

B not recommended 不推荐

O optional test which can be requested by the purchaser or user 可选测试（由购买者或使用者提出选择要求）

V verification of calibration at the value（s）of interest for the particular instrument e.g. the disinfection temperature 特殊器械的刻度的核准影响值，例如消毒温度

Q quarterly test interval 季度测试

W weekly test interval 一周测试

D daily test interval 每日测试

注1：可选测试可能任意地进行，或者可能按地方规定的要求来进行。

注2：建议的测试时间间隔仅供参考。常规测试中的个别程序应该根据风险分析进行详细说明，都要考虑到环境和清洗消毒器的可靠性、每一个工作周期的独立监控范围、清洗消毒器的处理对象等因素。

a applied only to WDs employing chemical disinfection with controlled temperatures. 仅提供给清洗消毒器在控制温度的条件下进行化学消毒。

b for chemical disinfection processes and optional（at the user's discretion）for thermal disinfection. 化学消毒程序和可选热力消毒程序（使用者自行决定）。

c not need to be repeated when reliable data are already available; the data may be provided by the user. 当可靠的数据已经被证明有效，那么测试无须重复；该数据可能由使用者提供。

### （三）清洗效果测试物

清洗效果测试物是采用监测产品进行清洗质量定性或定量分析的监测方法。目前，国内外清洗效果的评价方法很多，但还没有一个被医院广泛接受、公认的标准方法。一般来说，对于医疗器械清洗效果的评价主要是肉眼结合放大镜观察和有选择地对特殊医疗器械进行蛋白质残留和ATP法测定；清洗消毒器的性能测试，应遵循WS 310.3的规定开展清洗消毒器清洗效果的测试，清洗设备测试工作应符合YY/T 0734.1的规定，采用人工血污染物或模拟血污染物的测试产品。

1. 蛋白残留量测定

蛋白质测试棒主要评价测试物品的清洗效果。ISO 15883-5提供的测试蛋白质的方法有茚三酮法、双缩脲法、OPA法等。血液、蛋白质是有机污染物中的主要成分，其黏附性强，较难清洗。血液中的主要成分又为血红蛋白，因而残留蛋白质的测定是评价清洗效果的主要方法。在测试操作中，将清洗完毕的物品采样后测定其残留蛋白量，以评价物品的清洗效果。

## 2. ATP 三磷酸腺苷监测

ATP 三磷酸腺苷含高能磷酸键的有机化合物，存在于所有活的生物细胞中。测试涂抹棒和灌洗液中的 ATP，可间接反映微生物水平。ATP 法测试时需添置专门设备，需要细胞存在（真核细胞或原核细胞）。如仅有蛋白质或碳水化合物存在，无法检出 ATP。ATP 荧光法专门用以测试金葡菌和大肠杆菌。目前，ATP 法多用于环境清洁程度和内镜清洁和器械清洗效果的评价。

## 3. 潜血测试

潜血测试是利用血红蛋白中的含铁血红素类过氧化物酶的活性特点，在酸及过氧化氢的作用下，与血红蛋白作用，产生变色反应，测评器械上残留血迹存在与否。由于残留血试验干扰因素比较多，目前很少采用国内的残留血试纸法来评价医疗器械的清洗效果。

## 4. 标准污染物测试

标准污染物测试是用于设备效能的测试方法，主要包括人工血污染物、人工模拟血污染物等测试的方法。根据 YY/T 0734.1 的规定，人工血污染物方法是取羊血制成人工血污染物，将测试物彻底清洁干燥，在室温下用刷子把试验污染物涂在普通外科器械表面的结合处。试验污染物的总用量应为清洗器清洗阶段总用水量的 0.05%，每个托盘水平随意放置 20 个样本，清洗完毕后，用肉眼判断，至少 95% 的测试物品不存在可见的残留试验污染物。对于微创外科器械（管腔类）的测试，需将污染物充满内腔（但应保持通畅）。用刷子将薄层血液刷在模拟物品外表面。清洗完毕后用肉眼进行观察。测试物品的外表面应没有可见的残留试验污染物。

人工血污染物测试在清洗消毒器性能测试中是非常重要的方法。但是，测试技术和条件要求较高，在 CSSD 应用人工血污染物测试方法较为困难。因此，可以采用人工模拟血污染物的测试产品如测试卡等进行清洗消毒器的清洗效果测试。测试产品在使用中，应遵照说明书的操作方法和判断测试结果的方法。

### （四）其他测试方法

主要包括测试清洗用水的电导率仪，测试水硬度，以及测试水 pH 等方法。

## 三、器械清洗监测操作

### （一）日常监测

按照 WS 310.3 的要求，目测检测为日常监测，每件清洗后的器械、器具和物品都应检查。目测是目前全世界比较公认的一种清洗效果监测方法，操作简单易行。

器械和物品经清洗、消毒后，在包装前应对物品清洗质量进行日常监测，以确保清洗质量和保证灭菌成功。操作时光源照明条件要求是，通常器械的检查平均照度为 750lx，精细器械的检查平均照度为 1500lx。

应确保每一件清洗消毒后的器械经过目测检查。材质表面光滑的器械如盆、盘、碗等，可通过肉眼直接观测检查；复杂器械、器械关节或缝隙处等，应使用带光源放大镜（4～6 倍）检查，以提高检查效果；管腔器械可以采用电子放大镜、专用探条等进行检查。

### 1. 操作前的评估方法及要求

清洗质量的日常监测是目测法和 / 或借助带光源的放大镜对清洗后的物品进行监测。在开始之前应确保相关设施设备齐全，待监测的器械、器具和物品应经清洗、消毒和干燥。

### 2. 操作步骤

参照清洗质量检查操作相关内容。

3. 操作注意事项

参照清洗质量检查操作相关内容。

4. 结果判定及处理

（1）合格标准：清洗后的器械表面及其关节、齿牙应光洁，无血渍、污渍、水垢等残留物质和锈斑；检验合格的器械可进入包装环节。

（2）不合格器械应重新清洗或进行去污处理。

5. 标识及表格

（1）不合格的物品应放在有标识的容器中。

（2）记录不合格物品的信息，相关内容参考表15-2，以便找出清洗失败的原因。

表 15-2　手术器械（齿类、平面类）清洗质量检查记录表

| 日期 | 齿类器械 | | | | | | | | | | | | | | | | 总件数 |
| | 套接 | | | | 卡锁 | | | | 手柄 | | | | 多部位 | | | | |
| | 污迹 | 血迹 | 锈斑 | 其他 | 污迹 | 血迹 | 锈斑 | 其他 | 污迹 | 血迹 | 锈斑 | 其他 | 污迹 | 血迹 | 锈斑 | 其他 | |
| | | | | | | | | | | | | | | | | | |

......

| 日期 | 平面类器械 | | | | | | | | | | | | 总件数 | 备注 | 签名 |
| | 卷边/凹部 | | | | 表面 | | | | 多部位 | | | | | | |
| | 污迹 | 血迹 | 锈斑 | 其他 | 污迹 | 血迹 | 锈斑 | 其他 | 污迹 | 血迹 | 锈斑 | 其他 | | | |
| | | | | | | | | | | | | | | | |

### （二）定期监测

定期监测对监测对象具有选择性。定期监测是在日常监测的基础上，对结构、材质复杂且较难清洗的器械，清洗设备运行效果等重点质量控制环节进行清洗质量监测，以更加全面地了解和评价清洗质量状况。

监测方法包括目测法（借助放大镜）和定量分析方法。定期监测的目测方法同日常监测应一致，检查内容与结果应记录。发现清洗不合格问题，应结合日常质量情况分析原因，并形成质量报告。

定期监测工作应由质检员负责。按照 WS 310.3 的要求，每月应至少随机抽取 3～5 个待灭菌包内全部物品，检查清洗质量。清洗质量及合格率是质量持续改进管理的重要目标。

1. 操作前评估方法及要求

清洗质量的定期监测与日常监测内容应保持一致，即目测法和/或借助带光源的放大镜。在操作开始之前应确保相关设施设备齐全。待检查的物品应清洗、干燥完毕，测试的采样应严格按照检验要求和产品使用说明书进行。

2. 操作步骤

（1）在打好的器械包中，随机抽取 3～5 个不同类型的待灭菌包进行定期清洗质量检查。

（2）若使用目测和/或带光源放大镜进行检测，操作流程与日常监测相同。

（3）若使用实验室技术进行定期清洗质量检查，应严格按照试验要求或产品说明书进行，并对结果加以判定。

3. 操作注意事项

（1）灭菌包的抽样应做到随机性并具有代表性。

（2）定期清洗质量监测工作需由 CSSD 专职质检人员负责。

（3）检测操作台清洁，环境光照度符合要求。

4. 结果判定及处理

（1）目测方法的合格标准为：清洗后的器械表面及其关节、齿牙应光洁，无血渍、污渍、水垢等残留物质和锈斑。

（2）若采用实验室技术进行测定，结果判定应依据相关标准和产品说明书。

（3）记录检查结果并形成质量报告，记录至少保留半年。如出现清洗不合格物品，应分析清洗失败原因并制定相应改进措施。

5. 标识及表格

（1）应详细记录包内所有物品的清洗结果。

（2）记录表格涵盖日常清洗监测记录内容，便于综合分析。

（3）检查结果至少保留半年以上。

## 四、清洗消毒器设备效果监测

清洗消毒器设备的效能，应根据清洗质量监测结果进行综合分析评定。应重点分析针对清洗消毒设备进行的测试情况，包括日常监测中清洗设备运行程序与参数的观察和记录、定期监测中清洗效果测试物的测试、清洗消毒后器械的细菌检测等。同时，还应结合其他清洗质量检查情况，包括器械目测检查质量情况、清洗用水质量检查情况等。通过各项监测结果的综合分析，评价结果更为全面准确，利于发现问题和质量改进。

### （一）日常清洗设备检测

清洗设备日常监测的目的是确保在每日工作中，清洗消毒器能够维持良好工作状态，有问题可以及时被发现和纠正。

1. 操作前评估方法及要求

（1）清洗设备运行前检查水源、电源等运行条件。

（2）有可依据的设备说明书或操作规程。

2. 操作步骤

（1）去污区操作人员检查设备运行条件正常。遵照厂商的使用说明或操作规程，进行清洗器械、器具和物品装载，应符合清洗分类和装载操作要求。依据操作规程，选择清洗程序，启动设备。

（2）应在每批次清洗程序结束、器械物品卸载前进行物理监测，检查设备打印的参数。

（3）操作人员确认清洗程序阶段的时间、温度和 $A_0$ 值，并签名。

3. 操作注意事项

（1）应注意保证合理装载，并按照规程选择清洗程序。

（2）对于特殊的清洗物品，应选择专门的清洗装置或架子以保证清洗质量。

（3）物品清洗完毕后，应即时检查物理参数和运行情况。

4. 结果判定及处理

（1）每清洗批次的物理参数应符合该清洗设备厂商的技术标准，并在误差范围内。如果物理监测不合格，清洗设备不能使用。

（2）清洗程序或消毒质量（$A_0$ 值）不符合质量标准，视为清洗失败。应对设备错误情况予以纠正后，重新对器械进行清洗。

（3）应结合目测方法综合检查器械清洗质量。不合格时，应分析原因，并采取相应措施解决。

5. 标识及表格

物理监测结果应记录和留存，文档至少保留半年以上。

**（二）定期监测（年检）**

清洗设备的定期监测是对日常监测的补充。根据 WS 310.3 的规定，对清洗消毒器的清洗效果可每年采用清洗效果测试物进行监测。清洗效果测试物的监测方法应遵循厂商的使用说明或指导手册。

1. 操作前评估方法

清洗设备运行前检查水源、电源等运行条件。应有可依据的设备说明书和操作规程。开机运行应无异常情况。根据所用的清洗效果测试指示物产品说明书、操作规程等进行物品准备。

2. 操作步骤

（1）测试产品。根据操作规程，选择清洗效果测试指示物。

（2）测试采样。清洗效果指示物放置于每层清洗架最难清洗的位置，如清洗架的四角处、边缘处。通常应每层设置采样点，对角放置。每层之间采样点宜交叉设置。另外，也可根据工作实际需要增加采样点。图 15-1 为清洗测试物放置示意图。

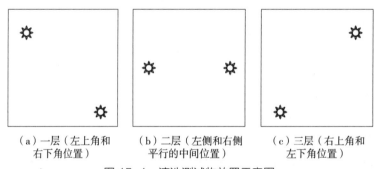

（a）一层（左上角和 　　（b）二层（左侧和右侧 　　（c）三层（右上角和
右下角位置）　　　　　平行的中间位置）　　　　左下角位置）

图 15-1　清洗测试物放置示意图

（3）运行结束后，取出清洗效果测试物进行质量判定。宜选取相应位置上的器械进行目测，综合分析清洗效果。

3. 操作注意事项

（1）选择符合清洗消毒设备功能的清洗效果测试指示物。

（2）结合清洗消毒生产厂商的要求进行设备效能的效验。

4. 结果判定及处理

（1）应遵循生产厂商的使用说明或指导手册进行监测。

（2）清洗效果测试指示物监测结果不符合要求的，应结合物理监测结果和目测检查结果综合分析，对影响清洗质量的因素进行排查。

（3）清洗消毒质量检测合格，清洗消毒器方可使用。

5. 标识及表格

详细记录清洗测试物监测和目测检查结果，监测结果存档。

（三）物品装载或清洗程序改变监测

根据 WS 310.3 规定，清洗物品或清洗程序发生改变时，可采用清洗效果测试物进行清洗效果的监测。清洗物品或清洗程序改变包括改变器械装载方式、更换清洗剂、改变清洗步骤或时间、温度等参数。

1. 操作前评估方法

首次进行清洗的器械物品、首次采用（或改变）装载方式需进行监测，以建立规程，规范操作。

2. 操作步骤

（1）器械摆放符合常规要求，摆放合理，关节等应充分打开，以保证水流可以充分接触所有表面。

（2）按照所使用的清洗效果测试产品说明书进行器械的清洗和采样。

3. 操作注意事项

清洗消毒器设备的程序和参数设定，应符合产品说明书。

4. 结果判定及处理

（1）所用清洗效果指示物监测结果合格。目测质量检查合格。目测质量检查结果与清洗效果指示物测试结果不相符时，应进行综合判断，排除问题。

（2）监测合格，应及时补充新的程序和方法，修订技术操作规程。

5. 标识及表格

监测结果应记录并存档。

（四）设备安装、移位、大修后效果监测

遵循生产厂商对设备的检测要求，按照设备安装使用手册中的项目进行监测，并符合有关法律法规的要求。清洗消毒设备的要求如下：

（1）检测与校验设备条件是否与产品设计要求一致，如供电、供水、水压、排水等。

（2）监测和校验设备正确安装后，在给定条件下运行时的状况。启动前、程序运行中和运行结束应符合厂商的产品设计，包括设备程序设置、清洗时间和温度、消毒时间和温度、显示屏指示、指示灯显示位置、打印记录功能、警报复位按钮等。

（3）清洗消毒的性能校验。即设备正确安装并在给定条件下运行时，其清洗消毒效果应符合要求。通过目测、设备物理监测或清洗效果指示物检测方法综合评价分析。

（4）设备经大修后，应根据设备维修或更换部件的功能要求，有针对性地进行监测和校验。

（5）设备安装、移位、大修后的监测和校验，均应由有资质的单位或厂商指定的专业人员在给定的条件下进行，并使用符合有关法律法规或厂商规定的检验设备及检验方法，所有原始资料均应记录并存档备查。

（6）测试表格记录内容可遵循清洗消毒设备厂商维修和测试的项目，或参考表 15-1。

（五）清洗水质监测

1. 监测要求

每日或每周应进行纯化水监测。质量标准符合 WS 310.1 的规定，终末漂洗用水的电导率≤15μS/cm（25℃）。监测数据应记录，监测记录包括：监测日期、监测设备名称、监测项目、监测结果、监测人签字等。

2. 测试方法

（1）设备自动测试系统观测：指通过设备自带的测试系统观测电导率，并可同时观测相关水压力、温度等数据。监测操作应遵循设备使用说明，测试系统显示的参数应符合设备设计能力。应于每天开启设备后，进行观测和记录，如测试不合格，应及时查找原因，调整再生制水系统，例如采取加盐再生处理，清洗滤器，更换滤膜等措施。

（2）其他测试仪器和方法测试：可采用电导率测试仪测试电导率。可采用 pH 测试卡评价氢离子含量，纯化的水 pH 5.0～7.0。

# 第三节　消毒质量监测

器械、器具和物品检查包装前应对其进行消毒，以保障操作人员的安全，避免发生医院感染。器械、器具和物品消毒后直接用于患者时，必须进行严格的终末质量控制，符合 WS 310.3 中 4.3 的相关规定。消毒质量监测包括湿热消毒、化学消毒和消毒效果监测。

## 一、湿热消毒监测及操作

### （一）监测对象

湿热消毒监测主要对象是消毒设备。CSSD 湿热消毒设备有两类，一类是清洗消毒器，另一类是煮沸消毒设备。

### （二）质量标准

WS 310.2 中 5.4.2 规定：消毒后直接使用的诊疗器械、器具和物品，湿热消毒温度应 $\geqslant90℃$，时间 $\geqslant5\min$，或 $A_0$ 值 $\geqslant3000$；消毒后继续灭菌处理的，其湿热消毒温度应 $\geqslant90℃$，时间 $\geqslant1\min$，或 $A_0$ 值 $\geqslant600$。按照 ISO 15883-1：2006 中的要求，一般器械物品经消毒后还要进行灭菌的应至少达到 $A_0$ 值为 600，经消毒后直接使用的应至少达到 $A_0$ 值为 3000。

$A_0$ 值是用来描述热力消毒过程是否有效，或者达到何种等级的一个常用标量。$A$ 值是指在特定的 $Z$ 值条件下，为达到特定的消毒水平，在 80℃下所需要的等效时间，常使用分钟或秒来表示。一般当 $Z$ 值为 10℃时，即消毒对象为嗜热脂肪杆菌芽孢时所对应的 $A$ 值，就是 $A_0$ 值。对热力消毒质量的控制，主要是控制消毒的温度和时间。在 $A_0$ 值评价系统中，凡要达到一定等级的 $A_0$ 值，均需配合适当的温度和时间，温度越高、时间越短；反之，温度越低、时间越长。表 15-3 总结了 $A_0$ 值与时间、温度两者之间的关系。

表 15-3　$A_0$ 值与时间、温度的对应关系

| 温度 /℃ | $A_0 = 60$ | $A_0 = 600$ | $A_0 = 3000$ |
|---|---|---|---|
| 75 | 190s | 32min | 158min |
| 76 | 151s | 25min | 126min |
| 77 | 120s | 20min | 100min |
| 78 | 95s | 16min | 79min |
| 79 | 76s | 13min | 63min |
| 80 | 60s | 10min | 50min |
| 81 | 48s | 477s | 40min |
| 82 | 38s | 379s | 32min |
| 83 | 30s | 301s | 25min |

续表

| 温度 /℃ | $A_0 = 60$ | $A_0 = 600$ | $A_0 = 3000$ |
|---|---|---|---|
| 84 | 24s | 239s | 20min |
| 85 | 19s | 190s | 16min |
| 86 | 15s | 151s | 13min |
| 87 | 12s | 120s | 10min |
| 88 | 10s | 95s | 475s |
| 89 | 8s | 76s | 378s |
| 90 | 6s | 60s | 300s |
| 91 | 5s | 48s | 238s |
| 92 | 4s | 38s | 189s |
| 93 | 3s | 30s | 150s |
| 94 | 2s | 24s | 119s |
| 95 | 2s | 19s | 95s |

注：根据 ISO 15883-1，-3：2006 编制。

### （三）监测方法

主要采用物理监测方法，通过消毒温度与时间参数判定 $A_0$ 值，具体监测方法是通过自动清洗消毒机自动控制系统对温度和时间进行记录，该方法的优点是方便、经济，但是自动控制系统需要定期校验。另一种方法是通过专用测试产品进行测试，如电子记录装置或温度记录产品等，在设备运行时将监测产品放入，运行结束后取出，观测结果。

1. 日常监测

每次消毒设备运行时，通过设备自动测试打印记录，观测消毒维持的时间和温度或 $A_0$ 值，应符合消毒质量标准。

2. 定期监测

每年应对消毒设备工作时的温度、消毒时间进行一次检测。新安装的设备和大修后设备也应该进行上述参数的检测，检测方法与检测结果应符合生产厂商的使用说明书或指导手册中的要求。应每年检测清洗消毒器的主要性能参数，检测结果应符合生产厂商的使用说明或指导手册的要求。

3. 结果判断处理

监测不合格时，应及时查找原因或修正参数。消毒后直接使用的物品应重新消毒处理。

4. 检测记录

消毒质量表格记录的项目和内容包括监测日期、消毒设备号、消毒温度、消毒时间或 $A_0$ 值。使用监测产品进行湿热监测，应记录测试产品名称，测试结果。消毒监测记录保存时间≥6 个月。

## 二、化学消毒监测及操作

化学消毒剂必须以足够浓度在适当温度下保持与所有表面接触特定时间，才能达到消毒的要求。不同种类的消毒剂所需的浓度、温度及暴露时间不同，必须严格按照消毒产品卫生规定使用。

**（一）监测对象**

化学消毒剂监测对象为消毒剂浓度。

**（二）质量标准**

符合 WS/T 367《医疗机构消毒技术规范》规定的消毒剂使用浓度。一般器械清洗后含氯消毒剂浓度为 500mg/L。酸化水质量检测符合 WS 310.2 附录 C 的规定。

**（三）监测方法**

1. 日常监测

（1）常用含氯消毒剂应每次配置后监测其浓度并及时记录。

（2）酸性氧化电位水应每日在开机后进行监测，内容包括：

①有效氯含量试纸检测方法。应使用精密有效氯检测试纸，其有效氯范围应与酸性氧化电位水的有效氯含量接近，酸化水含氯有效氯含量为 60mg/L ± 10mg/L。具体使用方法见试纸使用说明书。

② pH 试纸检测方法；应使用精密 pH 检测试纸，其 pH 范围与酸性氧化电位水的 pH 接近，pH 范围 2.0～3.0。具体使用方法见 pH 试纸使用说明书。

③氧化还原电位（ORP）的检测可在设备自动监测仪上直接检测。氧化还原电位（ORP）≥1100mV。

2. 定期监测

（1）酸性氧化电位水定期监测。残留氯离子浓度＜1000mg/L。监测方法根据 WS 310.2 附录 C。

（2）其他类消毒剂根据种类特点，定期监测消毒剂的浓度、消毒时间并记录，在有效期内使用，并应符合 WS/T 367 的规定。

3. 监测记录

应记录消毒剂监测日期、消毒剂名称、具体监测的浓度、监测结果、监测人签名等。监测记录留存时间≥6 个月。监测不合格应立即纠正，合格后再使用。

### 三、消毒效果监测

经过消毒后可直接用于病人的器械、器具和物品，如呼吸机管路及其配件，应定期进行消毒效果监测。

**（一）监测要求及方法**

（1）应每季度进行消毒效果的监测。由检验室进行细菌培养。

（2）采样时间、采样方法、微生物检测方法、合格判定标准等，应按 GB 15982《医院消毒卫生标准》中的要求。

（3）直接使用消毒物品的抽样根据消毒后直接使用物品的种类而定，原则上是选取感染风险较高的消毒物品，或者器械结构复杂、较难清洗消毒的物品 3～5 件进行监测。

**（二）监测结果判定**

监测结果不合格，应从清洗、消毒方面查找原因并改进，保证消毒器械质量合格。

**（三）监测记录**

消毒效果监测应记录监测时间、监测物品、监测方法、监测项目和结果等并留存检验报告。记录保存时间≥6 个月。

## 第四节　灭菌质量监测

由于灭菌过程的特殊性，无法用肉眼或其他直接的方法进行监测，只能通过间接的手段对其过程进行监控，最终确保灭菌质量合格。灭菌质量监测包括物理监测、化学监测和生物监测。这三种监测各有特点，必须综合分析三种监测方法的结果，以保证灭菌合格。

### 一、监测方法及分类

#### （一）物理监测

指通过灭菌器安装的传感器探头、温度和压力仪表、记录打印装置等，观测显示的灭菌参数进行监测的方法。以压力蒸汽灭菌为例，每次灭菌程序开始至结束都应连续监测压力蒸汽灭菌的关键物理参数，包括温度、时间和压力。通过物理监测能及时、直观地掌握灭菌运行情况，分析灭菌参数的变化和问题。物理监测的局限性是灭菌器温度传感器探头一般设在排气口上方，无法监测包裹中心部位温度，其监测结果只能反映灭菌器柜室内的温度、压力，如果出现局部灭菌物品装载过密，该部位的实际温度可能比显示的温度低。物理监测是判定灭菌过程合格的重要方法，但物理监测不能代替化学监测和生物监测。另外，物理监测的缺陷还包括设备传感器探头等需要定期校验或验证。

#### （二）化学监测

指利用某些化学物质对某一杀菌因子的敏感性，使其发生颜色或形体改变，以指示杀菌因子的强度（或浓度）和／或作用时间是否符合消毒或灭菌处理要求。化学监测能帮助发现因不正确的包裹、不正确的装载和灭菌器故障等引起的灭菌失败。化学监测的优点是直接考核每个包裹的灭菌情况并可马上显示监测结果，如多参数化学指示物可同时反映多个灭菌参数的最低要求，无须使用专用监测设备。其局限性是化学监测合格并不能证明该监测物品无菌。必须强调化学监测仅是整个灭菌质量考核体系中的一部分，应同时结合物理监测、生物监测来综合评价灭菌过程的有效。

#### （三）生物监测

是唯一通过活的微生物（芽孢）对灭菌过程进行监测的技术。它能够直接反映灭菌过程对微生物的杀灭能力和效果，是最重要的监测手段。因为灭菌过程的目的就是要杀灭微生物，而对灭菌过程最大的挑战来自对该灭菌过程有最大抗力的芽孢。灭菌器和灭菌循环参数的设定都是基于对特定芽孢的杀灭。在实际灭菌的工作中生物监测具有重要意义，是监测和判定灭菌有效性的重要指标。生物监测是区别于抽样无菌试验的概念，生物监测也不能代替物理监测和化学监测。

### 二、监测产品及分类

#### （一）化学指示物

ISO 11140-1：2005 将化学指示物分为 6 类，该分类方法和我国现行的方法有不同之处。我国将化学指示物分为包外化学指示物和包内化学指示物，其中 B-D 测试作为专门的一项被单独列出。国际上通行 6 类分类法，包括 B-D 测试。值得注意的是，在国际分类体系中，这 6 类化学指示物之间没有好坏之分，类别本身仅表示该化学指示物应该如何使用、有何特点、在使用时有何意义、注意的要点是什么，等等。下面就以压力蒸汽和环氧乙烷灭菌为例，针对各类化学指示物的国际分类和其特点进行介绍。

1. 过程指示物（process indicators）

即用于每个待灭菌的单位外（如包裹、容器）以证明该单位已经暴露于灭菌过程和用于分辨已处理和未处理灭菌单位的化学指示剂。常用产品包括化学指示胶带、纸塑包装袋上的化学变色块、生物菌管外标签上的染料块、监测信息记录卡上的染料条等。在我国，该类化学指示物一般较笼统地称为包外化学指示物。依照 ISO 11140-1：2005 的要求，医疗机构中常用的 3 种灭菌方法的过程指示物技术参数如下：

（1）压力蒸汽灭菌用化学指示物

①暴露于干热（140℃ ±2℃）、下（30±1）min，应不变色或变色不完全。

②饱和蒸汽（含液态水量不超过 3%，下同）条件下，121（+3/0）℃完全变色时间不应少于 3min，134（+3/0）℃则不应少于 0.5min。

③饱和蒸汽条件下，121（+3/0）℃完全变色时间不应超过 10min，134（+3/0）℃则不超过 2min。

（2）环氧乙烷灭菌用化学指示物

①（60±2）℃、相对湿度≥85%、没有环氧乙烷气体存在的情况下，（90±1）min 内应不变色或变色不完全。

②环氧乙烷气体浓度为（600±30）mg/L 饱和蒸汽、（30±1）℃、相对湿度（60±10）%条件下，完全变色时间不应少于 5min（±15s），但不应超过 30min（±15s）。

③环氧乙烷气体浓度为（600±30）mg/L 饱和蒸汽、（54±1）℃、（相对湿度 60±10）%条件下，完全变色时间不应少于 2min（±15s），但不应超过 20min（±15s）。

2. 用于特定试验的指示物（indicators for use in specific tests）

主要包括 B-D 测试等装置，使用在某种特定测试过程的化学指示物。

WS/T 367 中，对于自制 B-D 测试包的要求为：由 100% 脱脂纯棉布折叠成长 30cm ±2cm、宽 25cm ±2cm、高 25cm～28cm 大小的布包裹。将专门的 B-D 测试纸放入布测试包的中间。测试包 4×（1±5%）kg，或用一次性 B-D 测试包或反复使用的 B-D 测试包。

ANSI/AAMI ST79：2006 是迄今为止最为权威和详尽的关于医疗机构中压力蒸汽灭菌保障的规范，其中对于 B-D 测试包的要求和技术参数和我国《医疗机构消毒技术规范》相同。具体要求为：B-D 测试包由 100% 脱脂纯棉布组成。制作成长 30cm ±2cm、宽 25cm ±2cm、高 25cm～28cm 大小的布包裹，重为 4×（1±5%）kg。用双层 100% 纯棉布，经纬线为 5.5mm，包裹整个测试包，最后用指示胶带进行封贴。

在欧洲，EN 285 中 B-D 测试包的技术参数是：选取大小约为 90cm×120cm 的纯质白棉布，经线每厘米织数为 30±6，纬线每厘米织数为 27±5。全新状态和每次使用后的棉布都需进行彻底清洗，且不能使用织物洗涤柔顺剂。每次清洗后棉布需自然晾干，在 15～25℃条件下，30%～70% 相对湿度环境中放置 1h。用放置后的棉布打制成长宽约 30cm×22cm、高约 25cm 的测试包，重为 7×（1±10%）kg，将 B-D 测试纸放于测试包中，并用指示胶带封贴。

在 ISO 11140-4：2007 中，B-D 测试包的技术要求和 EN 285 相似，仍为敷料包制成，约为 7kg。在 ISO 11140-5：2007 中，B-D 测试包的打制要求与我国 2002 年《消毒技术规范》和 ANSI/AAMI ST79：2008 相同，为 4kg 左右的敷料包。

B-D 测试的标准测试要求和操作流程为：灭菌器充分预热后，在空锅状态下，放置在压力蒸汽灭菌器排气口上方靠近门处架子上（或由灭菌器厂商指定的最难灭菌处），134℃，3.5～4.0min。测试结束后通过观察 B-D 测试纸的颜色均匀程度进行判断。

3. 单参数指示物（single parameter indicators）

即只对灭菌过程中一个关键参数进行反应的化学指示物，化学终点到达提示灭菌过程中所监测的关键参数达到预设标准。以压力蒸汽灭菌为例，一般只能反映温度是否到达，不能反映温度持续的时间。

依照 ISO 11140-1：2005 的要求，单参数化学指示物在单个参数的技术要求上和多参数化学指示物保持一致，一般来讲可有下列 3 项：

（1）应明确其能测定哪一项关键参数（通常为温度）。

（2）所有测定关键参数的设计及误差应符合表 15-4 的要求。

（3）应明确所测定参数的数值，例如某一温度熔化管，应明确是用于测定压力蒸汽灭菌"温度"这一关键参数；又如产品设计的熔化温度为 121℃，则根据表 15-4 有关温度误差最大为 -2℃ 的要求，管内指示物在 119℃ 以下不应熔化，而在 121℃ 或以上时必须熔化。关键参数的技术要求见表 15-4。

表 15-4　单参数及多参数化学指示物中关键参数的技术要求

| 灭菌方法 | 时间<br>min | 温度<br>℃ | 气体浓度<br>mg/L | 相对湿度<br>% |
|---|---|---|---|---|
| 压力蒸汽 | SV – 25% | SV – 2℃ | — | — |
| 干热 | SV – 25% | SV – 2℃ | — | — |
| 环氧乙烷 | SV – 25% | SV – 2℃ | SV – 25% | > 30% |

4. 多参数指示物（multi-parameter indicators）

即对灭菌过程中两个或者两个以上关键参数进行反应的化学指示物，化学终点到达提示灭菌过程中所监测的关键参数达到预设标准。该类化学指示物在我国的分类中属于包内化学监测。

依照 ISO 11140-1：2005 的要求，多参数化学指示物在性能设计上也有类似的要求，通常为以下 3 项：

（1）该类化学指示物至少应反映两个或者两个以上影响灭菌质量的关键参数。

（2）每个关键参数的设计及误差应符合表 15-4 所列的要求。

（3）应明确每个关键参数的数值，如压力蒸汽灭菌所用化学指示物在 121℃ 和 20min 条件下变色完全，根据表 15-4 的要求，该指示物在饱和蒸汽，119℃（121℃ -2℃）和 15min（20-2×0.25）的条件下，应变色不完全。

5. 综合指示物（integrating indicators）

即对灭菌过程中特定周期范围内的所有关键参数进行反应的化学指示剂。在所标注的使用情况下，其性能模拟监测该灭菌过程的微生物的性能。

依照 ISO 11140-1：2005 的要求，对该类化学指示物的严格技术要求为：

（1）压力蒸汽综合化学指示物必须在特定参数下通过终点到达，提示有效地暴露于灭菌循环。

（2）在 121℃ 下的宣称参数必须明确指出，且不能少于 16.5min。

（3）在暴露于 121℃ ±0.5℃、121℃ 宣称参数中时间的饱和蒸汽条件下，综合化学指示物必须达到或者超过其终点（合格循环）。

（4）在暴露于121℃±0.5℃、121℃宣称参数中时间的63.6%的饱和蒸汽的条件下，综合化学指示物必须不能达到其终点（失败循环）。

（5）指示物的终点必须在饱和蒸汽条件下，于135℃±0.5℃和一个或者多个在121～135℃范围内的等间距温度点上进行确认。

（6）综合化学指示物温度系数不能低于6℃，但是不能高于14℃，且按照最小二乘法线性回归得到曲线的相关系数不能小于0.9。

（7）当综合化学指示物在温度为135℃±0.5℃，时间为135℃条件下宣称时间的63.6%（已确定）的状态下，综合化学指示物必须提示失败结果（失败循环）。

（8）当综合化学指示物在宣称的温度下，时间到达宣称值的63.6%的状态下，综合化学指示物必须提示失败结果（失败循环）。

（9）当暴露于干热（137℃+1℃）状态下，30min+1min，指示物不能提示终点达到。

6. 模拟指示物（emulating indicators）

即对灭菌周期规定范围内所有评价参数起作用的指示物，其标定值以所选各灭菌周期的设定值为依据。该类化学指示剂是周期确认型的化学指示剂。在实际中需要一种不同的循环就使用相应的化学指示剂进行监测。另外，该类化学指示剂不能模拟生物指示剂的性能，而且受灭菌循环中准备阶段的影响非常大，在医院的使用意义相对有限，在 ANSI/AAMI ST79：2006 中没有放入。

上述各类化学指示物中，除了第2类化学指示物较为特殊，其他所有的化学指示物都通过包装材料分为包内和包外，在实际操作中包外化学指示物（第1类过程化学指示物）应该使用在每一个待灭菌的物品之外，包内化学指示物（第3、4、5和6类化学指示物）应在高度危险性物品的待灭菌包裹内进行包内化学监测，其结果判读等应严格按照产品的使用说明和卫生健康委授予的卫生许可批件中的要求进行。

（二）生物测试物

生物监测与抽样无菌试验是两个不同的概念。生物监测是通过标准化的菌株和符合要求的抗力来考核整个负荷是否达到 SAL10⁻⁶ 水平，而抽样无菌试验仅能说明受试包裹是否已达到无菌要求，并不能检查同一负荷的其他包裹。因此，在对灭菌物品进行灭菌质量监控时，不能用抽样的无菌试验来考核整个负荷灭菌质量的好坏。

一般来讲，生物指示物有3种，即菌片条、密封安瓿和自含式指示管。

（1）菌片条：为传统生物指示剂，它将染有细菌的菌片放于密封的玻璃纸袋中，灭菌后通过无菌操作将它从袋中取出，并将无菌移种菌片移至自配的溴甲酚紫蛋白胨水培养基中，培养7d后观察结果。

（2）密封安瓿：将芽孢和染料配制成混悬液，封装在玻璃安瓿瓶中使用。由于芽孢封装于安瓿中，蒸汽不能直接接触到，故不宜用作压力蒸汽灭菌的生物监测。此方法一般用于蒸汽水浴清洗灭菌（安瓿或可保护菌液不受水的污染）和液体灭菌的生物监测。

（3）自含式生物指示物：将菌片和预先装有培养液的安瓿一同放入塑料软管中。软管的顶端有一用滤纸片密封好的通气孔，对外界微生物进行阻隔，但是允许灭菌因子进入。灭菌后，压碎安瓿，将培养液和菌片混合在一起，培养48h即可得到结果。与菌片条相比，操作方便，不需无菌移种和无菌配制培养基，可避免假阳性结果，且培养时间短。目前，压力蒸汽灭菌和环氧乙烷等灭菌有自含式生物指示物。在自含式生物指示物中，近年来市场中出现一种快速生物指示物，仅需 1～3h（用于压力蒸汽灭菌）和 4h（用于环氧乙烷灭菌）就能得出结果。但是培养和判读的过程需要配备专门的培养阅读器。

生物监测是灭菌质量控制的关键，生物指示物的技术要求很严格。ISO 11138-1，-2，-3，-4 等规定了压力蒸汽灭菌、环氧乙烷灭菌、低温蒸汽甲醛灭菌等生物指示物的质量和使用要求。生物指示物的选择和使用应符合以下要求：

1. 生物指示菌的标准

（1）压力蒸汽灭菌生物指示物的指示菌为嗜热脂肪杆菌芽孢（ATCC 7953），培养温度 56℃（快速自含式生物指示物为 60℃）。嗜热脂肪杆菌芽的抗力国内标准：存活时间 ≥3.9min、杀灭时间 ≤19min（121℃），菌量为 $5 \times 10^5 \sim 5 \times 10^6$、$D$ 值为 1.3min～1.9min（121℃）；ISO 标准：菌量 ≥$1.0 \times 10^5$，$D$ 值 ≥1.5min（121℃）。

（2）干热灭菌生物指示物的指示菌是枯草杆菌黑色变种芽孢（ATCC 9372），培养温度为 37℃。美国药典标准：存活时间 ≥4min、杀灭时间 ≤30min（160℃）。

（3）环氧乙烷灭菌生物指示物的指示菌是枯草杆菌黑色变种芽孢（ATCC 9372），培养温度为 37℃。ISO 标准：菌量 ≥$1.0 \times 10^6$，在 54℃、50%RH～70%RH 和 600mg/L±30mg/L 的气体浓度下，$D$ 值 ≥2.5min；在 30℃、50%RH～70%RH 和 600mg/L±30mg/L 的气体浓度下，$D$ 值 ≥12.5min。

（4）过氧化氢低温等离子灭菌生物指示菌为嗜热脂肪杆菌芽孢（ATCC 7953）；菌量 ≥$1 \times 10^6$CFU；$D$ 值 ≥0.75s～8s；培养温度 56℃±2℃，培养 7d，观察培养结果或遵照产品说明书。

（5）低温蒸汽甲醛灭菌的指示菌为嗜热脂肪杆菌芽孢。菌量 ≥$1 \times 10^6$CFU，$D$ 值为 136.8min（60℃），培养温度 56℃±2℃，培养 7d，观察培养结果或遵照产品说明书。

2. 经抗力检测器验证和测定

生物指示菌的抗力需经过抗力检测器验证和测定。例如，压力蒸汽灭菌嗜热脂肪杆菌芽孢测定，抗力检测器的技术指标为时间控制以秒为单位，温度控制以 0.1℃为单位，加热至预定温度的时间应 ≤10s，排气时间 ≤5s，测定期间柜室内温度误差 ≤0.5℃。

鉴于抗力检测器的精度要求非常高，一般的仪器和手段不能作为生物指示菌的抗力验证和测定。

（三）灭菌过程验证装置（PCD）

灭菌过程验证装置，包括生物 PCD 和化学 PCD 两种。

按照 ISO/TS 11139 中的定义，PCD 是对灭菌过程构成预设抗力的挑战装置，其用于评价灭菌过程效果。PCD 最重要的特点是其对灭菌过程的挑战大于或者等于常规最难灭菌的物品对灭菌过程的挑战，并通过这种方式对灭菌过程进行考核，从而评价灭菌过程的有效性。

在 ANSI/AAMI ST 79 中，对于压力蒸汽灭菌过程中使用的生物 PCD 与我国生物 PCD 的标准保持一致，均由 16 条全棉手术巾组成。

在灭菌器的测试和批量监测中，还有管腔状 PCD。关于管腔状 PCD 的使用历史可以追溯到 30 年前，用于低温蒸汽甲醛的验证和监测。当时最初的管状 PCD 长度为 3m，内径为 2mm，将菌片放置在管腔的中点。由于这样的长度无法直接放置在灭菌器腔体中，于是将其制作成螺旋状。在 EN 867-5 中提示其可以在低温蒸汽甲醛灭菌过程中模拟最难灭菌的装载，对灭菌过程进行验证。

管腔状 PCD 在使用中有以下特点：①简单易用；②在低温灭菌技术中能够得到非常好

的运用，如低温蒸汽甲醛和环氧乙烷；③生物监测和化学监测都可以适用；④可以在一定程度上较好地模拟管腔器械；⑤在低温灭菌中较成熟，但在压力蒸汽灭菌的使用上仍然需要进行更多的试验和数据进行证实；⑥在国外大型灭菌器的标准和规范中目前尚未被囊括。

依据 WS 310.3 要求，PCD 的选择原则和制作标准可以根据装载物品的情况，选择有代表性的 PCD 进行监测。PCD 作为过程验证装置，其需要具备的两个基本特点就是对待灭菌物品有代表性和有挑战性。敷料装置 PCD 可以很好地代表待灭菌的敷料、手术器械和一般的管腔器械；管腔型 PCD 对管腔型器械有更好的代表性，但对敷料、手术器械的代表性较差。鉴于压力蒸汽灭菌主要灭菌敷料、手术衣、手术器械等一般很少灭菌复杂的管腔器械，因此，一般可以用 16 条 41cm×66cm 的全棉手术巾制成 23cm×23cm×15cm 大小的生物或化学测试包或 PCD，作为压力蒸汽灭菌的常规 PCD。

ANSI/AAMI ST 41 的医疗机构中环氧乙烷灭菌安全性和有效性中，包括了环氧乙烷灭菌的挑战型生物 PCD 和常规监测生物 PCD。对于挑战型生物 PCD 来说，由 4 条大小约为 45cm×76cm 纯棉布手术巾，2 只生物指示剂，2 只可以放置生物指示剂的注射针筒，成人口腔气管插管，一支长 25cm 左右、内径约 5mm、厚度约 0.16mm 的橡胶管，2 张长宽均约为 61cm 的棉布作为包布共同组成，空锅进行。对于常规监测生物 PCD 来说，由一条常规使用的手术巾（长边折叠为 3 份，短边折叠为 3 份，形成 9 层的厚度）、一支生物指示剂、一支可以放置生物指示剂的注射针筒、一支化学指示剂、一只纸塑包装袋进行封装组成。在进行常规生物监测时，将这样的常规生物 PCD 放置在待灭菌物品的中央，在满负荷状态下进行测试，旨在对物品进行批量监测放行并对该负荷灭菌质量进行考核。

ANSI/AAMI ST 79 和我国对于压力蒸汽灭菌生物 PCD 的标准保持一致。其 PCD 由 16 条全棉手术巾组成，每条 41cm×66cm，将每条手术巾的长边先折成 3 层，短边折成 2 层然后叠放，做成 23cm×23cm×15cm 大小的测试包，作为生物 PCD 监测。

### 三、压力蒸汽灭菌监测操作

压力蒸汽灭菌器一般分为预真空（脉动真空）和下排气式两种模式。其中又按腔体的内部体积大小，分为大型压力蒸汽灭菌器和小型压力蒸汽灭菌器（体积小于 60L）。对压力蒸汽灭菌的监测和操作包括如下内容。

#### （一）物理监测

物理监测作为灭菌器本身自带的监测技术，对压力蒸汽灭菌过程来说是最基础、最重要的监测手段之一。物理监测不合格，即使化学和生物监测合格，也应认定该锅次灭菌不合格。

1. 操作前评估方法

物理监测关键参数主要包括压力、温度和时间等。物理监测数据均可以通过压力蒸汽灭菌器本身的探头进行记录，并反映在灭菌器上，形式包括打印式、流程图描迹式、圆盘描迹式等。进行物理监测数据判定之前，应认真按照厂商使用说明的要求正确使用压力蒸汽灭菌器，并经过相关的岗位培训，学会正确判读物理监测参数。

2. 操作步骤

（1）按照灭菌器生产厂商的使用说明书进行正确的灭菌循环选择。

（2）灭菌结束后，认真比对和查阅物理监测数据，检验是否符合技术要求。

（3）经判读后，对物理监测数据应签名确认，并保存记录。

3. 操作注意事项

（1）应按照厂商的使用说明书对压力蒸汽灭菌器进行正确的操作和使用。

（2）灭菌设备的仪表、记录装置应完备，确保物理监测数据适时准确。

（3）每次灭菌应连续监测并记录灭菌时的温度、压力和时间等灭菌参数。温度波动范围在 +3℃以内，时间满足最低灭菌时间的要求，同时应记录所有临界点的时间、温度与压力值，结果应符合灭菌的要求。

4. 结果判定及处理

按照 WS/T 367 和生产厂商的使用说明，对物理监测数据进行判读。合格的物理监测数据，应作为灭菌过程监测数据中的重要组成部分，与其他监测手段共同对灭菌质量进行评价；不合格的物理监测数据，应认定为该灭菌批次灭菌失败，该批次的所有物品应重新进行灭菌处理，并分析原因进行改进，直至监测结果符合要求。

5. 标识及表格

应记录灭菌器每次运行情况，包括灭菌日期、灭菌器编号、批次号、装载的主要物品、灭菌程序号、主要运行参数、操作员签名或代号，以及灭菌质量的监测结果等，并存档保存至少 3 年以上。

（二）B-D 监测

压力蒸汽灭菌过程中，冷空气的存在会严重影响灭菌质量，导致灭菌失败。Bowie Dick 测试（以下简称为 B-D 测试）主要针对灭菌过程中冷空气排出效率的标准化测试，专用于预真空压力蒸汽灭菌器。

1. 操作前评估方法

B-D 测试是对预真空（脉动真空）压力蒸汽灭菌器进行的真空效能测试，应在每日灭菌工作开始前进行，测试合格方可使用灭菌设备。按照 WS/T 367 要求制作标准的测试包或使用一次性测试包。

2. 操作步骤

灭菌器预热后，在空锅状态将 B-D 测试包放置在压力蒸汽灭菌器排气口上方，或放置在灭菌器说明书指定的最难灭菌的部位。134℃，3.5～4.0min。测试结束后通过观察 B-D 测试纸的颜色和颜色均匀程度进行判断。制作方法见图 15-2。

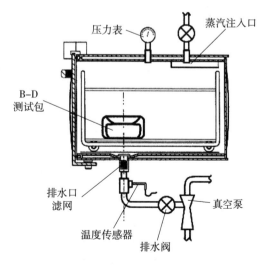

图 15-2 B-D 测试方法

3. 操作注意事项

（1）预热：B-D 测试前必须有预热过程，充分的预热是 B-D 测试成功的关键，而不充分的预热可能造成假阳性。充分的预热也有助于排出管道里的残留空气。

（2）空锅状态：B-D 测试一定是空锅情况下的测试，任何多余的负载会导致结果无效。因为只有在一个测试包存在的情况下，才可以保证如果有冷空气存在即能被测试包探测到。

（3）位置：一定放在最难灭菌的位置，通常称为"冷点"，是冷空气最容易残留的点。值得注意的是，测试 B-D 测试包时不能接触灭菌器腔体内壁，否则会造成超高热现象，造成测试结果不准确。

（4）时间：测试时间首选 3.5min。如果压力蒸汽灭菌器不能进行 0.5min 的设定，则可以设定为 4min，但是不能超过 4min。任何超过 4min 的 B-D 测试循环都是无效的。因为 B-D 测试探测的是温度的差值，通过温度差值反映是否有冷空气的存在。如果延长测试时间，就会使温度差消除，从而不能正确反映测试结果。

4. 结果判定及处理

一般，通过的测试结果为黑色，颜色均匀一致，见图 15-3；典型的失败测试结果为中央出现浅色光亮区域，周围颜色比中央深，见图 15-4。

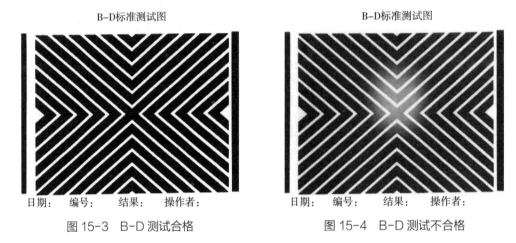

| B-D标准测试图 | B-D标准测试图 |
| --- | --- |
| 日期： 编号： 结果： 操作者： | 日期： 编号： 结果： 操作者： |
| 图 15-3 B-D 测试合格 | 图 15-4 B-D 测试不合格 |

B-D 测试出现失败后，可重复一次，如再次 B-D 测试不合格，该灭菌器应该停止灭菌工作，并进行检修和实施纠正性操作。

5. 标识及表格

记录 B-D 测试结果，并保留 3 年以上。

（三）包外化学监测

1. 操作前评估方法

包外化学监测作为灭菌包裹是否暴露灭菌过程的标志，每一待灭菌包裹均应使用。

2. 操作步骤

灭菌后，判断灭菌指示染料的变色是否达到预定指示效果。

3. 操作注意事项

（1）应按照产品说明书正确使用，在有效期内使用，指示胶带应避光、避湿、避热存放。

（2）应注意胶带本身在灭菌后是否完整，是否存在闭合处开裂现象，是否存在湿包。

4. 结果判定及处理

包外灭菌指示胶带颜色由米白色变为深褐色即认定为变色合格，变色不均匀或不彻底应认定为该包裹灭菌失败，该包裹不能发放，应重新打包灭菌，灭菌合格后放行。

（四）包内化学检测

1. 操作前评估方法

包内化学监测作为灭菌包裹是否灭菌合格的依据，高度危险性物品包内应放置包内化学指示物，置于最难灭菌的部位。

2. 操作步骤

（1）按照厂商要求，将一包内指示卡放于每一待灭菌的高危险性物品包内。

（2）包内化学指示物应置于最难灭菌部位。闭合式包装，如辅料包、纸塑包装和手术器械筐等一般应放置在整个包裹的几何中心。对于硬质容器，应将两片包内指示物置于容器的对角，如有多层，每层均应放置两片包内指示物于对角。包内指示物应尽量靠近较大、较重的金属器械。

3. 操作注意事项

（1）必须使用完整的包内卡，不得任意裁减。

（2）注意冷凝水对包内卡染料的影响，以避免出现假阳性。

（3）不管包裹大小，每个待灭菌的高危险性物品包内均应放置包内化学指示物。

（4）任何化学指示物不能代替生物监测。

（5）化学 PCD 必须选择第 5 类和第 6 类化学指示物。

（6）采用快速压力蒸汽灭菌程序灭菌时，应直接将一片包内化学指示物置于待灭菌物品旁边进行化学监测。

4. 结果判定及处理

包内化学监测用于考核每个包裹的灭菌情况。使用者打开灭菌包后，观察包内化学指示物颜色是否达到产品规定要求。如果变色合格，则该灭菌包内的器械可以使用。如果化学包内指示卡变色不合格，则灭菌包不能使用。CSSD 对退回的灭菌包应重新进行清洗、消毒、灭菌处理。

5. 标识及表格

包内化学知识卡变色不合格，应分析改进并记录。

（五）生物监测

1. 操作前评估方法

应每周监测一次。灭菌植入物应每批次进行生物监测，生物监测合格后方可放行。

2. 操作步骤

（1）选择嗜热脂肪杆菌芽孢菌片制成标准生物测试包或生物 PCD，或使用一次性标准生物测试包，对灭菌器的灭菌质量进行监测。

（2）生物标准测试包具体制作：至少将一支生物指示物置于标准测试包的中心部位。按照 WS/T 367 规定，生物标准测试包由 16 条 41cm×66cm 的全棉手术巾制成。将每条手术巾的长边先折成 3 层，短边折成 2 层，然后叠放，制成 23cm×23cm×15cm 大小的测试包或选择一次性标准生物测试包；紧急情况灭菌植入物可在上述生物标准试验包内加用第 5 类化学指示物。小型压力蒸汽灭菌器一般无标准生物测试包，应选择灭菌器常用的、有代表性的灭菌包制作生物测试包，置于灭菌器最难灭菌部位。

（3）标准生物测试包应放在灭菌锅内最难灭菌处，一般压力蒸汽灭菌器为排气口上方或灭菌器厂商建议的最难灭菌位置。常规监测灭菌器（包括小型灭菌器）应处于满载状态，生物标准测试包应平放。小型灭菌器的生物测试包应侧放，体积大时平放。

（4）必须选择同批号指示剂作为对照，且对照管必须为阳性。灭菌完毕 56℃ ±1℃培养7d（自含式生物指示物按产品说明书执行），观察培养结果。

（5）阳性对照组培养阳性，试验组培养阴性，判定为灭菌合格。阳性对照组培养阳性，试验组培养阳性，则灭菌不合格。

（6）对于紧急灭菌植入物，打开生物标准试验包先观察第5类化学指示物。第5类化学指示物合格可作为提前放行的标志。继续培养生物指示物，并将结果及时通知使用部门。

3. 操作注意事项

（1）生物指示剂和制成的标准生物测试包的抗力必须符合 WS/T 367 对生物指示剂的菌量和抗力的要求。

（2）自含式生物指示剂应参照使用说明进行操作，不需要进行阴性对照。

（3）如果一天内进行多次生物监测或一天内有多台灭菌器进行生物监测，且生物指示剂为同一批号，则只设一次阳性对照即可。

（4）生物指示剂呈阳性结果（有菌生长）时，如已排除人为因素和生物指示剂原因，应认为是灭菌失败。

（5）化学 PCD 不能代替每周一次的常规生物监测和植入物合格放行。

（6）采用快速压力蒸汽灭菌程序灭菌时，应直接将一支生物指示物置于空载的灭菌器内，经一个灭菌周期后取出，在规定条件下培养，观察结果。

（7）除外每周一次的生物监测和植入物放行必须进行生物监测，也可按照灭菌装载物品的种类，选择具有代表性的化学 PCD 进行灭菌效果的监测。化学 PCD 必须选择第5类和第6类化学指示物，生物 PCD 可以代替化学 PCD，但化学 PCD 不能代替生物 PCD。化学 PCD 的制作同标准生物试验包。

4. 结果判定及处理

普通生物指示剂可通过肉眼进行判读，如培养基变为黄色，则生物指示剂监测为阳性；如培养基颜色不变，则生物指示剂监测为阴性。生物监测不合格时，应根据召回制度和程序进行问题分析和处理。灭菌器应经过生物监测连续3次测试合格，B-D 测试连续3次测试合格之后，才能重新启用。若使用快速生物监测技术，应按照厂商的使用说明书和批件要求进行操作和结果判读。

5. 标识及表格

应记录生物监测的阳性对照和试验组培养结果，并保留3年以上。对于生物监测阳性结果，也应记录在案并记录分析阳性结果原因。

**（六）首次使用外来医疗器械、植入物、硬质容器、超大超重包，以及改变操作方法时的灭菌测试**

1. 操作前评估方法

对外来医疗器械、植入物、硬质容器、超大超重包进行灭菌，应有厂商提供的说明书以及再处理方法和参数。可根据常规监测管理要求及方法进行首次灭菌参数和对灭菌有效性进行测试。可根据常规湿包检查方法进行测试。测试记录可反映灭菌相关操作过程和灭菌测试结果并形成操作规程。

2. 操作步骤

（1）清洗：符合清洗操作方法及要求，遵照厂商说明书。应记录清洗方法和必需步骤情况。

（2）消毒：符合消毒操作方法及要求，遵照厂商说明书。应记录消毒方法和必要的参数。

（3）包装：按照所需选用合适的包装材料；放置包内指示卡；放置生物指示物；宜多点放置，通常放在包裹靠角、靠边、器械较大等较难灭菌处；如果器械网篮为两层，应每层放置。

（4）灭菌：在厂商推荐的灭菌时间和干燥时间下进行灭菌和干燥。

3. 结果判定及处理

灭菌周期的物理参数、包内的化学、生物指示剂均合格通过，没有湿包现象，则该测试通过。若不能通过，应在实际操作中寻找可能导致失败的原因，予以纠正。

4. 标识及表格

应记录测试的结果并留档。应记录全部操作过程及方法、参数、重要步骤、测试结果等，必要时应附有照片。应有参与测试部门、单位授权人的签名，必要时盖章。测试结果及文件应在医院相关职能部门、CSSD、厂商存档。

5. 操作注意事项

（1）测试参数应符合按照国家标准技术要求。

（2）测试方法应满足 WS 310.3 规定的基本监测要求和方法，与日常质量管理和方法一致。

（3）包装材料更改和灭菌装载出现较大变动时，按照上述方法进行测试。

（4）用于测试的器械、器具和物品应重新进行清洗、消毒或灭菌后使用。

（5）首次使用外来医疗器械、植入物、硬质容器、超大超重包，如缺少产品说明书，应与医院相关部门技术人员、厂商共同制定测试方案。测试结果必须取得厂商认可，并形成具有法律效力的测试文档。

### （七）压力蒸汽灭菌器的安装、移位、大修监测和年检测试

1. 操作前评估方法

（1）安装移位：灭菌设备新装机、移机后需要进行测试。测试合格，压力蒸汽灭菌器才能启用。采用日常监测进行灭菌有效性测试，包括所有程序的物理参数、生物 PCD 的监测、B-D 测试（若该灭菌器为预真空或脉动真空式灭菌器）。另外，测试还应符合设备产品说明书及要求，采用相应的测试方法。测试方案应符合性能测试相关标准和规范，宜采用温度压力检测仪等计量用具进行程序参数的测试。

（2）大修：灭菌设备大修后的测试是指超出该设备常规维护保养范围，显著影响该设备性能的维修操作，如压力蒸汽灭菌器更换真空泵、与腔体相连的阀门、大型供气管道、控制系统等。设备大修后应进行测试。采用日常监测进行灭菌有效性测试，包括所有程序的物理参数、生物 PCD 的监测、B-D 测试（若该灭菌器为预真空或脉动真空式灭菌器）。另外，应按照产品说明书及要求进行相应测试。

（3）年检：应根据灭菌设备年检测试方案进行测试，主要包括物理参数、生物 PCD 的监测、B-D 测试（若该灭菌器为预真空或脉动真空式灭菌器）。应使用温度压力监测仪的方法，监测设备程序的灭菌温度、压力和时间等参数，检测仪探头放置于最难灭菌部位。

2. 操作步骤

在完成设备安装或维修及验收后进行监测校验。应首先进行空锅的生物测试 3 次。如果是预真空压力蒸汽灭菌设备还需要再进行 B-D 测试 3 次。同时，每次测试要进行灭菌程序和参数的物理监测。

完成以上基本测试步骤，再根据安装、移位、大修、设备年检具体测试要求进行测试。

3. 结果判定及处理

所有监测数据应按照相关的厂商使用说明书的要求或卫生许可批件的指导进行。若出现监测结果不合格，则该次资格认证不通过，应再分析实际情况，找到原因并纠正后，重

新进行测试。

4. 标识及表格

记录测试结果。应记录全部测试方法、参数、重要步骤、测试结果等，必要时应附有照片。应有参与测试部门、单位授权人的签名，需要时盖章。测试结果及文件在医院相关职能部门、CSSD、测试机构存档。

5. 操作注意事项

（1）压力蒸汽灭菌器的安装、移位、大修监测和年检测试由有资质的机构和工程技术人员实施。

（2）应制定全面的测试方案，明确测试的机构及参与人员。

（3）采用的测试方法应符合 WS 310.3、产品说明书和国家相关测试标准。

## 四、干热灭菌监测操作

（一）物理监测

物理监测是干热灭菌最重要的监测手段，干热灭菌的关键参数是温度和时间，干热灭菌的每灭菌批次应进行物理监测。

1. 操作前评估方法

根据不同的物品，确定干热灭菌的关键参数。

2. 操作步骤

每次连续监测并记录每个灭菌周期的温度和时间。

3. 操作注意事项

（1）不应选择不具备进行性物理监测数据显示和记录功能的设备。

（2）灭菌结束后应及时完成物理监测数据的检验工作，并签名确认。

4. 结果判定及处理

物理监测参数应符合设备说明书使用要求，符合 WS 310.3 要求。物理监测参数不合格，认定该次灭菌失败。

5. 标识及表格

物理监测结果应保存 3 年以上。

（二）生物监测

1. 操作前评估方法

应选择符合标准的生物指示剂，干热灭菌采用枯草杆菌黑色变种芽孢菌片，生物监测应每周一次。

2. 操作步骤

（1）将枯草杆菌黑色变种芽孢菌片制成标准生物测试包，置于灭菌器最难灭菌的部位，对灭菌器的灭菌质量进行生物监测，并设阳性对照和阴性对照。

（2）具体监测方法为：将枯草杆菌黑色变种芽孢菌片分别装入无菌试管内（1 片/管）。灭菌器与每层门把手对角线内，外角处放置 2 个含菌片的试管，试管帽置于试管旁，关好柜门，经一个灭菌周期后，待温度降至 80℃时，加盖试管帽后取出试管。在无菌条件下，加入普通营养肉汤培养基（5mL/管），36℃±1℃培养48h，观察初步结果，无菌生长管继续培养至第 7 日。

3. 操作注意事项

（1）干热灭菌只有菌片，无自含式生物指示剂。

（2）新安装、移位和大修后的监测，应重复 3 次。

4. 结果判定及处理

生物指示物结果判定应依照生产厂商的使用说明或卫生许可批件中的描述与要求进行。若出现不合格，认定该次灭菌失败，分析原因后予以纠正。

5. 标识及表格

应将结果记录在案，并保留 3 年以上。

## 五、环氧乙烷低温灭菌器监测操作

（一）物理监测

环氧乙烷灭菌的物理关键参数有时间、温度、相对湿度和环氧乙烷气体浓度。

1. 操作前评估方法

（1）有可依据的环氧乙烷灭菌器监测规程。

（2）正确使用环氧乙烷灭菌器。

2. 操作步骤

（1）按照灭菌器生产厂商的使用说明书进行正确的灭菌循环选择。

（2）每次灭菌应连续监测并记录灭菌时的温度、压力和时间等灭菌参数，并打印物理参数的结果。

（3）灭菌结束后，认真比对和查阅物理监测数据，检验是否符合技术要求。

（4）经判读后，物理监测数据应签名确认，并保存记录。

3. 操作注意事项

（1）不具备物理监测功能的环氧乙烷灭菌器不应使用。

（2）灭菌参数的波动范围应符合厂商和相关标准的要求。

4. 结果判定及处理

物理监测数据的结果应按照设备厂商的使用说明进行判读。物理监测参数不合格的，该次灭菌应认定为失败。

5. 标识及表格

物理监测结果应保存 3 年以上。

（二）包外化学监测

1. 操作前评估方法

包外化学指示剂用于待灭菌的单位（如包裹，容器）外以证明该单位已经暴露于灭菌过程和用于分辨已处理和未处理灭菌单位的化学指示剂。常用产品包括化学指示胶带、纸塑包装袋上的化学变色块等。

2. 操作步骤

一般环氧乙烷常用的包装材料为纸塑包装袋，其中含有环氧乙烷灭菌过程监测变色染料块，可用作包外化学监测。还可以使用环氧乙烷专用指示胶带贴于包外。

3. 操作注意事项

（1）不同产品的环氧乙烷专用化学指示燃料经灭菌后颜色变化不同，使用中应注意区分，避免误判。

（2）使用纸塑包装时，化学指示胶带应粘贴在塑料面，避免灭菌介质穿透。

（3）包外指示胶带可以作为闭合包装的封包材料使用。

4. 结果判定及处理

包外化学指示胶带颜色变化合格。如变色不合格，该灭菌包裹不得放行。

5. 标识及表格

不合格问题应记录存档。

（三）包内化学监测

1. 操作前评估方法

包内化学监测作为灭菌包裹是否灭菌合格的依据，每个灭菌物品包内最难灭菌位置应放置包内化学指示物。包内化学监测可发现不正确包裹、装载过密和灭菌器故障等，用于考核每个包裹的灭菌情况。

2. 操作步骤

（1）将一包内卡放于每一待灭菌物品包内。

（2）包内化学指示物应置于最难灭菌部位，闭合式包装，一般应放置在整个包裹的几何中心。

3. 操作注意事项

（1）应根据灭菌方法和相关参数，正确选择和使用不同类别的包内化学指示卡。

（2）应使用完整的包内化学指示卡，不能随意剪裁后使用，以免影响对质量结果的判断。

4. 结果判定及处理

使用者打开灭菌包后，观察包内化学指示物颜色是否达到产品规定要求。如果变色合格，则该灭菌包内器械可以使用。如果包内化学指示卡变色不合格，则不能使用包内的器械。CSSD应对退回的不合格物品重新处理。应分析原因，记录问题并改进。

5. 标识及表格

（1）参阅压力蒸汽灭菌器监测相关内容。

（2）不合格问题应记录存档。

（四）生物监测

1. 操作前评估方法

环氧乙烷每次灭菌应作生物监测。

2. 操作步骤

环氧乙烷测试包分挑战性生物测试包和常规生物测试包，前者主要用于对灭菌器的考核，后者作为平时的常规生物监测之用。

（1）挑战性生物测试包的制作方法

将一生物指示剂放于一个20mL注射器内，去掉针头和针头套，生物指示剂带孔的塑料帽应朝注射器针头处，再将注射器芯放在原位（注意不要碰及生物指示物）；另选一成人型气管插管或一个塑料注射器（内含化学指示卡），一个琥珀色乳胶管（长25.4cm，内径0.76cm，管壁厚1.6mm）和4条全棉清洁手术巾（46cm×76cm），每条巾单先折叠成3层，再对折，即每条巾单形成6层，然后将叠好的巾单从下至上重叠在一起，再将上述物品放于巾单中间层，最后选两条清洁布或无纺布包裹，用化学指示胶带封扎成一个测试包，见图15-5。

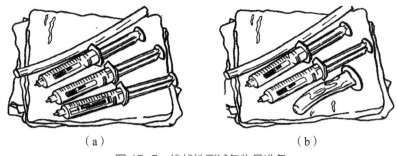

（a）　　　　　　　　　　　（b）

图 15-5　挑战性测试包物品准备

（2）环氧乙烷常规测试包的制作方法

将一支生物指示物放入一支 20mL 的塑料注射器内，去掉针头和针头套，生物指示剂带孔的塑料帽应朝注射器针头处，再将注射器芯放在原位（注意不要碰及生物指示物）。选一条清洁全棉手术巾，长边折叠为 3，再折叠为 3，一共 9 层。将注射器和一片化学指示卡一同放入毛巾的中间层。再一起放入一剥离式包装袋内，见图 15-6。也可选择一次性的常规生物测试包。

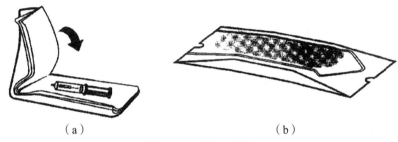

（a）　　　　　　　　　　　（b）

图 15-6　常规测试包

挑战性生物 PCD 应空载做，体积小于 453L 的灭菌器，选择一个挑战性生物测试包，置于灭菌器前部近门；体积小于 1132L 的灭菌器，选择 2 个挑战性生物测试包；体积小于 2264L 的灭菌器，选择 3 个挑战性生物测试包；体积小于 2858L 的灭菌器，选择 4 个挑战性生物测试包。常规生物 PCD 的放置为灭菌负荷的中央即可。

3. 操作注意事项（监测培养）

（1）应按照实际情况需要，正确选择挑战测试包或常规测试包，并依据灭菌器容积大小确定合适的布点。

（2）在制作生物 PCD 时，注射器不应推进紧压生物指示剂。

4. 结果判定及处理

灭菌结束后生物指示物应从生物 PCD 中取出，进行培养判读，并设立阳性对照。如果生物监测结果出现阳性，应认定该批次灭菌失败，所有灭菌物品不得发放，灭菌器应停止使用。应根据召回制度及程序，进行情况分析，确定是否对已发出的灭菌物品实施召回。排除并纠正问题后，灭菌器经测试合格才能重新启用。

5. 标识及表格

生物监测的结果应记录在案，并保存 3 年以上。

**（五）采用新方法、新材料灭菌效果监测**

1. 操作前评估方法

采用新包装材料或灭菌新物品时，应进行灭菌效果评估。在评估操作中，通过该包装材料或该物品包内的生物指示剂和化学指示剂，并通过生物指示剂和化学指示剂的结果进行监测，判定灭菌循环参数有效性和灭菌质量。

2. 操作步骤

待灭菌包外使用化学指示物，包内放置生物指示剂和包内指示卡，满载进行灭菌处理，并同时进行常规生物 PCD 的监测。灭菌结束进行判读。

3. 操作注意事项

在测试包裹中应同时放置化学指示物和生物指示物进行评估。

4. 结果判定及处理

生物指示物和化学指示物的结果应符合产品说明书和相关质量要求。

判定应依照生产厂商的使用说明或卫生许可批件中的描述与要求进行。若出现不合格，认定该次灭菌失败。

5. 标识及表格

应记录测试结果并存档。

（六）灭菌设备安装、移位、大修监测

1. 操作前评估方法

灭菌设备安装、移位、大修监测时，应进行灭菌效果评估。在评估操作中，通过空锅进行挑战性生物 PCD 进行监测，判定该灭菌器是否符合日常使用的要求。

2. 操作步骤

在空锅情况下进行挑战性生物 PCD 监测时使用挑战性生物测试包。应连续 3 次测试合格。按照厂商的使用说明或相关标准要求进行判读。

3. 操作注意事项

应确保在空锅状态下进行该测试。

4. 结果判定及处理

生物指示物和化学指示物的结果判定应依照生产厂商的使用说明或卫生许可批件中的描述与要求进行。若出现不合格，该测试认定为失败，分析原因后予以纠正。

5. 标识及表格

应记录测试结果并存档。

## 六、过氧化氢低温等离子体灭菌器监测操作

（一）物理监测

过氧化氢低温等离子体每一次灭菌都应进行物理监测。

1. 操作前评估

应评估所设定的灭菌程序和参数。

2. 操作步骤

每次连续监测并记录每个灭菌周期的临界参数，如舱内压、温度、过氧化氢浓度和灭菌时间等。

3. 操作注意事项

（1）灭菌设备运行参数显示和记录装置工作正常。

（2）灭菌结束后应及时完成物理监测确认。

4. 结果判定及处理

物理监测数据的结果应符合产品说明书和相关质量标准。物理监测参数不合格认定为

灭菌失败。

5. 标识及表格

物理监测结果应保存 3 年以上。

（二）包外化学监测

1. 操作前评估方法及要求

有可依据的操作规程。每个待灭菌物品包外有化学指示剂，使用过氧化氢低温等离子体专用包外化学指示剂。

2. 操作步骤

参阅压力蒸汽灭菌监测相关内容。

3. 操作注意事项

参阅压力蒸汽灭菌监测相关内容。

4. 结果判定及处理

包外化学指示胶带上的颜色变化应合格，符合产品说明书要求和相关质量标准。变色不合格，该灭菌包不得发放。

5. 标识及表格

发现的不合格问题应记录存档。

（三）包内化学监测

1. 操作前评估

参阅压力蒸汽灭菌监测相关内容。

2. 操作步骤

参阅压力蒸汽灭菌监测相关内容。

3. 操作注意事项

（1）参阅压力蒸汽灭菌监测相关内容。

（2）应考虑化学指示物在不同的过氧化氢等离子灭菌器的兼容性。

4. 结果判定及处理

使用者观察包内化学指示物变色应合格，符合相关质量标准。如变色不合格，该灭菌包不能使用。

5. 标识及表格

不合格质量问题应记录存档。

（四）生物监测

1. 操作前评估方法及要求

过氧化氢低温等离子体灭菌的生物监测应每天至少进行一次灭菌循环的生物监测。生物监测结果可以考核过氧化氢低温等离子体灭菌器的灭菌质量。

采用嗜热脂肪杆菌芽孢生物指示物制作管腔生物 PCD 或非管腔生物监测包。生物指示物的载体应对过氧化氢无吸附作用，每一载体上的菌量应达到 $1 \times 10^6 CFU$，所用芽孢对过氧化氢气体的抗力应稳定并鉴定合格。所用产品应符合国家相关管理要求。

2. 操作步骤

（1）管腔生物 PCD 的监测方法

灭菌管腔器械时，可使用管腔生物 PCD 进行监测。应将管腔生物 PCD 放置于灭菌器内最难灭菌的部位（按照产品说明书建议，远离过氧化氢注入口，如灭菌舱下层器械搁架的后方）。灭菌周期完成后立即将管腔生物 PCD 从灭菌器中取出，生物指示物应放置 56℃±2℃培养 7d（或遵照产品说明书），观察培养结果，并设阳性对照和阴性对照（自含式生物指示物不用设阴性对照）。

（2）非管腔生物监测包的监测方法

灭菌非管腔器械时，应使用非管腔生物监测包进行监测。应将生物指示物置于特卫强材料的包装袋内，密封式包装后，放置于灭菌器内最难灭菌的部位（按照生产厂家说明书建议，远离过氧化氢注入口，如灭菌舱下层器械搁架的后方）。灭菌周期完成后立即将非管腔生物监测包从灭菌器中取出，生物指示物应放置 56℃±2℃培养 7d（或遵循产品说明书），观察培养结果，并设阳性对照和阴性对照（自含式生物指示物不用设阴性对照）。

3. 操作注意事项

（1）常规监测应满载，测试包放在两个灭菌负载之间。

（2）新安装、移位和大修后的监测，应空锅进行。

4. 结果判定及处理

阳性对照组培养阳性，阴性对照组培养阴性，试验组培养阴性，判定为灭菌合格；阳性对照组培养阳性，阴性对照组培养阴性，试验组培养阳性，判定为灭菌失败，同时应根据召回制度和程序进行问题分析和处理。

5. 标识及表格

监测结果记录并保存 3 年以上。

### 七、低温蒸汽甲醛灭菌监测操作

#### （一）物理监测

低温蒸汽甲醛灭菌每一次运行都应进行物理监测。

1. 操作前评估方法

评估所设定的灭菌参数是否符合规定的要求。

2. 操作步骤

参阅压力蒸汽灭菌监测相关内容。

3. 操作注意事项

参阅压力蒸汽灭菌监测相关内容。

4. 结果判定及处理

物理监测结果应符合设备厂商的使用说明和相关质量标准。物理监测不合格的，该次灭菌应认定为失败。

5. 标识及表格

物理监测结果应保存 3 年以上。

#### （二）包外化学监测

1. 操作前评估方法

参阅压力蒸汽灭菌监测相关内容。

2. 操作步骤

参阅压力蒸汽灭菌监测相关内容。

3. 操作注意事项

使用甲醛蒸汽灭菌专用的包外化学指示物，或符合 ISO 11140-1 要求的化学指示物。

4. 结果判定及处理

包外化学指示胶带上的染料应达到规定的颜色变化。变色块不合格的，该灭菌包裹不得放行。

5. 标识及表格

质量问题应记录并存档。

（三）包内化学监测

1. 操作前评估方法

参阅压力蒸汽灭菌监测相关内容。

2. 操作步骤

参阅压力蒸汽灭菌监测相关内容。

3. 操作注意事项

使用甲醛蒸汽灭菌专用包内化学指示物。

4. 结果判定及处理

使用者观察包内化学指示物变色合格，可以使用；变色不合格，该包裹不能使用，并退回 CSSD。

5. 标识及表格

记录反馈问题并存档。

（四）生物监测

1. 操作前评估方法及要求

应选择符合标准的生物指示剂，低温蒸汽甲醛灭菌的生物监测应每周进行一次。采用嗜热脂肪杆菌芽孢生物指示物制作管腔生物 PCD 或非管腔生物监测包。生物指示物的载体应对甲醛无吸附作用，每一载体上的菌量应达到 $1 \times 10^6$CFU，所用芽孢对甲醛的抗力应稳定并鉴定合格，所用产品应符合国家相关要求。

2. 操作步骤

（1）管腔生物 PCD 的监测方法

灭菌管腔器械时，可使用管腔生物 PCD 进行监测。应将管腔生物 PCD 放置于灭菌器内最难灭菌的部位（按照生产厂家说明书建议，远离甲醛注入口），灭菌周期完成后立即将管腔生物 PCD 从灭菌器中取出，生物指示物应放置 56℃ ±2℃培养 7d（或遵循产品说明书），观察培养结果，并设阳性对照和阴性对照（自含式生物指示物不用设阴性对照）。

（2）非管腔生物监测包的监测方法

灭菌非管腔器械时，应使用非管腔生物监测包进行监测。应将生物指示物置于纸塑包装袋内，密封式包装后，放置于灭菌器内最难灭菌的部位（按照生产厂家说明书建议，远离甲醛注入口）。灭菌周期完成后立即将非管腔生物监测包从灭菌器中取出，生物指示物应放置 56℃ ±2℃培养 7d（或遵循产品说明书），观察培养结果，并设阳性对照和阴性对照（自含式生物指示物不用设阴性对照）。

3. 操作注意事项

（1）常规监测应满载，测试包放在两个灭菌负载之间。

（2）新安装、移位和大修后的监测，应空锅测试。

4. 结果判定

阳性对照组培养阳性，阴性对照组培养阴性，试验组培养阴性，判定为灭菌合格；阳性对照组培养阳性，阴性对照组培养阴性，试验组培养阳性，判定为灭菌失败，同时应根据召回制度和程序进行问题分析和处理。

5. 标识及表格

监测结果记录保存 3 年以上。

# 第五节　质量追溯及召回

一个完整的医疗器械再处理过程包括物品的回收、分类、清洗、消毒、检查、包装、灭菌、储存和发放等过程，应建立各项操作规程，分工明确，同时对上述操作过程应有质量控制的工作记录，以实现质量可追溯。当发生问题时，能通过各个环节的记录，快速、准确查找原因，及时召回尚未使用的灭菌物品，以提高工作质量，保障患者的安全。

## 一、无菌物品质量追溯的概念及意义

通过采用手工记录或信息管理系统（条码标签或芯片标签），实现对无菌物品从回收、分类、清洗、消毒、检查、包装、灭菌、储存、发放到使用的全流程质量信息的跟踪过程。通过建立质量追溯，加强 CSSD 无菌物品清洗、消毒、灭菌质量与发放、回收有效管理，规范 CSSD 业务操作流程。召回制度为无菌物品使用安全提供了保障，可避免无菌物品质量问题引发的医院内感染。

## 二、质量追溯的实施方法

### （一）建立召回制度

制定无菌物品管理的召回制度，明确召回物品的程序、召回问题查找、改进及总结报告的内容，明确相关部门和临床在实施物品召回中的流程和责任。

1. 召回流程

（1）描述发出召回命令的情况。

（2）明确能行使召回命令的人员。

（3）明确对召回过程进行总结报告的人员。

2. 召回命令

（1）召回的物品应包括至上次生物监测合格的为止。

（2）立即与受影响的部门进行沟通，后续应发出书面命令。

（3）通过灭菌批号信息确定应召回的物品。

（4）明确召回命令涉及的人员或部门。

（5）对召回过程中的物品按照种类和数量进行记录。

（6）明确接受召回命令人员的操作和行为（如毁坏或返还物品）。

3. 召回报告

（1）明确发出召回命令的场景。

（2）明确改进措施，以避免类似情况的再次发生。

（3）提供召回过程中实际定位到的物品比例（即实际召回到的数目与理论召回总数的比值）。

（4）为召回后的物品确实经过再处理或者毁坏提供适当的确认。

物品召回是无菌物品管理工作的应急处理方案。从召回形式上可分为主动召回和被动召回。两者性质有所不同。主动召回，是 CSSD 判定生物监测结果阳性时采取的物品召回措施。主动召回属于指控管理范畴，可以及时阻止和降低感染的风险。被动召回，是已发出的物品在使用当中出现疑似感染问题时采取的物品召回措施。应根据具体情况分析改进。

## （二）建立清洗、消毒、灭菌操作的过程记录

CSSD 应建立清洗、消毒、包装、灭菌操作过程的详细记录。记录表格设计应包括工作流程中关键参数和质量信息、操作者等。记录内容应具有适时性，利于质量分析。记录表格主要包括以下内容：

（1）污染物品回收清点记录。

（2）每批次清洗器械、器具和物品目测检查记录。

（3）灭菌器运行操作记录，记录运行观测和监测结果等内容。记录主要内容包括灭菌日期、灭菌器编号、批次号、装载的主要物品、灭菌程序号、主要运行参数、操作员签名或代号，以及灭菌质量的监测结果等，并存档。打印的物理监测数据、曲线图应粘在记录表上存档。化学监测结果可填写和粘在灭菌器操作记录表上存档。生物监测结果可填写和粘在灭菌器操作记录表上存档。

（4）湿包检查记录。

（5）灭菌物品发放记录（包括植入物）。

（6）各种耗材记录表格，包括使用无菌物品、消毒产品、卫生材料、清洗剂入库质量检查记录。

## （三）清洗、消毒、灭菌质量监测记录、存档

根据 WS 310.3，清洗、消毒监测资料和记录的保存期应≥6 个月，灭菌质量监测资料和记录的保留期≥3 年，具体要求如下：

1. 保存 6 个月及以上的记录

（1）污染物品回收记录。

（2）无菌物品发放记录。

（3）灭菌后湿包检查记录。

（4）清洗、消毒器记录仪打印的资料。

（5）每日清洗质量检查记录。

（6）每月应至少随机抽查 3～5 个待灭菌包内全部物品的清洗质量，并记录监测结果。

（7）清洗效果测试指示物清洗检查记录，至少每年监测一次。

（8）消毒后直接使用物品每季度消毒效果监测结果，由检验室出具细菌培养报告。

（9）化学消毒剂监测记录。

（10）清洗用水监测记录，包括纯化水电导率监测记录、酸化水日常监测记录。

（11）一次性使用无菌物品、消毒产品、卫生材料、清洗剂入库质量检查记录。

（12）岗位人员工作记录（排班记录）。

2. 保存 3 年及以上的记录

（1）各类灭菌器每次运行记录和监测结果（包括物理监测、生物监测、B-D 监测植入

物监测）。记录内容和结果可与操作记录合并。

（2）植入物无菌物品发放记录。

（3）操作程序发生改变（更换清洗剂、消毒方法、改变装载方法等）效果监测结果。监测结果不符合要求，应有改进记录。

（4）设备新安装、更新、大修、检测记录。

（5）召回记录。

### （四）灭菌标识内容及使用要求

（1）灭菌包标识内容。标识内容包括物品名称、检查打包者姓名或编号、灭菌器编号、批次编号、灭菌日期和失效日期，或含有上述内容的信息标识，以利于物品的追溯。

（2）手术灭菌包标识要求。手术室各类灭菌包标识应在手术护理记录单上留存或记录（含6项信息）。

### （五）无菌质量放行要求

（1）灭菌过程中物理参数不合格的灭菌物品视为灭菌失败，不得发放。

（2）包外化学指示物不合格的灭菌物品不得发放。

（3）植入物应在生物监测合格后方可发放。紧急情况灭菌植入物时，使用含第5类化学指示物的生物PCD进行监测，化学指示物合格可提前放行，生物监测的结果应及时通报使用部门。

（4）生物监测不合格，应按照召回制度和程序进行处理。

## 三、召回的要求与调查方法

### （一）启动物品召回的原则

根据WS 310.3规定，生物监测不合格时，应通知使用部门停止使用，并召回上次监测合格以来尚未使用的所有灭菌物品。回收后的物品应重新清洗、消毒和灭菌处理。分析不合格原因，排除后，灭菌器连续3次生物监测合格，方可重新使用。

### （二）召回的步骤

1. 实施召回

（1）确认生物监测不合格后，实施主动召回，或者根据临床使用问题报告实施被动召回。同时上报相关主管部门。

（2）根据物品灭菌过程记录、发放记录查找该批次灭菌不合格物品流向。

（3）立即通知使用部门停止使用，由CSSD集中回收处理。

（4）召回上次监测合格以来尚未使用的所有灭菌物品，以及发出或未发出的质量不合格、不安全的无菌物品。

（5）CSSD的上级主管部门护理部或医务处主管领导接到"灭菌物品召回报告"后，应尽快通知临床、医技等使用部门对已经使用该期间无菌物品的患者进行密切观察，发现感染等相关迹象时，应及时给予正确、恰当的处理，并按照医院的要求将感染病例或疑似感染病例报感染管理部门。

（6）感染管理部门应及时协助调查与处理，并对报告病例进行统计分析，将分析结果及时汇报医院领导，以便医院能迅速作出应急反应和相应的处理。

2. 书面报告

①召回物品后即刻以书面报告的形式向 CSSD 的上级主管部门和领导报告。

②报告的内容包括召回灭菌物品的时间段、数量、灭菌器的名称及编号、灭菌批次、上次生物监测合格日期、召回的原因、可能使用不合格灭菌物品所涉及的部门或科室等。报告说明召回的原因和措施建议。

### （三）召回事件调查方法

检查灭菌过程的各个环节，查找灭菌失败的可能原因。

1. 自查

（1）检查灭菌运行中的物理参数。

（2）检查生物监测操作流程、PCD 制作和放置是否符合标准。

（3）检查物品包装及装载量规范性、装载是否过满。

（4）检查化学监测是否正常。

（5）检查灭菌耗材和生物监测耗材质量，包括失效期、批号等。

2. 设备保障科室协助调查

（1）影响灭菌的质量因素，包括灭菌器及部件。水电气供给、蒸汽质量、排水管道等。

（2）组织协调技术人员和厂商进行设备问题排除。

3. 重新监测

（1）排除以上问题，预真空压力蒸汽灭菌器，再次进行生物监测，直到连续 3 次生物监测和 3 次 B-D 测试合格后该灭菌器方可正常使用。

（2）同时进行常规物理监测和化学监测。

### （四）召回事件总结改进

1. 进行书面报告

（1）应对该事件处理情况进行书面报告，并上报护理部和医院感染管理部门指定负责人。

（2）汇报排查的问题和改进措施及建议，应从事件中总结经验，完善有关制度与措施，达到持续质量改进。

（3）对事件的总结报告应存档并妥善保存。

2. 召回物品的处理

召回物品按照污染物品处理，遵循"清洗—消毒—包装—灭菌"原则处理。

# 思 考 题

1. 简述灭菌物理监测的目的和重要性。

2. 简述灭菌监测化学指示物的分类及作用。

3. 各类常用灭菌方法生物测试菌种的名称是什么？

4. 简述开展质量追溯的基本要求。

5. 简述召回的流程及重点原则。

# 第十六章　被朊毒体、气性坏疽及突发原因不明传染病病原体污染诊疗器械、器具和物品处理流程

## 【学习目标】

1. 了解朊毒体及其可导致的疾病；了解引起气性坏疽的治病微生物；了解突发不明原因传染病的定义。

2. 掌握被朊毒体、气性坏疽及突发不明传染病病原体污染诊疗器械、器具和物品的清洗、消毒、灭菌操作方法；掌握环境消毒隔离措施及人员防护措施。

## 第一节　概述

被朊毒体、气性坏疽及突发不明传染病病原体污染的诊疗器械、器具和物品的清洗、消毒、灭菌应按照 WS/T 367、WS 310 中规定的工作流程、操作方法、消毒隔离及人员防护措施进行。

### 一、朊毒体感染

朊毒体是一种不同于细菌、病毒、真菌和寄生虫等病原微生物的缺乏核酸的蛋白质感染因子，它不需核酸复制而能自行增殖。朊毒体的本质是蛋白质，对蛋白质强变性剂如苯酚、尿酸等的处理无耐受性，但却有不同于一般蛋白质的特征，即耐高温性和抗蛋白酶性。能使核酸失活的物理和化学方法均对其无影响。朊毒体感染所致的朊毒体病，目前已知的有人类的克－雅病、库鲁病、杰茨曼－斯脱胎司勒－史茵克综合征、致死性家族性失眠症等一类被称为"传染性海绵体脑病"的神经系统退行性变性疾病。这类疾病可呈传染性、散发性或遗传性发生。传染源为感染朊毒体的动物和人。传播途径为消化道传播、医源性传播。人群普遍易感。预防措施包括管理传染源，切断传播途径。

### 二、气性坏疽

气性坏疽（梭菌性坏死）是由产气荚膜梭菌等所引起的大面积肌坏死，是一种发展迅速，预后差的厌氧菌感染。致病菌主要有产气荚膜梭菌、水肿梭菌、败毒梭菌、梭状梭菌、溶组织梭菌等，多为混合感染。产气荚膜梭菌在局部生长繁殖，产生多种外毒素和酶，破坏周围组织的胶原纤维并产生大量不溶性气体，使组织细胞坏死、渗出、水肿明显。大量外毒素的吸收可引起严重的毒血症，直接侵犯心、肝、肾等重要脏器，引起休克、肾功能不全甚至多脏器功能衰竭。

### 三、突发原因不明传染病

突发原因不明感染包括突发公共卫生事件和医院感染暴发事件，有扩散趋势，经国家卫生健康行政部门组织调查，仍然原因不明。

（1）突发公共卫生事件：突然发生造成或者可能造成社会公众健康严重损害的重大传

染病疫情、群体不明原因疾病。

（2）医院感染暴发事件：含 10 例以上的医院感染暴发事件或发生特殊病原体、新发病原体，可能造成重大公共影响或者严重后果的医院感染。

### 四、处理原则

（1）被朊毒体、气性坏疽及突发原因不明的传染病病原体污染的器械、器具和物品处理流程遵循"先消毒，后清洗，再灭菌"的原则。

（2）为了减少因污染特殊感染性疾病的器械在回收、运送、清洗消毒中造成的对环境、人员的感染，临床操作宜选择一次性诊疗器械、器具和物品。

（3）被污染的一次性诊疗器械、器具、物品或 CSSD 在处理操作中使用的废弃用品，都应进行双层密闭封装，按照医疗机构有关部门的规定焚烧处理。

（4）必须使用复用医疗器械、器具、物品时，应在临床科室进行双层封闭包装并标明感染性疾病名称，再由 CSSD 单独回收处理。

## 第二节　污染器械、器具和物品的处理流程

### 一、朊毒体污染器械、器具和物品的处理流程

#### （一）操作原则及要求

（1）回收的朊毒体污染器械、器具和物品必须经双层密闭包装，再置于黄色垃圾袋中，分两次双层包裹，并在黄色垃圾袋外侧标明感染性疾病名称，由 CSSD 人员使用封闭容器取回。

（2）做好特殊消毒前的准备工作。备好浸泡桶，配制浓度为 1mol/L 氢氧化钠消毒液。

（3）消毒时打开回收容器，将接触朊毒体污染器械的包装与污染器械一同浸泡在 1mol/L 氢氧化钠消毒液中，加盖进行消毒处理。

（4）接触污染器械的运输用具、车辆应进行严格消毒。对于盛装盒、浸泡桶应与污染器械同等消毒处理。

（5）对于操作台面、回收车和地面等，根据物品的材质采用 10000mg/L 的含氯消毒剂或 1mol/L 氢氧化钠溶液擦拭或浸泡消毒，至少作用 15min，并确保所有污染表面均接触到消毒剂。

#### （二）朊毒体污染器械清洗、消毒和灭菌

1. 操作前准备

（1）人员准备：操作人员个人防护符合 WS 310.2 附录 A 的要求。

（2）环境准备：在 CSSD 去污区应环境整洁、光线充足。

（3）物品准备：消毒剂、消毒容器、清洗剂、清洗容器、操作台、记录本等。

（4）要求：清洗消毒器功能良好，处于备用状态。

2. 操作步骤

（1）评估

①评估被污染器械的风险性：明确诊断还是疑似病例；手术种类和部位；器械接触组

织的部位和风险等级，不同器官、组织和体液朊毒体传染性的风险。

②评估器械的污染程度；器械性状、复杂度、血渍污染量，以及是否耐受浸泡消毒和压力蒸汽灭菌等。

③检查临床朊毒体污染器械的双层包装严密度以及是否注明感染疾病名称。

（2）消毒

①选择合适的消毒容器，配置 1mol/L 氢氧化钠溶液消毒剂。

②打开回收的朊毒体污染物品的包装，尽可能控制污染范围。为防止环境和一般物体表面污染，宜采用一次性塑料薄膜覆盖操作台，操作完成后按特殊医疗废物焚烧处理。

③直接将污染的器械和物品全部浸泡在消毒剂内，盖上盖子，消毒 60min。

（3）清洗

将消毒后的器械取出，选用温热自来水冲洗，去除化学药剂，然后按照 WS 310.2 中 5.2 的清洗步骤和方法进行彻底清洗。

（4）包装

按照 WS 310.2 中 5.7 的包装方法及规定进行操作。

（5）灭菌

选用压力蒸汽灭菌法。灭菌温度、时间设置：134～138℃，18min，或 132℃，30min，或 121℃，60min。

（6）监测

清洗程序应符合制度规定。消毒程序参数设置：湿热消毒温度应≥90℃，时间≥5min，或 $A_0$ 值≥3000，并进行器械清洗质量监测。严格执行物理监测，符合 WS 310.3 中 4.4.2.1 的规定，物理监测法，每次灭菌应连续监测并记录灭菌时的温度、压力和时间等灭菌参数。灭菌温度波动范围在＋3℃以内，时间满足最低灭菌时间的要求，同时应记录所有临界点的时间、温度与压力值，结果应符合灭菌的要求，并记录物理监测结果。实施灭菌生物测试、包内化学指示卡等测试，应符合 WS 310.3 的规定。

3. 标识及表格应用

详细记录处理过程和相关重要参数。对该类器械的消毒、清洗和灭菌质量进行追溯。

4. 操作注意事项

（1）建立该类污染器械管理制度、处理流程和质量标准。建立详细的处理流程记录，便于日后查询和质量追溯。

（2）操作人员防护必须符合 WS 310.2 附录中污染物品回收操作和去污区清洗要求，保证操作者无皮肤破损或伤口。

（3）取物时要防止皮肤、黏膜的暴露，接触污染器械应戴双层手套、护目镜，一旦发生职业暴露立即上报相关管理部门。

（4）常规物品与朊毒体污染的物品应分开处理。即先处理常规污染物品，再处理朊毒体污染的物品，防止交叉污染。

（5）使用后的清洁剂、消毒剂立即更换。相关装载器具、运送箱、车和污染接收台面等，可选用 5000mg/L 含氯消毒剂或氢氧化钠消毒液进行浸泡、刷洗。消毒液覆盖台面或浸泡用具的时间不得少于 60min。

（6）操作中严格执行个人防护和消毒隔离制度，及时更换防护用具，洗手或手消毒。

## 二、气性坏疽病原体污染器械、器具和物品的处理流程

### （一）操作原则及要求

（1）回收的气性坏疽病原体污染器械、器具和物品必须经双层密闭包装，再置于黄色垃圾袋中，分两次双层包裹，并在黄色垃圾袋外侧标明感染性疾病名称，由 CSSD 人员使用封闭容器取回。

（2）可采用含氯消毒剂 1000～2000mg/L 浸泡消毒 30～45min，有明显污染物时应采用含氯 5000～10000mg/L 浸泡消毒≥60min，然后按规定清洗、灭菌。

（3）做好特殊消毒前的准备工作。备好浸泡桶，配制浓度 1000～2000mg/L 或 5000～10000mg/L 的含氯消毒剂溶液。

（4）消毒时打开回收容器，将接触气性坏疽污染器械的包装与污染器械一同浸泡在1000～2000mg/L 或 5000～10000mg/L 的含氯消毒剂中，加盖进行消毒处理。

（5）接触污染器械的运输用具、车辆应进行严格消毒。对于盛装盒、浸泡桶应遵循与污染器械同等消毒处理原则。

（6）操作台面、回收车和地面等应根据污染程度，使用 1000～2000mg/L 或 5000～10000mg/L 的含氯消毒剂溶液，至少保持与被污染表面接触 30～45min 或 60min 的消毒后，再用温热水冲洗清洁。

### （二）气性坏疽污染器械清洗、消毒和灭菌

1. 操作前准备

（1）人员准备：操作人员个人防护应符合 WS 310.2 附录 A 要求。

（2）环境准备：在 CSSD 去污区应环境整洁、光线充足。

（3）物品准备：消毒剂、消毒容器、清洗剂、清洗容器、操作台、记录本等。

（4）要求：清洗消毒器功能良好，处于备用状态。

2. 操作步骤

（1）评估

①评估被污染器械的风险性：明确诊断还是疑似病例；手术种类和部位；器械接触组织的部位和风险等级。

②评估器械的污染程度；器械性状、复杂度、血渍污染量，以及是否耐受浸泡消毒和压力蒸汽灭菌等。

③检查临床对气性坏疽污染器械的双层包装严密度以及是否注明感染疾病名称。

（2）消毒

①选择合适的消毒容器，配置含氯消毒剂，遵守消毒液配置原则。

②打开回收的气性坏疽污染物品的包装，尽可能控制污染范围。可在台面上覆盖塑料薄膜，降低台面污染。

③直接将污染的器械、器具和物品全部浸泡在消毒剂内，盖上盖子，消毒时间根据器械污染程度而定。

（3）清洗

将消毒后的器械取出，选用温热自来水冲洗，去除化学药剂，然后再按照 WS 310.2 中的清洗步骤和方法进行彻底清洗。

（4）包装

按照 WS 310.2 中 5.7 的包装方法及规定进行操作。

（5）灭菌

按照 WS 310.2 中 5.8 中进行处理。

（6）监测

包括清洗、消毒程序参数设置，如：湿热消毒温度应≥90℃，时间≥5min，或 $A_0$ 值 ≥3000，并进行器械清洗质量监测。灭菌监测包括生物测试、包内化学指示卡等的监测。

3. 标识及表格应用

详细记录处理过程和相关重要参数，对该类器械的消毒、清洗和灭菌质量进行追溯。

4. 操作注意事项

参阅朊毒体污染器械操作相关内容。

### 三、突发原因不明传染病病原体污染器械、器具和物品的处理流程

#### （一）处理原则

按照国家卫生健康行政主管部门组织制定的相关技术标准、规范和控制措施进行消毒。

#### （二）处理方法

（1）制定相关专项的消毒、清洗、灭菌操作流程，执行先消毒、后清洗、再灭菌的操作步骤。

（2）在医院感染暴发事件中，应依据医疗机构、医院感染管理和相关部门规定进行消毒和防控。

# 思 考 题

1. 朊毒体、气性坏疽及突发原因不明传染病病原体污染器械的处理原则有哪些？

2. 对朊毒体、气性坏疽及突发原因不明传染病病原体污染的器械进行处理时，应如何使用防护用具？

3. 朊毒体、气性坏疽及突发原因不明的传染病病原体污染器械处理后，应如何进行环境和用具的消毒？

# 第十七章  精密与专科器械处理及操作示例

【学习目标】

1. 了解精密器械和专科器械的类别、基本结构和功能。

2. 熟悉精密器械、专科器械、机器人器械、眼内手术器械清洗、消毒、灭菌的操作原则及方法；熟悉器械保护基本方法。

3. 掌握动力器械、外来器械、硬式内镜器械的清洗、拆卸组装、功能性检查的方法。

## 第一节  硬式内镜

硬式内镜是用于疾病诊断、治疗的不可弯曲的内镜。

硬式内镜精密且贵重，由多元材料制成，包括光学材料、电子材料、橡胶材料、金属材料等。硬式内镜的处理，主要包括光学目镜、器械及附件的处理。

### 一、基本应用及构造

#### （一）基本应用

内镜系统由监视器、摄像系统（包括摄像主机和摄像头）、光源、气腹机、电刀、各种泵、光学目镜、手术器械、台车组成，见图17-1。其成像原理是：光学目镜连接导光束和摄像头，将光源产生的光线传导到被观察物的表面，再通过其自带的传输系统传输回摄像主机，传输回的图像经过摄像主机的处理，最终显示在监视器上。

内镜手术需要使用内镜和辅助的器械。光学目镜的物镜一端对准被观测物表面，使医生通过目镜或监视器能够非常直观地看到脏器表面的情况。硬式内镜的内部结构见图17-2。使用时，经人体的天然孔道或者是经手术做的小切口将内镜导入预检查的器官，可直接观察人体各种腔隙内组织结构的情况，无须完全打开腔隙。手术的小切口可以提供诊疗或外科手术的操作通路，借助这个通路完成诊疗和手术。

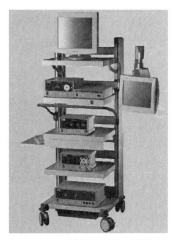

图 17-1  内镜摄像等系统设备

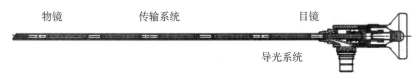

物镜　　　　传输系统　　　　　目镜

导光系统

图 17-2  硬式内镜的内部结构

内镜器械在医疗诊断和手术治疗中应用广泛。包括神经外科的脑室镜、椎间孔镜；耳鼻喉科的鼻窦镜、喉镜、支气管镜、耳镜等；胸外科的胸腔镜、纵隔镜；普外科的腹腔镜、肛肠镜；妇科的妇科腹腔镜、宫腔镜、宫腔电切镜、羊膜镜、胎儿镜、输卵管镜等；

泌尿外科的泌尿外科腹腔镜、膀胱镜、输尿管镜、经皮肾镜、前列腺电切镜、尿道切开镜等；骨科的关节镜、椎间盘镜等；麻醉科的喉镜、气管插管镜；消化科的常用软镜，如胃镜、十二指肠镜、结肠镜、胆道镜、小肠镜等。此外，还有其他用于血管外科和整形科的内镜等。

内镜系统中，摄像系统、光源、气腹机等设备不接触人体表面，故无须清洗消毒。直接进入人体体腔的只有光学目镜和相关辅助手术器械，应根据《内镜清洗消毒技术操作规范》进行清洗、消毒或灭菌。

### （二）基本构造

#### 1. 硬式内镜

根据镜体构造的材质不同，一般将内镜分为光学镜和电子镜。光学镜又分为硬式内镜和软式内镜。主流硬式内镜为柱状晶体镜，见图17-3。光学镜和电子镜的基本结构包括物镜、目镜、导光系统、传输系统。

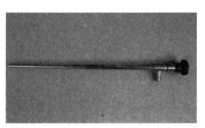

图 17-3　柱状晶体镜（硬式内镜）

#### 2. 内镜手术器械

内镜手术器械主要包括穿刺器、各类抓钳、分离钳、活检钳、剪刀、吸引管、电凝器、持针器等。这些器械普遍具有构造复杂，齿槽多，清洗时需要拆卸各个组件等特点。内镜手术器械及部件见图17-4～图17-5。

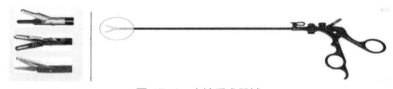

图 17-4　内镜手术器械

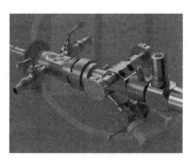
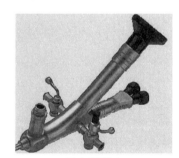

（a）部件1　　　　　　　　　（b）部件2

图 17-5　内镜手术器械阀门

## 二、硬式内镜处理原则及操作

### （一）清洗消毒原则

硬式内镜是一种侵入式诊疗器械和手术器械，必须遵循 WS 310.2 和《内镜清洗消毒技术操作规范》进行清洗、消毒，保证器械使用的安全。

（1）建立专门的硬式内镜清洗、消毒及灭菌技术操作流程。工作人员应认真阅读相关使用手册，依据相关使用操作说明正确使用清洗、消毒、灭菌的方法。

（2）承担清洗灭菌等处理的操作人员应经过专项培训，了解内镜的性能及功能等方面的知识，了解清洗消毒灭菌和储存保养等方面的注意事项。

（3）清洗去污操作时，工作人员应当穿戴必要的防护用品，包括工作服、防渗透围裙、口罩、帽子、手套等，应符合 WS 310.2 附录 A CSSD 人员防护及着装要求，见图 17-6。

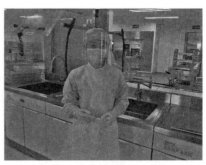

图 17-6　人员防护着装

（4）具备内镜的基本清洗消毒设备，包括流动水清洗消毒槽、负压吸引器、超声清洗器（图 17-7）、压力水枪（图 17-8）、压力气枪（图 17-9）、干燥设备、与所采用的消毒、灭菌方法相适应的必备的消毒、灭菌器械，各种清洗用的刷子（图 17-10）等消耗品。

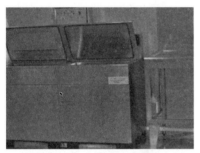

图 17-7　超声清洗器

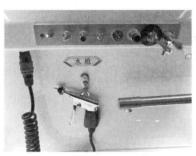

图 17-8　压力水枪

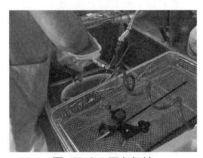

图 17-9　压力气枪

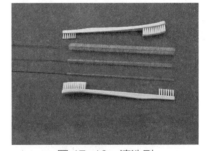

图 17-10　清洗刷

（5）硬式内镜及附件的清洗、消毒或灭菌方法的选择及原则：

①凡进入人体无菌组织、器官或者经外科切口进入人体无菌腔室的内镜及附件，如腹腔镜、关节镜、脑室镜、膀胱镜、宫腔镜等必须灭菌。

②凡穿破黏膜的内镜附件，如活检钳、高频电刀等，必须灭菌。

③凡进入人体消化道、呼吸道等与黏膜接触的内镜，如喉镜、气管镜、支气管镜、胃镜、肠镜、乙状结肠镜、直肠镜等，应当按照 WS/T 367 的要求进行高水平消毒。

④内镜及附件用后应当立即清洗、消毒或灭菌。

⑤内镜及附件的清洗、消毒或灭菌时间应当使用计时器控制。

**（二）硬式内镜及器械处理操作**

1. 用后处理

硬式内镜使用后立即用流动水彻底冲洗，除去血液、黏液等污染物；光学目镜与导光束接头内部光纤被污染后及时清洗擦拭干净。处理后的内镜分别放置在专用篮筐或容器中，避免与其他器械混装。防止因碰撞造成镜身内部柱状晶体碎裂，影响成像，见图17-11。内镜运送到清洗消毒的部门时，还应将盛装内窥镜的篮筐或容器置于密闭的容器中转运。

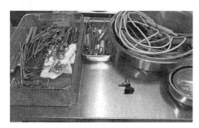（a）目镜未加保护　　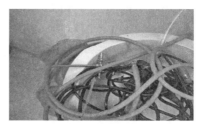（b）器械混装

图 17-11　错误的摆放

2. 回收与核查

清洗处理前应检查和评估器械的完好状态，注意观察镜身有无变形，如果受力弯折或摔落造成变形（图17-12），将影响正常成像（图17-13）。观察钳类张开闭合是否灵活，外套管或电凝器械绝缘体有无表皮破裂（图17-14），光学目镜前端物镜是否被电刀、激光、动力等辅助治疗设备损伤等（图17-15）。当面交接核对器械的完整性和功能状况。

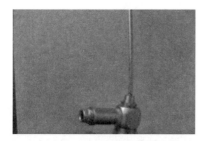

图 17-12　镜身变形

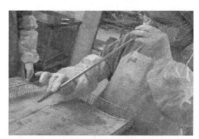

图 17-13　成像检查

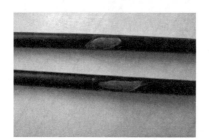

图 17-14　绝缘体破损

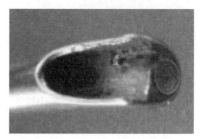

图 17-15　前端物镜损伤

3. 清洗

（1）分类预清洗

①光学目镜宜采用手工清洗方法，应根据器械厂商建议选择使用机械清洗方法。不能使用超声波清洗的方法，避免造成镜面的损坏。硬式内镜器械可选用机械清洗方法。

②将能够拆卸的器械分解后清洗并摆放整齐（图17-16），例如，分解穿刺器芯（图17-17、图17-18）、多功能阀（图17-19）；穿刺器外套管、内芯、手柄、钳和剪等器械附件（图17-20～

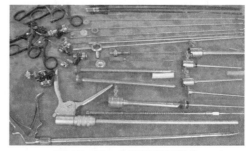

图 17-16　分解的器械摆放

图 17-24）。分解后的器械应按顺序摆放在台面上，不要堆放，避免器械损坏，并利于器械的组合；密封圈等小的零部件（图 17-25）应放在有盖的清洗工具中，防止丢失（图 17-26）。

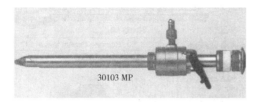

图 17-17 穿刺器芯

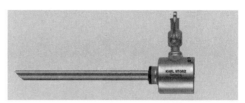

图 17-18 穿刺器套管

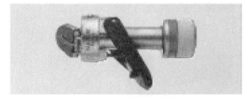

图 17-19 多功能阀

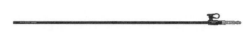

图 17-20 外管套

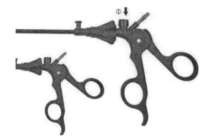

图 17-21 手柄

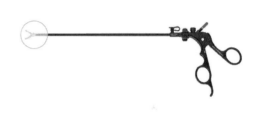

图 17-22 器械内芯

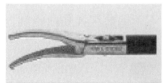

（a）样式一

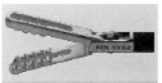

（b）样式二

图 17-23 附件钳

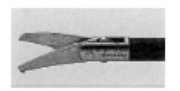

图 17-24 附件剪

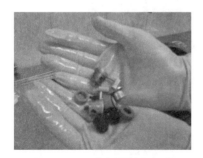

图 17-25 密封圈等零部件

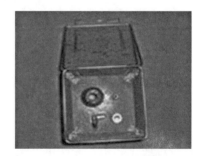

图 17-26 密封圈清洗

③采用手工清洗方法进行预清洗、冲洗。在流动水下进行器械表面的冲洗、刷洗或用软布擦洗硬式内镜的镜身（图 17-27）；打开所有的开口，彻底冲洗器械管腔（图 17-28）；

使用毛刷刷洗管腔器械（图17-29），可用压力水枪冲洗管腔以及表面器械铰链、缝隙处（图17-30）。

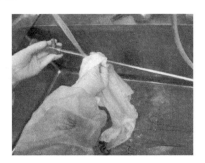
图 17-27　擦拭、冲洗器械表面

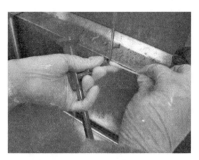
图 17-28　冲洗器械管腔

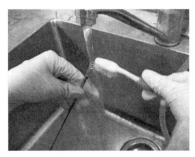
图 17-29　刷洗管腔器械

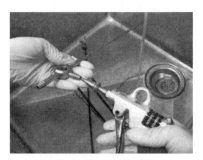
图 17-30　压力水枪冲洗

（2）清洗

①机械清洗：经过手工预处理后开始常规清洗步骤，采用喷淋清洗器进行冲洗、洗涤、漂洗、终末漂洗和消毒干燥处理。清洗前，应将硬式内镜装载于专用清洗架上，确保器械表面和管腔内部得到彻底清洗。硬式内镜清洗架见图17-31。其他附件应放置于清洗篮筐中清洗。建议清洗硬式内镜的清洗篮筐使用塑料制品，防止不锈钢篮筐损伤内镜和器械表面。

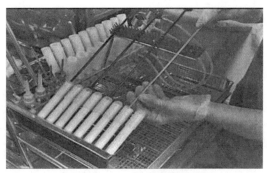
图 17-31　硬式内镜清洗架

②手工清洗：预处理之后，采用手工清洗，操作方法步骤如下：

第1步：将镜体、镜鞘、操作钳等配件浸没于医用清洗剂内。医用清洗剂的配置和浸泡时间参照厂商说明，一般浸泡时间5～10min。器械应完全浸没在清洗剂中，见图17-32，浸泡时光学目镜采用倾斜的方式放入清洗剂中，利于排除管腔内空气，使管腔内得到充分浸泡，导光束采用手工擦拭方法，见图17-33。

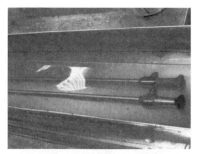

图 17-32　浸泡器械

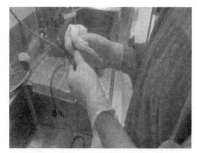

图 17-33　导光束手工擦拭

第 2 步：在清洗液中用软毛刷刷洗镜鞘、操作钳的轴节、齿牙处及器械表面，不应使用金属刷（图 17-34）。管腔内应使用管腔刷进行清洗，必须注意清洗器械管腔端口处，见图 17-35。

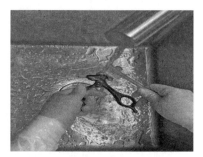

图 17-34　器械轴节处刷洗

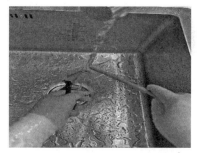

图 17-35　器械管腔端口处刷洗

第 3 步：不能使用刷子和超声波清洗光学目镜，避免造成镜面损伤或透镜碎裂，否则会产生密封受损、图像中出现尘粒或起雾、成像模糊甚至视野全黑不成像等问题。

第 4 步：导光接头处应拆开清洗（图 17-36）。如果清洗不彻底会引起光学目镜导光性能差，图像显示偏暗。导光束接头可使用 75% 酒精棉签擦拭（图 17-37）。

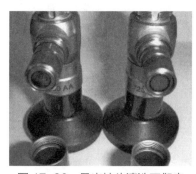

图 17-36　导光接头清洗不彻底

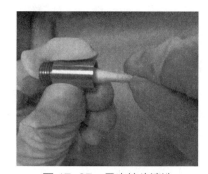

图 17-37　导光接头清洗

第 5 步：器械附件的关节内每次都必须清洗干净。可用软毛刷清洗拆分的手柄、外套管和内芯三部分，外套管上有冲洗孔，易清洗。残留污迹会影响器械的功能，造成器械张开或闭合偏紧。

第 6 步：用流动水冲洗器械表面，用高压水枪、气枪反复多次交替冲洗内腔，直至内腔洗净，见图 17-38（a）。注意器械的轴节部、弯曲部、管腔内，使用相匹配的软毛刷进行彻底冲洗，见图 17-38（b）。

第 7 步：消毒时首选清洗消毒器进行湿热消毒。也可采用 75% 擦拭消毒，或清洗后即可在清洁的环境条件下干燥处理。操作中防止发生二次污染，包装后及时灭菌处理。

第8步：用清洁软布擦干或用气枪吹干光学目镜的各个部位（图17-39）。可耐受机械处理的部件采用机械干燥方法。管腔器械烘干处理后，需要再使用压力气枪进行吹干处理。

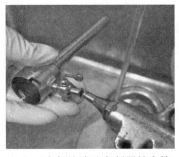
（a）压力气枪清洗穿刺器外套管

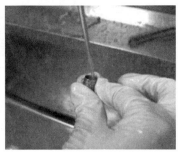
（b）器械关节处

图17-38　漂洗

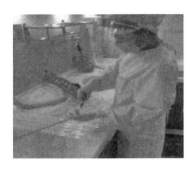
图17-39　压力气枪吹干

（3）检查、保养和包装

①目测或借助放大镜检查器械的清洗质量。

②组装器械时检查部件的完好性。检查密封件和密封环是否出现磨损或损伤。检查目镜清晰度（图17-40），检查是否存在划痕、凸起、物镜端灼伤等问题。检查目镜清晰度的方法是，透过镜头辨认文字的清晰度，印有文字的纸张为白色，不能有反光。观测时需由远及近，目镜前端先距观测物（印有文字的纸张）8～10cm，然后慢慢移至距2～3cm处，观测的图像应清晰，变形度最低。如观测图像模糊或变形，则不能使用。

③进行器械绝缘性能检查。检查绝缘层是否存在裂缝、裂纹和整体松动的问题。手工检查与金属环结合是否紧密，如果出现移动应由专业维修人员修理后使用。

④使用电子测试设备进行绝缘性能的检查，WS 310.2中5.6.3规定："带电源器械应进行绝缘性能等安全性检查"。由

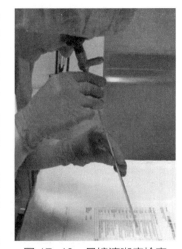
图17-40　目镜清晰度检查

于电外科手术器械使用高频高压电，并进行切割、电凝等操作，其本身存在一定的风险，因此电外科手术器械在出厂时，会使用绝缘层进行包裹。除了手术需要的工作区域，其他接触病人体腔、术者手部的部位都使用了绝缘层进行保护，以防止患者的非手术部位以及术者被高压高频电流灼伤。一旦电外科手术器械的绝缘层发生破损，便会威胁到术者和病人的安全。腔镜式单极器械、腔镜下百克剪、腔镜下双极剪、腔镜下双极电凝镊、单极连接线、双极连接线等腔镜相关带电源器械均可使用电子测试设备进行绝缘性能的检查。检查中出现器械绝缘体损坏问题时，设备会自动发出声响提示。使用绝缘性能检查的测试设备，需要用地线夹连接好地线，防止漏电的隐患，确保人员操作安全。电源器械测试使用的探测器应按照器械的结构及特点选择，并遵循产品说明书要求。绝缘检测基本方法见图17-41～图17-43。

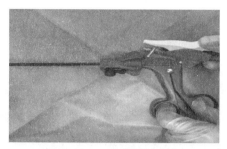

图 17-41　连接接地线夹

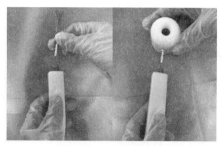

图 17-42　选择探测器

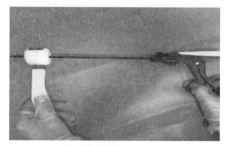

（a）样式一

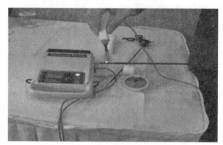

（b）样式二

图 17-43　绝缘检测

⑤器械清洗后应进润滑保养、器械装配和保护。所有器械的轴节处、可活动的铰链处等都应使用润滑剂，使器械的部件移动顺畅。应选择器械的保护用具，包括使用器械盒（图 17-44），或在器械盒中使用卡夹固定器械的方法（图 17-45）。器械头端若尖锐易损，可使用器械保护套（图 17-46）。

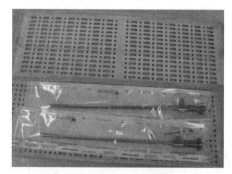

图 17-44　器械盒

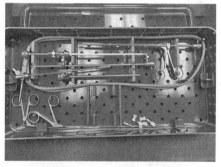

图 17-45　器械盒卡夹

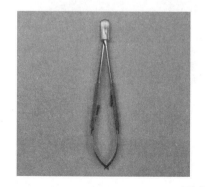

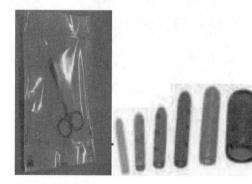

图 17-46　器械保护套

4. 包装

根据硬式内镜选用的灭菌方法，选用包装材料和包装方法。

5. 灭菌和储存

适于压力蒸汽灭菌的内镜或者内镜部件应当采用压力蒸汽灭菌，注意按内镜说明书要求选择温度和时间；对于可用压力蒸气灭菌的镜头，应该在134℃的温度下进行灭菌，因为134℃下所需要的灭菌时间比121℃下所需时间短，对材料的损伤相对要小；环氧乙烷灭菌方法适于各种内镜及附件的灭菌；过氧化氢低温等离子灭菌方法处理效率较快，与大部分器械兼容，如果不兼容，器械会发生外观的变化和褪色；不能采用压力蒸汽灭菌的内镜及附件且没有低温灭菌设备，可以使用2%碱性戊二醛浸泡10h灭菌，用戊二醛等消毒液进行消毒、灭菌时，有轴节的器械应当充分打开轴节，带管腔的器械腔内应充分注入消毒液；采用其他消毒剂、消毒器械必须符合WS/T 367的规定，并参照《内镜清洗消毒技术操作规范》的方法；灭菌操作时应根据生产厂商的说明将镜头安全放置，避免造成损伤；灭菌后的物品应按照无菌物品进行储存和管理。须消毒的硬式内镜，如喉镜、阴道镜等，可采用煮沸消毒20min的方法。

6. 注意事项

（1）内镜及附件进行浸泡和清洗时，水的温度不要超过40℃。

（2）刷洗镜面时避免划伤。勿对镜头、照相系统和光缆进行超声波清洗。

（3）目镜、物镜或光缆玻璃表面的残留污渍可以用生产厂商推荐的清洁剂或操作方法去除。若用以上方法无法去除镜面上的污物，应将器械送往生产厂商处检测。

（4）导光束等线圈类的接头部不可水洗，可用蘸清水软布擦拭清洁（图17-47）。

（5）3% $H_2O_2$溶液能够帮助分解高频手术器械上的结痂。管腔刷洗时应及时清除刷头上的污物，保证清洗效果。

（6）清洗后的器械应彻底干燥，不能残留水分，防止器械锈蚀。

（7）清洗、检查和包装等操作中，不要把内镜及器械等交叉或重叠放置，各个器械应单独平稳放置。导光束应大弧度盘绕摆放，直径应大于10cm，不应出现有锐角，见图17-47。电源连接线也应盘绕摆放，见图17-48。

（8）应根据生产厂商的建议选择灭菌方法，不要随意变换灭菌方法，以延长器械使用寿命。可以采用压力蒸汽灭菌的内镜，一般在内镜上标注有"Autoclave"。

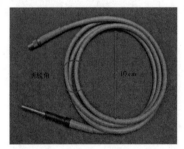

图 17-47　导光束摆放

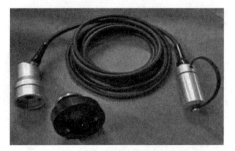

图 17-48　电源连接线摆放

# 第二节　口腔器械

口腔器械的处理，主要包括口腔诊疗器械和口腔特殊器械的处理。口腔特殊器械是指牙科手机、超声波洁牙手机、牙科小器械和托盘等。

## 一、常规口腔诊疗器械处理

### 1. 椅旁预清洁

在配合医生治疗的过程中或治疗完毕后，用敷料或 75% 乙醇棉球及时抹去器械上可见的未干的材料及污物，再分类回收，见图 17-49。

### 2. 回收

（1）每诊位设置器械回收容器，将使用后的器械根据材质、功能、处理方法的不同分类放置。结构复杂不易清洗的口腔器械易保湿放置，牙科手机、电动牙洁治器和电刀应初步去污，存放于干燥回收容器内（见图 17-50），根据器械的周转情况及时回收至 CSSD 处理。

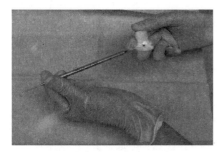
图 17-49　椅旁预清洁

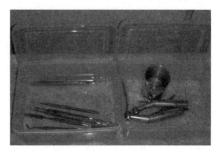
图 17-50　诊位器械分类回收

（2）回收及卸载过程轻拿轻放，避免物品损坏及增加噪声。

（3）回收容器每次使用后清洗消毒，干燥备用。

### 3. 清洗

包括手工清洗和机械清洗。

（1）手工清洗

带电源口腔器械、精密复杂口腔器械可选择手工清洗。手工清洗的操作步骤包括分类、浸泡、清洗、漂洗等环节。

①分类：根据器械种类、污染种类和污染程度进行分类，判断器械应选择的清洗方法及需要使用的辅助清洗工具，提高器械清洗效率。

②浸泡：配置清洗剂浸泡污染器械，对个别牙科材料可选择专用的清洗剂进行浸泡。

③清洗：应用多酶清洗剂或其他清洗剂，使用各种毛刷等辅助工具对器械进行清洁处理，结构复杂的诊疗器械需选择超声清洗进行处理。

④漂洗：器械清洗后，通过常水、软水或纯化水对清洗后的器械进行冲洗。终末漂洗应使用软水、纯化水或蒸馏水。

（2）机械清洗

口腔诊疗器械可选择机械清洗方法。机械清洗的操作步骤包括开机前的准备、器械分类与装载、选择清洗程序、器械卸载等。

①开机前的准备：检查清洗架清洁度，保证喷淋臂转动平衡，喷水孔无阻塞；检查清洗剂、上光剂是否足量；根据器械的种类备清洗架或清洗网篮。

②器械分类与装载：根据器械的特性分类放置，选择专用的清洗架或清洗网篮进行正确装载（图 17-51），精细和锐利器械应固定放置，可拆卸器械清洗时应拆开清洗，有关节

部的器械要充分打开，弯盘等不得重叠放置，牙科手机等要放置专用的清洗架。

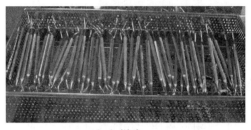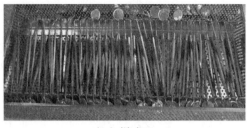

（a）样式一　　　　　　　　　　　　（b）样式二

图 17-51　器械分类与装载

③选择清洗程序：根据污染器械的种类选择清洗程序，按"启动"键进入预洗、主洗、漂洗与消毒程序。

④器械卸载：程序结束后，用干净的手取出器械，检查机内、腔底是否有小器械等物品跌落。

4.消毒

（1）物理消毒方法应首选湿热消毒，湿热消毒参数符合 WS 310.2 要求。

（2）化学消毒方法应符合 WS/T 367 的要求。

5.干燥

（1）宜首选干燥设备进行干燥处理，根据器械的材质选择适宜的干燥温度。金属类干燥温度 70～90℃，塑胶类干燥温度 65～75℃。无干燥设备及不耐热器械、器具和物品可使用低纤维絮擦布进行处理。管腔类器械，如牙科手机应使用压力气枪进行干燥处理。

（2）器械表面及管腔应彻底干燥，无水珠残留。

6.注油养护

（1）根据器械的特点、性能及使用需要使用润滑剂进行器械保养。

（2）牙科手机的润滑保养应选用专用的清洁润滑剂。

7.包装

（1）包装前的准备

清洁包装台，准备包装物品，如包装材料、专用器械盒、包装辅助物品（包内、包外化学指示物、封包专用胶带）。

（2）检查装配

检查器械的清洁度、器械功能性，损坏或变形的器械应及时更换。根据使用要求及器械清单进行装配。应采用目测或使用带光源放大镜对干燥后的器械、器具和物品进行检查。

（3）核对

核对器械的清洁度、器械功能完好性、包内物品摆放等。

（4）包装

根据使用要求按包装规范进行单件包装或组合包装。

（5）注明标识

注明物品名称、包装者、灭菌日期、失效期、灭菌器编号及灭菌批次、灭菌炉号及炉次。

8.灭菌

（1）口腔诊疗器械首选压力蒸汽灭菌，也可采用过氧化氢等离子体灭菌器等其他低温灭菌器进行灭菌。

（2）各类型灭菌器的使用方法、监测要求应符合 WS 310.2 及 WS 310.3。

9. 储存

（1）灭菌后的物品应分类存放于无菌物品存放区或无菌物品存放柜。

（2）消毒后直接使用的物品应干燥，包装后专架或专柜存放。

（3）裸露灭菌及一般容器包装的高度危险口腔器械灭菌后应立即使用，最长不超过 4h。使用快速灭菌程序灭菌的裸露物品，应存放于无菌容器中备用，4h 内使用，不能储存。

（4）中、低度危险口腔器械消毒或灭菌后置于清洁干燥的容器内保存，保存时间不宜超过 7d。

（5）无菌物品储存有效期应与 WS 310.2 相符。

10. 发放

（1）发放时应确认无菌物品的有效性，包外化学指示物不合格不得发放。

（2）运送无菌物品的器具使用后应清洁处理，干燥存放。

11. 注意事项

（1）用后及时进行椅旁预处理，抹去器械上可见的未干的材料及污物。

（2）清洗后器械质量应无肉眼可见的污迹、牙科材料、碎屑、水垢、锈迹、血迹等残留。清洗质量不合格的器械应返回去污区重新处理。

（3）根据需要使用润滑剂进行器械保养，牙科手机应选用专用的清洗润滑剂。

## 二、口腔特殊器械的处理

### （一）牙科手机

1. 牙科手机种类和结构

牙科手机安装在各类牙钻机末端，用于夹持车针，完成对牙体的钻、磨、切、削，以及修复体的修整和抛光等。牙科手机的种类较多，根据其转速和结构，可分为高速手机和低速手机。

（1）高速手机（图 17-52）

主要由机头、手柄和手机接头构成。机头由机头壳、涡轮转子和后盖组成；手柄是手机的手持部位，为一空心圆管，内部有手机叶轮驱动气管和水雾管，部分手机还装有回气管、过滤器、防回吸装置和气体调压装置；手机接头是手机与输气软管的连接件。

（2）低速手机（图 17-53～图 17-55）

由马达和与之相配的直机头或弯机头组合而成，直机头由芯轴、轴承、三瓣夹簧、锁紧螺母及外套组成；弯机头由带齿轮和夹簧的夹轴、齿轮杆、轴承、钻扣及机头外套组成；马达有气动马达和电动马达。

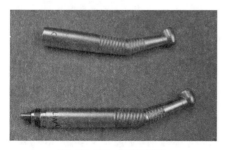

图 17-52　高速手机

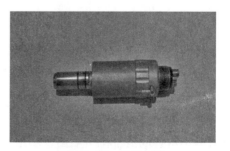

图 17-53　气动马达

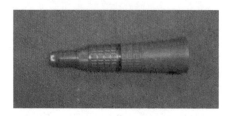

图 17-54　直机头

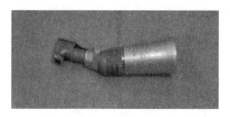

图 17-55　弯机头

2.处理程序及操作

（1）椅旁预清洁（图 17-56）

高速手机治疗结束后及时踩脚闸冲洗手机管腔 30s（带车针），卸去车针，用湿棉球或 75% 乙醇擦拭，及时去除手机表面黏性大的污物及牙科材料；低速手机则用湿棉球或 75% 乙醇擦拭去除表面的污物及牙科材料。

（2）回收

每诊位设置回收容器，将预清洁后的牙科手机置于回收容器加盖暂存，根据手机的周转情况及时回收至 CSSD 处理。

3.清洗

包括手工清洗和机械清洗。

（1）手工清洗

①冲洗：将手机置于流动水下冲洗，初步去除表面污染物。

②刷洗：使用多酶清洗剂进行表面刷洗，用小刷子对缝隙、出水口和螺纹处进行清洗。

③冲洗、漂洗：流动水下彻底冲洗表面污物和清洗剂。高速手机可使用压力水枪通过驱动孔在水面下进行内腔清洗（图 17-57），使用软水或纯化水进行终末漂洗及管腔冲洗；低速手机由于结构不同，难以进行内部清洗。

④消毒：采用湿热消毒方法，温度≥90℃，时间≥1min。

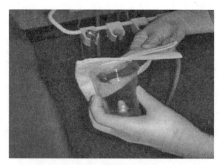

图 17-56　椅旁预清洁——冲洗手机管腔

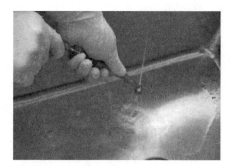

图 17-57　手机内腔清洗

（2）机械清洗

①检查机器性能、清洗架及手机插座过滤网的清洁度、喷淋臂喷水孔有无阻塞；检查清洗剂、上光剂是否足量。

②将手机逐个稳妥插入手机清洗专用插座（图 17-58）。

③选择正确清洗程序，按"启动"键进入预洗、主洗、漂洗与消毒程序。

4.干燥

将手机从网篮或清洗机中取出，使用压力气枪吹干管腔内水分（图 17-59），再置于干燥箱或用消毒的擦布进行表面干燥。

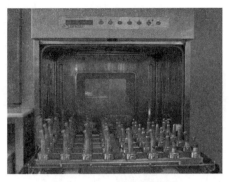
图 17-58　手机机械清洗

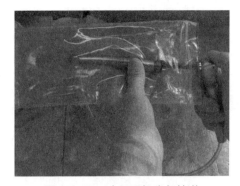
图 17-59　吹干手机内部管道

5. 注油养护

包括手工注油和机械注油。

（1）手工注油（图 17-60）

①使用罐装清洁润滑油，选择合适的注油接头，将手机正确接好，用清洁的纱布或纸巾包住手机机头部，按压油罐顶部按钮≥1s。

②注油后观察从机头喷出的油的颜色，若油浑浊，再重复注油，直到无污油流出。

（2）机械注油（图 17-61）

①使用全自动注油养护机，正确将手机插入注油机中相对应的插口（高速或低速），合上机盖，按下开始键，自动完成注油养护。

②注油后观察从机头喷出的油的颜色，若油浑浊，重复再注油，直到无污油流出。

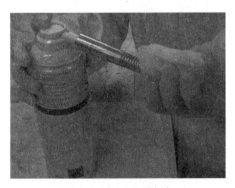
图 17-60　手工注油

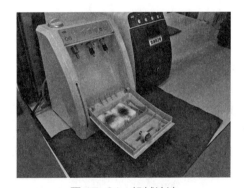
图 17-61　机械注油

6. 包装

（1）用清洁的纱布抹去手机表面多余的油，检查表面清洁度，观察表面是否有凹陷痕迹。

（2）宜选用纸塑包装袋独立包装，或选择符合规范的包装材料包装。

（3）标注包外标识，检查封口是否符合要求。

（4）采用快速灭菌可不包装。

7. 灭菌

（1）首选压力蒸汽灭菌，也可采用过氧化氢等离子体灭菌器等其他低温灭菌器进行灭菌。

（2）装载时要合理放置，不能堆放，包与包之间应留有空隙。采用小型灭菌器灭菌时要使用专用的托盘装载。

（3）急用时，可使用快速灭菌程序进行裸露灭菌。

8. 储存

（1）灭菌后的手机按灭菌的先后顺序放入无菌物品存放柜储存。

（2）采用快速灭菌程序灭菌的手机应存放于无菌容器中，4h 内使用，不能储存。

9. 发放

（1）发放时应确认包装的完整性，发现有油包、湿包等不得发放。

（2）运送器具使用后应清洁处理，干燥存放。

10. 注意事项

（1）由于内部结构的差异，处理时应根据不同特点选择正确的方法。

（2）使用后做好椅旁预清洁，及时去除未干的材料和污物，高速手机进行管腔冲洗，减少回吸污染，冲去松散的碎屑。

（3）清洗前卸下车针，勿用腐蚀性的消毒液浸泡清洗手机。

（4）管腔清洗和干燥时使用压力水枪，压力气枪的压力宜在 2.0～2.5bar（1bar=0.1MPa）之间，不宜超过手机的工作压力。不同规格和品牌的手机有不同的压力要求，应根据使用的手机品牌参照使用说明书或咨询专业工程师。

（5）由于低速手机结构不同，内部及轴承宜选择有清洁作用的清洁润滑油进行清洁润滑，特殊的注油方法可参照使用说明书或咨询专业工程师。

（6）注油后要去除管腔内多余的油，避免出现油包及影响手机的使用等。

（7）目测表面无污物、碎屑；缝隙、螺纹处无污垢，出水口通畅；注油后无污油流出；灭菌后无油包。

（8）技工钳类、拔牙钳等器械的处理方法参照齿类器械的处理方法。

**（二）超声波洁牙手机处理**

超声波洁牙手机宜采用手工清洗方法。

1. 处理程序及操作

（1）椅旁预清洁：治疗完毕后用湿敷料擦拭，及时去除手机表面的污物及牙科材料，拆卸工作尖。

（2）回收：治疗完毕后将工作尖放于盛有多酶溶液的回收盒保湿，洁牙手机置于回收容器加盖暂存，班后回收至 CSSD 处理。

2. 清洗

（1）浸泡：评估污染情况，血迹干涸用多酶溶液浸泡 5～10min，带电机的洁牙手机勿浸泡电极端，防止电极进水。

（2）刷洗、超声清洗：使用小毛刷在多酶溶液下刷洗工作端的螺纹、缝隙处（图 17-62），可拆卸部分应拆开后清洗（图 17-63）。必要时可采用超声清洗工作端 3～5min，带电机的洁牙手机超声清洗时勿浸泡电极端。

（3）冲洗、漂洗：流动水下彻底冲洗表面污物和清洗剂；使用软水或纯化水进行终末漂洗。

3. 消毒

可采用湿热消毒方法，温度≥90℃，时间≥1min。

4. 干燥

使用压力气枪吹干管腔内及缝隙处水分，再置于干燥箱或用消毒的擦布进行表面干燥。

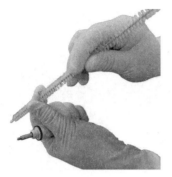

图 17-62 洁牙手机刷洗

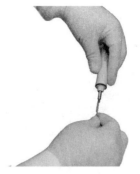

图 17-63 洁牙手机拆开清洗

5. 包装

（1）包装前检查洁牙手机表面的清洁度、密封胶圈是否老化断裂以及表面是否有龟裂等。

（2）宜选用纸塑包装袋独立包装，或选择符合规范的包装材料包装。

（3）标注包外标识，检查封口是否符合要求。

6. 灭菌

首选压力蒸汽灭菌，也可采用过氧化氢等离子体等其他低温灭菌器进行灭菌。

7. 储存

灭菌后的洁牙手机按灭菌的先后顺序放入无菌物品存放柜储存。

8. 发放

（1）发放时应确认包装的完整性，发现有湿包等不得发放。

（2）运送器具使用后应清洁处理，干燥存放。

9. 注意事项

（1）清洗前拆卸工作尖，注意工作尖与手柄连接处的彻底清洗。

（2）带电机的洁牙手机勿浸泡清洗。

（3）清洗质量评价：目测表面无污物，缝隙、螺纹处无污垢、血迹。

（三）口腔小器械处理

小器械指规格较小的牙科器械，如各种型号车针、根管器具磨石、根管锉、根管扩大器、超声工作尖等。

1. 处理程序及操作

（1）椅旁预清洁（图 17-64）

使用后的小器械用敷料或 75% 乙醇棉球擦拭，及时去除未干的牙科材料和污物。扩锉针类可采用盛有根管冲洗液的海绵器皿，由椅旁护士手持扩大针柄上下提插的方法去除污物。

（2）回收（图 17-65）

治疗完毕后将小器械分类放于盛有多酶溶液的专用清洗架或清洗盒，并置于回收容器加盖暂存，回收后集中进行清洗消毒灭菌。

2. 清洗

包括手工清洗和机械清洗。

（1）手工清洗

①预处理、浸泡：用镊子去除车针等工作端棉卷以及大块黏性污物，扩锉针类表面的糊剂类可用 95% 乙醇溶解去除；污物干涸的可放入多酶溶液浸泡 5～10min。

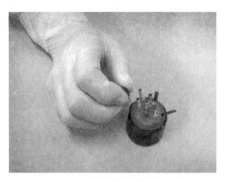 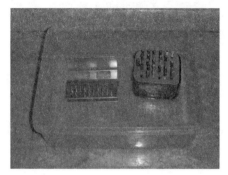

图 17-64 扩锉针类椅旁预清洁　　　　　图 17-65 诊位小器械分类

②超声清洗、刷洗：车针和扩锉针类放入专用多孔清洗架，其余小器械分类放入合适的小网篮；将清洗架和小网篮置于超声清洗机（图 17-66），清洗架和小网篮置于液面下，小器械距离液面≥2cm；使用多酶清洗剂超声清洗 3～5min；超声清洗后检查清洁度，必要时用小毛刷刷洗工作端。

③冲洗、漂洗：流动水下彻底冲洗表面污物、碎屑和清洗剂；使用软水或纯化水进行终末漂洗。

④消毒：采用湿热消毒方法，温度≥90℃，时间≥1min；

（2）机械清洗

①预处理、分类、浸泡：评估污染程度，黏性大的污物须手工刷洗；扩锉针类表面的糊剂类可用 95% 乙醇溶解去除；污物干涸的可放入多酶溶液浸泡 5～10min。根据种类分类放置。

②装载：根据小器械的种类选择专用的清洗架和清洗网篮，扩锉针类的清洗架要放置于专用的清洗篮筐里固定、加盖，防止漂出篮筐外造成损坏、丢失（图 17-67）；车针架开口向水流方向；将专用清洗架和清洗网篮放于匹配的清洗篮筐里。

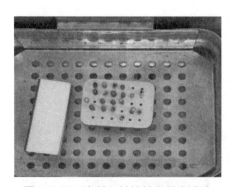 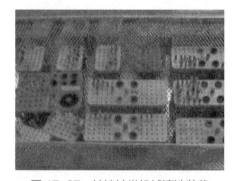

图 17-66 车针和扩锉针类超声清洗　　　图 17-67 扩锉针类机械清洗装载

③将专用的清洗篮筐放入超声清洗槽内，进行机械清洗。

3. 干燥

手工清洗消毒后使用干燥柜或清洗消毒设备完成干燥。

4. 包装

（1）包装前检查小器械清洁度及性能，检查扩锉针类工作端是否有螺纹松脱、拉长、弯曲、尖端折断等情况，检查车针工作端表面磨耗情况。

（2）包装时宜使用车针器械盒或架盛装车针（图 17-68），然后再使用纸塑袋包装材料包装（图 17-69）。

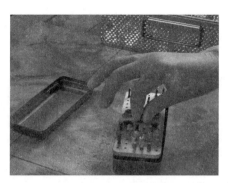

图 17-68 扩锉针类及车针类的器械盒

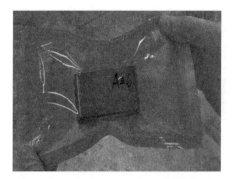

图 17-69 扩锉针类及车针类的纸塑袋

5. 灭菌

（1）选择压力蒸汽灭菌法灭菌。

（2）急用时，可使用快速灭菌程序进行裸露灭菌。

6. 储存

（1）灭菌后按灭菌的先后顺序放入无菌物品存放柜储存。

（2）采用快速灭菌程序灭菌或裸露灭菌的应存放于无菌容器中，4h 内使用。

7. 发放

（1）发放时应确认无菌物品的有效性。

（2）运送器具使用后应清洁处理，干燥存放。

8. 注意事项

（1）做好椅旁预清洁，及时去除未干的材料及污物，提高清洗质量。

（2）清洗质量评价：目测车针表面无污物、碎屑；根管扩大针、根管锉螺纹光洁、无污物；超声工作尖无血迹、污迹、出水口通畅。

（3）超声清洗应按规范操作，或遵循厂商的使用说明或指导手册。

（四）托盘的处理

1. 阴脱膜用后处理

使用后的阴脱膜放入含氯消毒液浸泡 30min，流水冲洗 30s（图 17-70）；手工去除大块印模材料，置于回收容器加盖暂存，集中回收后进行清洗消毒。

2. 清洗

（1）浸泡：评估污染情况，用稀释后的托盘清洁剂浸泡 30min 以上或参考产品使用说明书。

（2）刷洗：使用毛刷刷洗，去除黏附在托盘表面及缝隙中的印模材料及污物（图 17-71）。

（3）冲洗、漂洗：在流动水下彻底冲洗表面污物和清洗剂；使用纯化水进行终末漂洗。

3. 干燥

手工清洗后置于干燥箱烘干。

4. 包装

（1）包装前检查托盘的清洁度。

（2）可摆放在篮筐中，再用外包布进行包装。

5. 灭菌或高水平消毒

（1）可选择压力蒸汽灭菌法灭菌。

（2）首选机械热力消毒，达到高水平消毒质量。

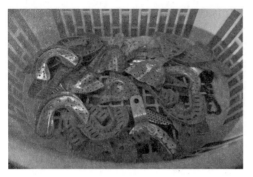

图 17-70　阴膜脱膜后处理

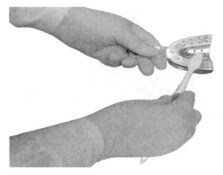

图 17-71　托盘手工刷洗

**6. 储存发放**

经灭菌或高水平消毒后在无菌物品储存区储存发放。

**7. 注意事项**

（1）清洗质量评价：目测表面及缝隙中无印模材料及污物。

（2）托盘属中度危险器械，可选择压力蒸汽灭菌或高水平消毒。

# 第三节　妇科（人流）常规手术器械处理

人流手术器械主要是由平面类器械、轴节类器械、管腔类器械和窥器类器械等组成，包括麻醉碟、麻醉杯、刮匙、探针、取环钩、上环叉、扩宫器等平面类器械；卵圆钳、弯血管钳、宫颈钳等轴节类器械，人流吸管等管腔类器械和妇窥器械。各类器械大结构的差异而需要采取不同的清洗方法，对其清洁度及功能检查的方法也有所不同。

## 一、人流手术器械污染部位评估

人流手术器械见图 17-72。

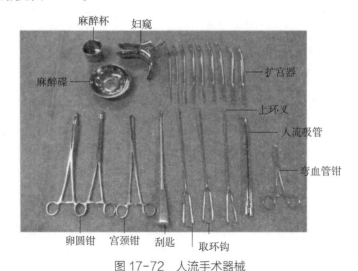

图 17-72　人流手术器械

**1. 卵圆钳**

有两个椭圆形的空心圈，圈口部位、关节部位、锁齿部位是污染程度较重，清洗困难的部位，需要采用手工刷洗进行预处理。

2. 宫颈钳

顶端有凹凸的锯齿，应重点评估凹凸部位、关节部位、锁齿部位的污染程度，需要采用手工刷洗处理。

3. 人流吸管

管腔狭小，管的盲端凹位较深，管腔内壁纹理不平滑，是评估污染程度的主要部位。要根据吸管内腔大小，采用合适试管毛刷刷洗，此外还需要进行超声清洗。

4. 妇窥器械

鸭嘴部位、螺丝部位是清洗难点，需要采用手工刷洗及配合超声清洗。

5. 刮匙、取环钩、上环叉

功能部位较小且材质软，要在良好的光线下细心刷洗。

6. 探针、扩宫器

刻度位置较多，容易生锈。清洗时要对刻度位置认真观察，注意清洗效果。

## 二、人流手术器械的处理流程

### （一）使用后预处理

手术器械使用完毕后，可用剩余敷料或清水及时抹去器械上可见的未干的血迹，并清除其他污物（图 17-73）。人流吸管用毕，即用负压器进行腔内冲洗，用清水将内腔的血迹冲去，保持湿润，集中放置回收箱内。器械上应无肉眼可见的明显血块和其他医疗废物。

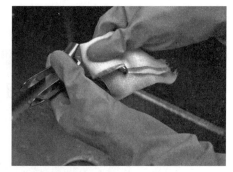

图 17-73　擦拭去污

### （二）回收

临床使用者将使用后的手术器械置于密闭箱内，CSSD 应及时回收使用后的器械。可选择使用原人流手术器械包的一次性无纺布、纸塑包装袋等，将器械包裹后放置在容器中密闭存放，以便于分类和器械保护，由 CSSD 集中回收处理。

回收及卸载过程实行整箱交换，密闭运输，避免对电梯、科室等周围环境的污染；做好手部卫生，减少医院感染因素，防止职业暴露的发生。回收容器每次使用后清洗消毒，干燥备用。

### （三）清洗方法及步骤

1. 手工清洗

齿类器械、管腔类器械、结构复杂器械可选择手工清洗。手工清洗的操作步骤包括分类、浸泡、清洗、漂洗等。清洗后的器械应无肉眼可见的污迹、锈迹、血迹、等残留。清洗质量不合格的器械应返回去污区重新处理。

（1）分类：根据器械种类、污染种类和污染程度进行分类，判断器械应选择的清洗方法及需要使用的辅助清洗工具，正确分类能达到减少重复操作，提高器械清洗效率，降低器械清洗成本和防止职业暴露的目的。

（2）浸泡：通过使用常水、清洁剂对污染器械起到湿化、分散、乳化和促进溶解的作用。

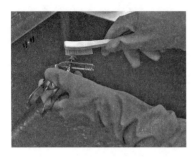

图 17-74 毛刷清洗窥器类器械

（3）清洗：应用多酶清洁剂，如有锈迹可用除锈剂，有明显污垢的器械选择碱性清洁剂。使用各种毛刷等辅助工具对器械轴节位、齿位进行清洁处理，要注意特殊部位的污染情况。窥器类器械可使用海绵或毛刷进行清洗（图 17-74）。人流吸管要选择直径及长短合适的毛刷进行清洗（图 17-75）。刮匙、探针等器械清洗时，应注意清洗方法，对其各个表面及环内侧的平面注意刷洗方法（见图 17-76）。结构复杂的器械需选择超声清洗机（图 17-77）进行处理。轴节类器械的预清洗见手工清洗部分。

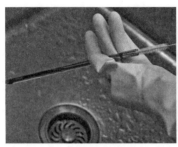　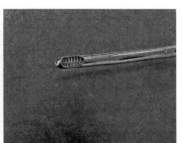

（a）毛刷清洗管腔末端　　　（b）毛刷清洗管腔头端

图 17-75 毛刷清洗

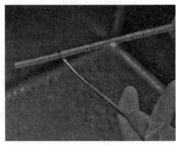　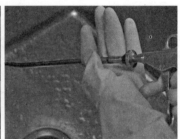

（a）刮匙清洗　　　　　　（b）探针清洗

图 17-76 器械清洗

（4）漂洗：器械清洗后，通过常水、软水或纯化水对清洗后的器械进行冲洗。终末漂洗应使用软水、纯化水或蒸馏水。

（5）消毒：采用湿热消毒方法，温度≥90℃，时间为5～10min；采用含氯消毒剂 500mg/L 浸泡 20～30min。

2. 机械清洗方法及步骤

机械清洗的操作步骤包括开机前的准备、器械分类与装载、选择清洗程序和器械卸载等。

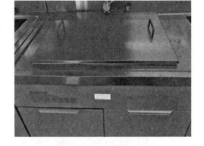

图 17-77 超声清洗机

（1）开机前的准备：检查清洗架清洁度，喷淋臂转动是否平衡，喷水孔有无阻塞；检查清洁剂、润滑剂容量；根据器械的种类备清洗架或清洗篮筐。

（2）器械分类与装载：根据器械的种类和特性分类放置，窥器充分撑开或有序平放（见图 17-78），也可以竖着稳固摆放，利于对各部位进行充分冲洗（见图 17-79）；有关节和轴部的器械要充分打开；人流吸管宜使用专用管腔清洗架，也可将管口向下放置，利于水流的充分冲洗（见图17-80）。

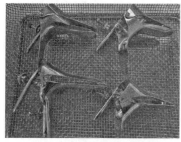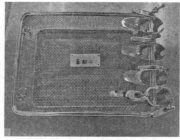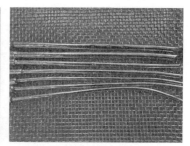

图 17-78　窥器平放装载　　　　图 17-79　窥器竖放装载　　　　图 17-80　人流吸管装载

（3）选择清洗程序：根据污染器械的种类选择清洗程序，按"启动"键进入预洗、主洗、漂洗、消毒与干燥程序。

（4）器械卸载：程序结束后，用清洁的手取出放置器械的篮筐，检查机内、腔底是否有小器械等物品跌落。

### （四）干燥方法步骤

（1）手工清洗宜首选干燥设备进行干燥处理，根据器械的材质选择适宜的干燥温度，金属类干燥温度为 70～90℃。器械表面及管腔内外应彻底干燥，无水珠残留。

（2）无干燥设备可使用消毒的低纤维絮擦布进行处理。

（3）管腔类器械，如人流吸管应使用 95% 乙醇进行脱水干燥处理。

### （五）润滑方法

（1）根据器械的特点、性能及需要使用润滑剂进行器械保养。轴节、螺丝等部位应润滑到位，轴节部应活动自如。

（2）润滑可选用浸泡、喷洒或擦拭等方法，待器械干燥后，将润滑剂均匀覆盖在器械上。

（3）润滑剂按产品要求进行配置。

## 第四节　精密与贵重器械处理

### 一、常用动力器械清洗处理流程

动力器械主要用于骨骼钻孔或切割骨骼，主要配件包括手机柄、转换接头、锁钥匙、保护套、钻头、锯片等（图17-81、图17-82）。

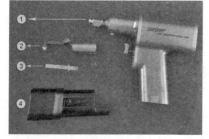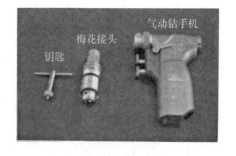

①—手机柄；②—保护套；③—锯片；④—电池

图 17-81　电动锯　　　　　　　　图 17-82　气动钻

## （一）处理程序及操作

### 1. 回收

动力器械单独放置在回收容器中，防止器械损坏。

### 2. 清洗

（1）冲洗

①清洗关闭电锯（钻）的保险开关（图17-83）。用软布蘸清水，采用手工擦拭方法清洁电锯（钻）外表面。

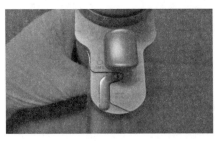

（a）开　　　　　　　　　　　　　　　　　（b）关

图17-83　电锯（钻）

②拆下电锯（钻）的锯片保护套（图17-84），再拆下锯片（图17-85），放入密纹网盒内（图17-86），采用机械清洗消毒方法。

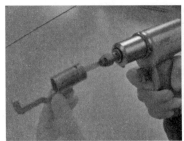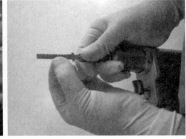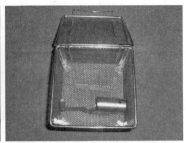

图17-84　拆卸锯片保护套　　　　图17-85　拆卸锯片　　　　图17-86　放入密纹网盒

③打开电锯（钻）的保险开关（图17-87），将电锯（钻）的头端浸泡于清水液面下，但警戒螺丝必须暴露于液面上（图17-88）。按下开关使电锯（钻）运转，冲出使隐藏于电锯（钻）内的骨屑和血污，初步冲洗去污。

（2）洗涤

将电锯（钻）头端浸泡在酶清洗液中运转（图17-89），彻底冲出骨屑和血污，洗涤去污。操作中警戒螺丝必须暴露于液面上，也可配合使用刷子进行清洗除垢。

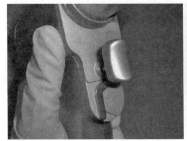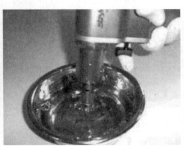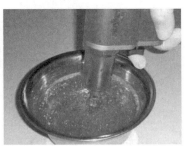

图17-87　打开保险开关　　　　图17-88　运转电锯（钻）　　　　图17-89　酶清洗

（3）漂洗

将电锯（钻）头端浸泡在清水或纯化水中运转，漂洗去污。注意使警戒螺丝暴露于液面上。

3. 消毒

可用化学消毒方法进行消毒处理，需要对表面再做清洗或冲洗处理。

4. 干燥

（1）清洗消毒后的器械应放置于专用托盘等清洁处。用清洁干软布将电锯（钻）表面的水分擦干（图 17-90）。

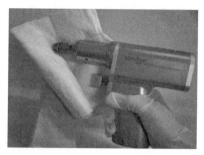

图 17-90　手工干燥擦拭

（2）按下电锯（钻）开关，使其空转 5～10s，将电锯（钻）内的残余水分全部排出，确保电锯（钻）内部干燥。

5. 检查

（1）进行清洗质量检查，主要检查的部位应符合清洗质量要求。

（2）将拆装的器械进行组装，应按产品说明要求操作。

（3）检查器械功能及完整性。检查锯片齿牙是否完整、电池充电性是否良好。

（4）检查器械清洁度。主机、附件、电池或输气管应干燥无污迹、血迹、锈迹、水垢、蚀损斑。

（5）检查器械功能状态。由于动力器械的设计各不相同，应注意其类型并按厂商说明进行润滑和功能检查。

6. 操作注意事项

（1）严格执行器械厂商维护保养规定。

（2）有腐蚀现象和功能损害的器械应及时处理。

（3）动力器械润滑剂的使用应依据生产厂商的建议。口腔科牙钻等动力器械须使用专用的润滑剂。

7. 包装

一般采用独立包装，见图 17-91。

8. 灭菌

可根据产品说明选择压力蒸汽、低温环氧乙烷、过氧化氢等离子等灭菌方法。

9. 储存发放

注意轻拿轻放，宜放置在器械篮筐中搬运，避免纸塑包装材料损坏。

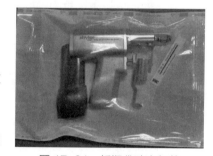

图 17-91　纸塑袋独立包装

**（二）注意事项**

（1）遵循技术操作规程。

（2）清洗后检查动力器械完整性及功能。

（3）根据器械材质正确选择清洗、消毒方法。

## 二、眼科手术器械处理流程

眼科手术器械包括眼外手术器械、眼内手术器械、眼科显微手术器械。

眼外手术器械指用于治疗眼眶和眼外表面疾病，如斜视矫正术、眼球摘除术等的手术器械；眼内手术器械是用于治疗眼球内部疾病，如超声乳化术、玻璃体切割术等的手术器械；眼科显微手术器械是指用于显微镜下眼外手术或眼内手术的器械。

眼科手术器械的特点是结构精密、精细、较易损，见图 17-92～图 17-94。

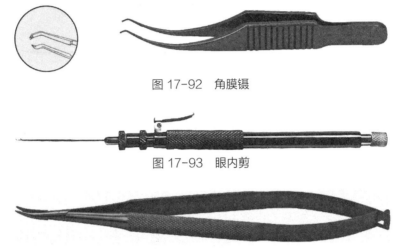

图 17-92　角膜镊

图 17-93　眼内剪

图 17-94　显微持针器

### （一）流程及操作

**1. 回收**

（1）按照器械清点单核对器械的名称、数量，初步检查器械的功能状态及完整性。

（2）回收运输中精细器械应加以保护，使用保护套（图 17-95）或器械保护垫（图 17-96），摘除器械保护将器械放在清洗篮筐中等待清洗处理。

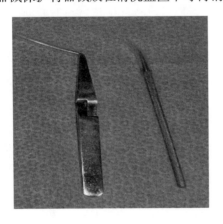

图 17-95　器械保护套

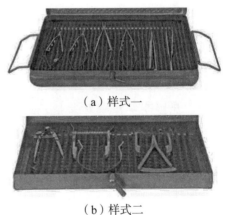

（a）样式一

（b）样式二

图 17-96　器械垫保护

**2. 清洗**

（1）采用清洗消毒器清洗：妥善摆放器械，可在清洗筐内使用防护垫，防止清洗过程中器械相互碰撞造成损坏。应打开精细器械关节。可将拆卸的配件放入有盖的密纹清洗筐内。

（2）超声清洗：应严格遵循器械厂商的说明书和建议选用超声清洗方法。可使用多频转换的超声清洗器，超声清洗器的频率范围宜为 80kHz 或 100kHz。严格掌握超声清洗的时间。

（3）采用手工清洗：使用流动水冲洗去除表面污渍。将器械浸泡在酶清洗液中，用软毛刷刷洗器械齿端及关节部位等，动作应柔和。洗涤后用流动水漂洗至器械表面无泡沫、污渍。

3. 消毒

首选机械清洗消毒程序。

4. 干燥

首选机械干燥，手工干燥的部件使用清洁软布或低棉絮擦布。

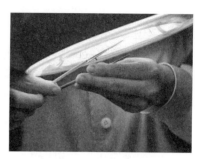

图 17-97　放大镜检查

5. 检查

（1）清洗质量检查：器械检查方法和部位见清洗质量的检查相关内容。使用放大镜检查显微器械功能部位端和器械表面清洁度（图 17-97），眼科显微器械见图 17-98～图 17-102。

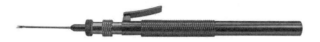

图 17-98　眼内剪

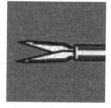  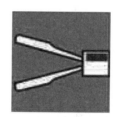 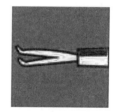

图 17-99　眼内剪（直头）　　图 17-100　眼内剪（弯头）　　图 17-101　眼内钳　　图 17-102　眼内镊

（2）功能检查：遵循产品说明书和使用指导手册。

6. 包装

常用包装方式和器械保护措施见图 17-103、图 17-104。

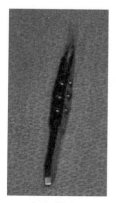 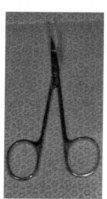 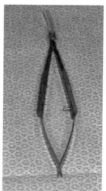 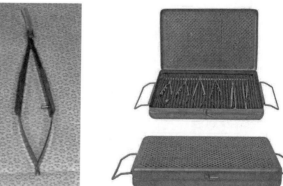

（a）样式一　　　（b）样式二　　　（c）样式三

图 17-103　显微镊保护套　　　　　　图 17-104　眼科显微器械盒

### 7. 灭菌

首选压力蒸汽灭菌方法，也可选用低温灭菌方法。

### 8. 储存发放

防止挤压，稳妥搬运，防止器械损坏和变形。

### （二）注意事项

（1）严格遵循清洗技术操作规程，充分有效清洗，终末清洗用水应为纯化水。

（2）严格遵循器械说明书选择清洗消毒灭菌方法。

（3）加强器械的保护，使用防护用具，避免器械搬运和操作中的损坏。

（4）保持操作环境和用具的清洁，保持清洗消毒后器械的洁净，防止器械沾染有害物质，有效去除化学残留。

## 三、外来医疗器械（植入物及器械）

外来器械主要是指由医疗器械生产厂商、公司租赁或免费提供给医院的可重复使用的医疗器械，单位（厂商）带到医院手术室临时使用的器械或其他医院到 CSSD 进行清洗、消毒、灭菌后在本单位使用的器械。外来医疗器械也包括植入物及器械。植入物是指放置于外科操作造成的或者生理存在的体腔中，留存时间为 30d 或者以上的可植入型物品，常见的有钛钉、钛帽、钛网和各种假体等。

### （一）流程及操作

#### 1. 回收

（1）制定可遵循的清洗技术操作规程及协议。

（2）专职护士与外送人员根据手术通知单核对器械或植入物的名称、型号及数量，并检查器械完整性及功能状况。

（3）核对无误后，两人共同在外送手术器械清点单上签名。

#### 2. 清洗和消毒

（1）首选机械清洗方法，采用清洗消毒器进行器械清洗消毒。污染严重的外送手术器械应先进行手工预处理。

（2）机械清洗时，将器械整齐排列于清洗筐内，关节尽量打开，可拆卸的部位应拆开清洗，并装放于清洗筐中进行清洗（图 17-105）。植入物如螺钉、钢板等细小物品应放在带盖的清洗网盒中或妥善固定清洗。

#### 3. 检查

（1）清洗后的器械应检查清洗质量，并应符合质量要求。注意检查不易清洗的部件。

（2）组装和配套时应核对器械数量、名称、规格，并按照规程和器械单进行器械摆放。

（3）植入物器械、器具和物品放在器械托盘内，应配名称或代码标识（图 17-106）。

（4）放置化学指示剂（内卡）（图 17-107）。

#### 4. 包装及封包

（1）使用硬质容器（图 17-108）可以提供良好的微生物屏障，方便搬运较重的移植器械，避免屏障在操作、存放中的损坏。

（2）一次性无纺布包装，见图 17-109；棉布包装见图 17-110，注意较大的手术器械包封包胶带长度应适宜，能够保持包装严密。

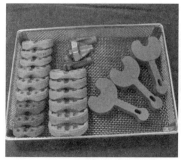 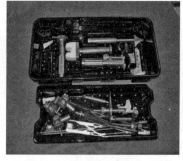 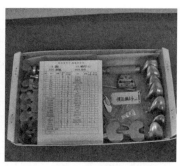

图 17-105　器械排列于清洗篮筐内　　图 17-106　植入物器械包装准备　　图 17-107　放置化学测试卡

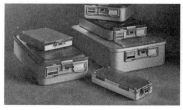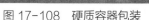 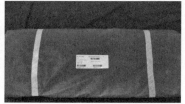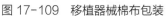 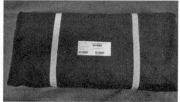

图 17-108　硬质容器包装　　　　图 17-109　移植器械棉布包装　　图 17-110　移植器械无纺布包装

5. 灭菌

（1）首选压力蒸汽灭菌。根据厂商提供建议可选用环氧乙烷灭菌、过氧化氢等离子灭菌。

（2）超重器械灭菌参数、干燥参数应经过验证，并有明确的操作规程，防止发生湿包。

6. 储存

（1）灭菌后的物品，在灭菌器柜架上进行冷却并设置"冷却"字样的标示牌，冷却时间应大于 30min。

（2）确认灭菌质量。包括物理参数合格、生物监测合格、检查包外化学指示物变色合格。检查有无湿包。检查包装完好性和闭合性。

（3）按照无菌物品名称、编号或灭菌日期的先后顺序放置在固定位置。

（4）填写植入物及手术器械、外来器械专项记录。

7. 发放

（1）应有可遵循的操作规程。确认使用科室申请单。

（2）根据接收的手术室预约清单准备器械包。应使用植入物器械专项清单。

（3）备包时检查包外标识（名称、操作者、灭菌器编号、锅次、灭菌日期和失效日期）。检查包外指示胶带变色情况和有无湿包。

（4）再次查对植入物及植入性手术器械生物监测结果，确认测试结果合格后方可发放。紧急情况下使用植入物及植入性手术器械，第 5 类化学指示物合格可作为提前放行的标志，之后生物监测结果应及时通报使用部门。

（5）植入物器械放行前，再次查对预约清单与发出器械名称、数量。填写植入物器械清单并签全名。

（6）用封闭式运送车或容器装放无菌物品，送入手术室各配送点，手术室人员须签字确认。

（7）回收整理发放清单，询问下送人员手术室反馈情况，并交班。

（8）外来器械发放程序流程见图 17-111。

（9）植入物及器械发放程序见图 17-112。

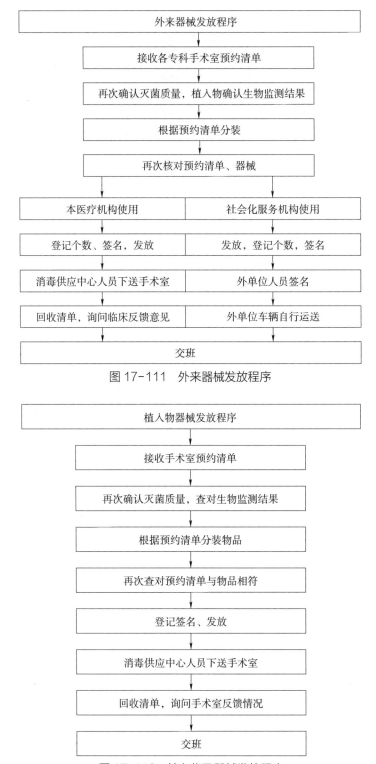

图 17-111　外来器械发放程序

图 17-112　植入物及器械发放程序

## （二）注意事项

（1）应根据器械制造商的建议和说明书，选择使用超声清洗方法。

（2）机械清洗中使用精细、带盖的篮筐，避免较小器械丢失。

（3）应避免储存中的物品接触液体和潮湿。储存环境应清洁，没有可见的灰尘。

（4）无菌物品储存和搬运中应防止物品屏障破损。

（5）发放时严格执行查对制度，记录内容应具有可追溯性，植入物手术器械单保存6个月以上。

# 第五节　穿刺针类处理

穿刺针包括腹腔穿刺针、胸腔穿刺针、骨穿针、骨髓穿刺针等。

## 一、清洗

### （一）操作前准备

操作人员穿专用鞋、隔离衣，戴圆帽、口罩、护目镜/面罩、橡胶手套。去污区应环境整洁、光线充足。准备操作台、转运车、器械清洗篮筐、清洗架、清洗剂、刷子、20mL清洁注射器、75%酒精、标识牌、棉签、穿刺针、无絮擦布和标识等物品，见图17-113。

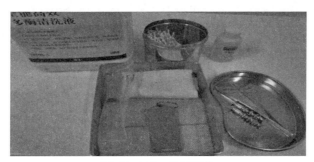

图 17-113　物品准备

### （二）预浸泡

将针芯与针套分离，拆开，见图17-114。螺丝旋到最大，用多酶清洗剂浸泡去除干涸污渍。

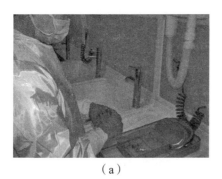
（a）

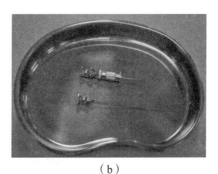
（b）

图 17-114　分解穿刺针

### （三）冲洗

使用流动水冲洗穿刺针表面污渍，水流适宜，无喷溅，水温以15～30℃为宜。使用压力水枪和压力气枪交替冲洗腔内，去除腔内的污渍。压力水、气枪出口端向水槽内，防喷溅，见图17-115。

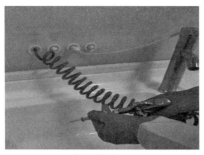
（a）样式一

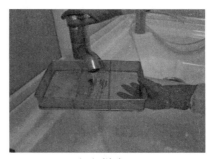
（b）样式二

图 17-115　冲洗

#### （四）加酶超声清洗

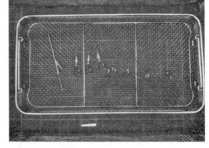

将针芯和针套用橡胶皮筋捆结或置于专用器械盒，放入超声清洗篮筐中，浸没在水面下，腔内注满水，见图 17-116。应根据器械的材质和锋利度，选择相匹配的超声频率。水温应小于或等于 45℃，超声清洗时间宜为 3～5min，必要时液面下刷洗和擦洗。超声清洗完毕后，取出穿刺针。

#### （五）漂洗

图 17-116　超声清洗器内浸泡清洗

用流动水冲洗穿刺针外表面并检查器械表面，用棉签去除针梗处残留污垢。管腔内壁使用高压水枪、气枪反复交替冲洗，使穿刺针内腔清洁，针腔内通畅，射出的水流成为直线，无阻力。

#### （六）终末漂洗

使用流动的纯化水、软水或蒸馏水彻底清洗各表面。发现有锈渍黑斑的器械应作除锈处理。有残留污物的应重洗。淘汰腐蚀严重或损坏的器械。

### 二、消毒

用 20mL 清洁注射器抽入 70%～80% 酒精冲洗消毒，见图 17-117。也可将清洗后的穿刺针放入带盖的清洗盒内，选择湿热消毒。

### 三、干燥

首选机械干燥设备处理。若无干燥设备应使用压力气枪或 95% 酒精进行干燥，见图 17-118。不应使用自然干燥方法进行干燥。

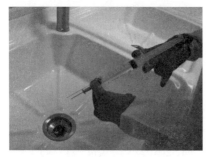
图 17-117　酒精冲洗消毒

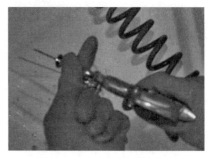
图 17-118　气枪干燥处理

## 四、包装

### （一）包装前器械检查核对

检查方法包括目测或使用带光源的放大镜。可使用纱布检查穿刺针针尖是否无钩，见图 17-119。针梗针芯应无弯曲、无锈、无污渍，配套适用，针腔洁净、通畅，针座与针梗连接处焊接牢。

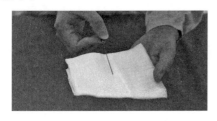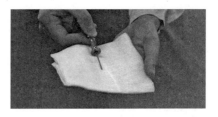

（a）样式一　　　　　　　　　　　（b）样式二

图 17-119　检查针尖

### （二）装配与核对

弯盘内垫吸水纸，针芯与针梗配套装配。对针尖部位进行保护并用医用纸或硅胶管保护针头。依据器械装配技术规程或图示，核对器械的种类、规格和数量。精密器械、锐器等应采取保护措施，见图 17-120。

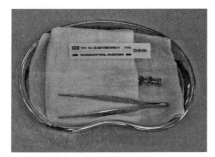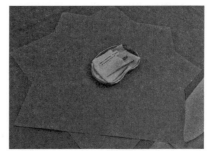

（a）装配　　　　　　　　　　　（b）核对

图 17-120　装配与核对

### （三）包装

物品包装分为闭合式和密封式。手术器械采用闭合式包装方法，应用 2 层包装材料分 2 次包装。

### （四）贴包外标识并核对

医用无纺布包装有效期为 6 个月，见图 17-121。

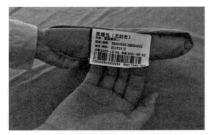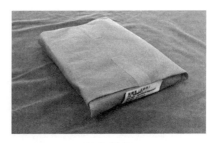

（a）标识　　　　　　　　　　　（b）封包

图 17-121　标识与封包

### 五、操作注意事项

（1）干涸的血渍、污渍可用酶清洁剂充分浸泡后清洗。

（2）操作中避免针刺伤。避免在水面下摸索浸泡器械或徒手抓拿多件器械，以免损伤皮肤或损坏器械。

（3）清洗高压水枪时，注意选择相匹配的喷头，避免污水喷溅。

（4）消毒使用的酒精，不可反复使用。

（5）穿刺针前段应有保护措施，防止刺破无菌包装材料。

# 第六节　机器人手术器械

## 一、基本应用及构造

### （一）基本应用

机器人手术器械是目前最先进的机器人手术辅助系统，为人机结合产物，是新一代微创外科技术的代表。借助智能化机械手臂辅助及高清 3D 显像系统设备，融合诸多新兴学科，可实现外科手术微创化、智能化和数字化，目前应用于胸科、妇科、肛肠科、泌尿科、心脏外科等多个专科手术的诊断和治疗中。

### （二）基本结构

机器人手术器械由三部分组成：外科医生控制台、机械臂系统和成像系统（图 17-122）。

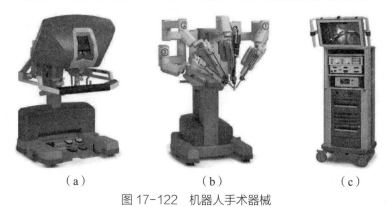

（a）　　　　　　（b）　　　　　　（c）

图 17-122　机器人手术器械

### （三）手术器械及附件

1. 镜头

镜头有 30° 和 0° 两种（图 17-123）。

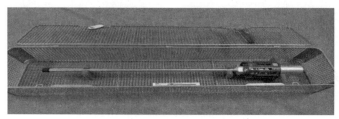

图 17-123　镜头

## 2.器械及附件

机器人手术器械分为器械前端和器械外盒端，包括各类抓钳、分离钳、剪刀（图17-124、图17-125）。另外，还包括穿刺器、穿刺锥芯、校准器、单极线、双极线等附件。

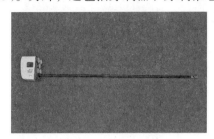

图17-124　机器人手术器械

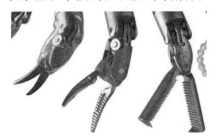

图17-125　剪刀、分离钳和抓钳

## 二、机器人手术器械处理流程

以8mm中直径器械为例。

### （一）器械处理流程

#### 1.手术后处理

使用后立即用流动水彻底冲洗，除去血液、黏液等污染物，并标注器械使用次数。处理后的器械放置在专用篮筐或容器中，填写器械核查单，由CSSD人员当面清点接收。夜间使用后的器械要求手术室工作人员作全面的预处理。

#### 2.回收、核查

清洗处理前应检查和评估器械的完好性。旋转齿轮，检查器械的前端是否灵活，见图17-126。观察镜身有无变形，检查镜子前端物镜是否被电刀、激光、动力等辅助治疗设备损伤，检查目镜镜面有无黑影等，见图17-127。

#### 3.清洗

清洗器械齿轮盒，8mm器械上有两个器械冲洗孔（图17-128），分别是主冲洗孔（1号冲洗孔）和次冲洗孔（2号冲洗孔）。主冲洗孔水流由冲洗孔进入器械齿轮盒，再进入器械杆，最后返回到齿轮盒流出，完成一个循环；次冲洗孔水流流入齿轮盒后再由齿轮盒上排出，主要是清洗齿轮盒。

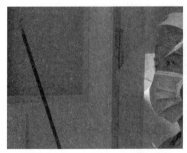

图17-126　检查器械前端

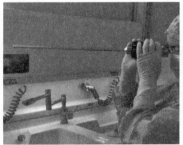

图17-127　检查目镜

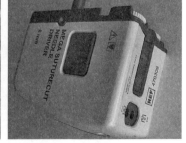

图17-128　器械盒冲洗孔位置

（1）预处理

①浸泡

在流动水下进行器械表面的冲洗，冲洗后将器械完全浸泡于中性或弱碱性（pH≤11）酶清洁剂中（图17-129）。使用注射器向主冲洗孔注入15mL同种清洁剂（图17-130）。按照清洁剂制造商提供的使用说明。如若使用弱碱性的酶清洁剂，其浓度不能超过 1%。建议浸泡时间为 30min。清洁剂浸泡后冲洗见图 17-131。

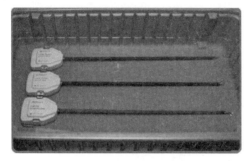
图 17-129　清洁剂浸泡

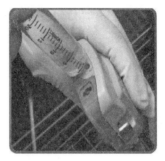
图 17-130　注射器冲洗

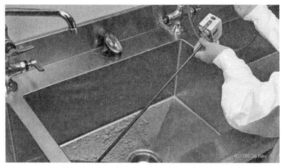
图 17-131　清洁剂浸泡后冲洗

②刷洗

使用流动水和洁净的尼龙刷彻底清洗整个器械外部，刷洗时移动器械腕部关节使关节部能得到全面的刷洗。检查器械腕部关节、端头和开孔表面等容易残留污渍的部位。刷洗时应特别注意器械端头、钢丝和滑轮，重复刷洗至器械上任何部位没有可见的残余污垢为止（图 17-132）。

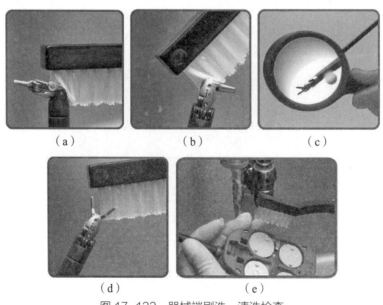
（a）　　　　　（b）　　　　　（c）

（d）　　　　　（e）
图 17-132　器械端刷洗、清洗检查

③质量检查

建议使用4倍或更高放大倍数的放大镜确认刷洗效果。

（2）常规清洗

①机械清洗方法

经过手工预处理后开始常规清洗步骤，采用全自动喷淋清洗架进行冲洗、洗涤、漂洗、终末漂洗和消毒干燥处理。清洗前将手臂装载于机器人专用的清洗架上，长金属接头接1号孔，短金属接头接2号孔，将手臂固定牢固，防止滑落，确保器械表面和管腔内部得到彻底清洗。其他附件放置于篮筐中清洗（图17-133）。

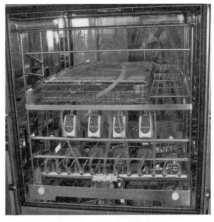

图17-133　清洗装载

②手工清洗

第一步：低水压冲洗主冲洗孔1～2min，持续冲洗到器械流出的水变清为止。对于次冲洗孔的冲洗，重复以上方法和流程（图17-134）。

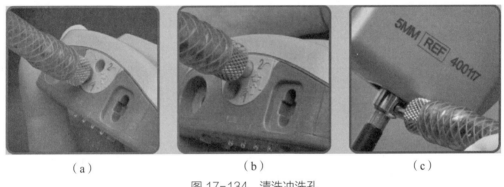

（a）　　　　　　　　（b）　　　　　　　　（c）

图17-134　清洗冲洗孔

冲洗器械端头（图17-135），使用低水压冲洗器械端口至少30s，清除残留在器械端头的血液或组织。移动器械腕部关节使其能得到充分清洗。仔细检查端头，确保所有残留的血液和组织被清洗干净。

第二步：灌注及超声清洗。向超声波水槽内放入中性或弱碱性（pH≤11）清洁剂，液体量至少能完全浸泡所需清洗的手术器械，然后使用注射器向主冲洗孔中注射至少15mL同种清洁剂，随后立即将器械完全浸泡在清洁剂中，超声波清洗时间为15min。

建议超声波超声性能13 W/L；超声频率38kHz或者更高；超声波水槽长度60cm以上。

第三步：重复冲洗。超声清洗后进行重复冲洗操作，方法步骤同上。

第四步：重复刷洗。超声清洗后再重复刷洗，方法步骤同上。

第五步：漂洗。彻底漂洗器械外部，以去除任何残留的污渍或者清洁剂。对器械轴与滑轮盒相连处进行仔细清洗，仔细检查器械外表面，特别注意器械端头，如有任何残留的污渍，从第一个冲洗步骤开始重复清洁程序，直到没有任何污渍残留（图17-136、图17-137）。

4.消毒

用75%乙醇擦拭消毒。

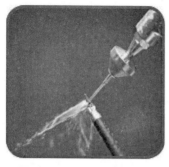 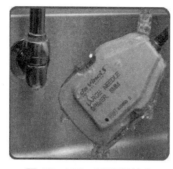 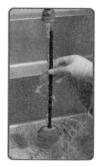

图 17-135 清洗器械端头　　　图 17-136 漂洗滑轮盒　　　图 17-137 漂洗器械及端口

5. 干燥

彻底干燥器械。将器械立起，端头朝上，确保残余水分能从器械轴和滑轮盒中排出。使用超细纤维布擦拭器械表面（图 17-138），用压力气枪距 1 号、2 号孔 1cm 以上处吹入压缩空气，干燥管腔内部（图 17-139）。

6. 检查与保养

（1）目测或借助光源放大镜检查器械的清洗质量（图 17-140）。

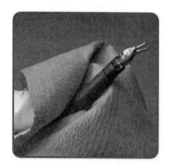 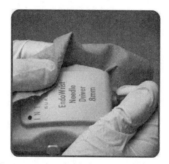 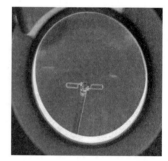

图 17-138 擦拭器械　　　图 17-139 向冲洗口吹入压缩空气　　　图 17-140 清洗质量检查

（2）仔细检查器械，如果有残留污渍，重复清洁程序。

（3）检查肉眼可见的损坏和器械正常移动范围。如果发现可能影响器械功能的损伤，切勿使用该器械，并联系工程师。

（4）检查长窄形器械是否存在弯曲的部件，尤其是旋转的器械。

（5）检查冲洗孔中的软管。

（6）使用不含硅胶、蒸汽可穿透的无菌中性产品（如器械保养油或经过灭菌的手术器械润滑剂）润滑器械腕部关节和端头（图 17-141、图 17-142）。按照有效日期和润滑剂制造商使用说明，以保证效果。勿将润滑剂注入冲洗孔。

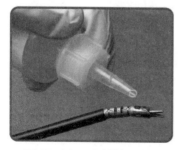 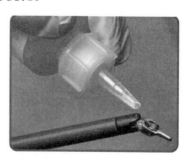

图 17-141 器械端口润滑　　　图 17-142 器械关节润滑

### 7. 包装与灭菌

高温灭菌物品，包括达·芬奇器械手臂、穿刺锥、穿刺锥芯、气腹帽、校准器采用纸塑袋包装（图 17-143）；灭菌最低暴露时间 3min；灭菌平均干燥时间 20min。灭菌后的物品应自然冷却至室温，防止温度剧变可能造成的器械损坏（图 17-144）。

低温灭菌物品主要包括镜头、单极线、双极线，采用 $H_2O_2$ 低温等离子灭菌器灭菌（图 17-145）。使用无纺布或 Tyvek 纸塑袋包装。注意遵守器械制造商的说明。

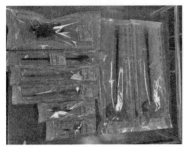 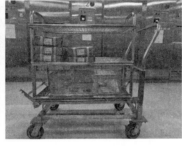 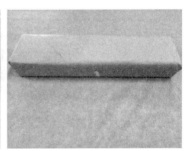

图 17-143　纸塑袋包装物品　　图 17-144　灭菌后自然冷却　　图 17-145　目镜的低温灭菌包装

### 8. 运送

将器械装在专用的器械转运筐内送往手术室。

### （二）操作注意事项

（1）机器人器械应由培训过的人员处理和操作。

（2）应遵守器械说明书，如未能正确按照说明书进行操作，可能会导致装置和功能的异常。

（3）小心搬运器械，并防止可能对器械造成损坏的机械振动或应力。

（4）建议不要使用"快速"灭菌程序。灭菌温度不能高于 140℃。

（5）采用低温灭菌方法应经过验证。

（6）超声清洗或暴露在清洁剂中的时间过长会造成器械的损坏。

（7）器械不得接触 $H_2O_2$、漂白剂或强碱清洁剂，否则可能会导致器械损坏。

## 思 考 题

1. 如何提高精密贵重器械、专科器械的清洗质量？

2. 精密贵重器械的清洗、消毒、灭菌操作应采取哪些保护措施？

3. 简述外来器械、植入物清洗消毒灭菌的基本工作流程及要求。

# 主要参考文献

［1］WS 310.1—2016　医院消毒供应中心　第 1 部分：管理规范．

［2］WS 310.2—2016　医院消毒供应中心　第 2 部分：清洗消毒及灭菌技术操作规范．

［3］WS 310.3—2016　医院消毒供应中心　第 3 部分：清洗消毒及灭菌效果监测标准．

［4］WS 506—2016　口腔器械消毒灭菌技术操作规范．

［5］WS 507—2016　软式内镜清洗消毒技术规范．

［6］WS/T 367—2012　医疗机构消毒技术规范．

［7］GB 30689—2014　内镜自动清洗消毒机卫生要求．

［8］GB 27955—2020　过氧化氢气体等离子体低温灭菌器卫生要求．

［9］GB 8599—2008　大型蒸汽灭菌器技术要求　自动控制型．

［10］YY/T 0698.2—2009　最终灭菌医疗器械包装材料　第 2 部分：灭菌包裹材料　要求和试验方法．

［11］YY/T 0698.4—2009　最终灭菌医疗器械包装材料　第 4 部分：纸袋　要求和试验方法．

［12］YY/T 0698.5—2009　最终灭菌医疗器械包装材料　第 5 部分：透气材料与塑料膜组成的可密封组合袋和卷材　要求和试验方法．

［13］YY/T 0698.8—2009　最终灭菌医疗器械包装材料　第 8 部分：蒸汽灭菌器用重复性使用灭菌容器　要求和试验方法．

［14］YY/T 0646—2015　小型蒸汽灭菌器　自动控制型．

［15］YY/T 0679—2016　医用低温蒸汽甲醛灭菌器．

［16］ANSI/AAMI ST79. Comprehensive guide to steam sterilization and sterility assurance in health care facilities．

［17］BS EN ISO 15883-1. Washer—Disinfectors—General requirements，terms and definitions and tests.

［18］T/CANS 09—2019　医疗器械清洗技术操作．

［19］任伍爱，张青．硬式内镜清洗消毒及灭菌技术操作指南［M］．北京：北京科学技术出版社，2012.

［20］张青，黄浩．眼科手术器械清洗消毒及灭菌技术操作指南［M］．北京：北京科学技术出版社，2016.

［21］张青，钱黎明．外来医疗器械清洗消毒及灭菌技术操作指南［M］．北京：北京科学技术出版社，2018.